应用文写作

（第二版）

主编　李喜民

上海科学技术出版社

图书在版编目(CIP)数据

应用文写作 / 李喜民主编. —2 版. —上海：上海
科学技术出版社，2018.4
 ISBN 978 - 7 - 5478 - 3818 - 1

 Ⅰ.①应⋯　Ⅱ.①李⋯　Ⅲ.①汉语－应用文－写作－高等职业教育－教材
Ⅳ.①H152.3

 中国版本图书馆 CIP 数据核字(2017)第 282008 号

应用文写作(第二版)
主编　李喜民

上海世纪出版(集团)有限公司
上海科学技术出版社　出版、发行
(上海钦州南路 71 号　邮政编码 200235　www.sstp.cn)

字数：365 千字　　　　印张 15.75
2011 年 8 月第一版
2018 年 4 月第 2 版　2018 年 4 月第 8 次印刷
ISBN 978 - 7 - 5478 - 3818 - 1/H·22
定价：38.00 元

———————————————————————

本书如有缺页、错装或坏损等严重质量问题，
请向工厂联系调换

内容提要

Synopsis

本书第一版于 2011 年出版，此次为第二版，共包括 10 个项目。全书按照工作项目布排课程内容，科学序化教学内容，选取了党政机关公文、事务文书、会议文书、新闻文体、礼仪文书、商务文书等工作项目，共涉及约 50 个常用应用文文种。按照《党政机关公文处理工作条例》修订了公文写作部分；并适应社会发展需要，增加了新媒体写作、申论写作等内容；同时对部分例文进行了更新，使之更具时代感。每一项目仍然按照"案例导引—知识点击—范文赏鉴—实训提升"的体例编写；内容安排上淡化理论知识，强化范文阅读分析和写作实训。通过大量例文阅读和写作训练，强化学生应用文书的语感和写作能力。

本书以适合各专业通用为立足点，内容丰富，可作为高等职业院校、高等专科学校、成人高等院校、本科院校举办的二级学院各专业应用文写作课程的教材，也可供五年制高职院校、中等职业学校及其他社会相关人员使用。

配套电子资源下载说明

本书按其主要内容编制了各项目课件，并且对于一些篇幅较长、未在纸质书中印出的范文和材料，均在上海科学技术出版社网站"课件/配套资源"栏目公布，欢迎读者登录 www. sstp. cn 浏览、下载。

前　言

Preface

　　随着我国经济社会的快速发展,对人才的素质、知识和能力也提出了新的更高的要求。大量事实证明,应用文章写作能力已经成为高素质人才的核心竞争力之一。不仅许多高等院校将应用文写作课程列入培养计划,作为重要的专业课或公修课供学生学习,众多在职人员也通过参加商业培训或自学努力提升自己的应用文章写作水平。由此可见,应用文写作已经作为一门"显学"愈来愈受到人们的重视。

　　本书以教育部《关于全面提高高等职业教育教学质量的若干意见》(教高〔2006〕16号)为指导,坚持"理论够用为度、强化能力培养"的编写原则,紧密结合现实工作岗位需要,从培养学生实际写作能力的角度出发,科学精选党政机关和企事业单位经常使用的应用文文种,并努力突出针对性和实用性。

　　本书编写特色如下:

　　1. 引进项目式教学理念,除基础理论部分外,每个文种均按照"案例导引—知识点击—范文赏鉴—实训提升"的体例编写,循序渐进,以期有利于实现教学做一体化,有助于提升学生的学习效果。

　　2. 强化典范文章的阅读赏析,旨在培养学生的文体感和语体感,并进而提高学生应用文章的感知能力和写作能力。教材所选例文力求贴近党政机关和企事业单位工作实际,并强调从近期和当下经济社会发展中选取文章,增强教材的时代性和现实感。

　　3. 本次再版一是按照《党政机关公文处理工作条例》修订了公文写作部分;二是适应社会发展需要,增加了新媒体写作、申论写作等内容;三是对部分例文进行了更新,使之更具时代感。

　　本书由李喜民任主编,负责提出编写原则、编写大纲、编写体例并统稿;雷鸣、张培、刘芸任副主编,参与教材编写的协调工作。具体编写分工如下:李喜民编写项目一～项目三、附录,刘芸编写项目四～项目五,雷鸣编写项目六～项目八,张培编写项目九、项目十。

在编写本书过程中,参考了前贤时俊的大量专著、教材及网站资料,一并列于书后。在此谨向其作者深表敬意。

由于编者水平有限,书中难免有错讹与不足之处,敬请广大读者批评指正。

编　者

目　录

Contents

项目一　　认知应用文写作

【知识目标】

1. 掌握应用文写作基本知识，了解应用文写作和文学写作的区别。
2. 对应用文演变过程有基本了解。
3. 知道应用文写作者应具备的基本素养。

【能力目标】

1. 能对于文章或语段的逻辑关系有较清晰的判断。
2. 能辨别文学作品和应用文的体裁差异，并写出符合要求的应用文。

任务一　认知应用文

一、案例导引

"应用文"一词最早出现在宋人的笔记中，赵彦卫《云麓漫钞》卷十："康伯可捷于歌诗及应用文。"其意为骈体文章。直到清代，"应用文"才具备粗略的现代含义。学者刘熙载在《艺概》一书中指出："辞命体，推之即可为一切应用之文。应用文有上行，有平行，有下行。重其辞乃所以重其实也。"虽然他所说的"应用文"着重于行政公务类的文书，没有提出完整的现代应用文的概念，却指出了这样的文章运用广泛、内容务实的特点。

什么是现代应用文？哪些文章属于应用文？

二、知识点击

（一）应用文的概念

从目的和效用上说，写作主要有两大类：其一是为了抒发感情，反映现实生活的艺术创作，文学写作（小说、诗歌、散文、戏剧等）即属于此类；其二则是为了处理实际的事务而撰写的，此即为应用文写作。所以应用文也称为实用文，是国家党政机关、企事业单位、社会团体和其他组织以及个人在处理各种公务和日常事务、沟通和交流的时候使用的具有一定格式规范文章的总称。撰写应用文是为了解决实际问题、处理具体事务，所以其使用的范围最为广泛，是为现实生活和工作服务的。

随着社会经济的发展和社会分工的进一步细化，应用文作为社会沟通和信息交流的载体，其使用频率越来越高，对高等院校的学生来说，踏入社会后，能熟练撰写一些常用的应用文是必须要掌握的基本技能之一，也是就业软实力的重要体现。所以除了个人在日常生活中运用的文书，如请柬、求职信、简历、合同或协议等，处理公务时候需要的报告、计划、总结和其他的一些公务文书也应掌握。此外，在进行学习和研究的过程中，科技应用文也颇为重要。能熟练使用并撰写这些重要的应用文书是今后顺利学习、工作和生活的必要条件之一。

（二）应用文的特点

1. 注重实用

注重实用是应用文写作和文学写作最大的区别之一。写作的动机和初衷主要有两种：一种是情感表达的需要，可称为为情造文；另一种是处理事务的需要，可称为因事生文。文学写作的初衷是前者，应用文写作的动机则是后者。文学写作注重审美感受，能够提供个人现实生活之外的参照，可以陶冶情操，却很难直接解决现实生活和工作中的问题。而应用文具有最明显的实用价值，可以快速、直接地表达个人或部门在特定场合下的诉求。如：在经济生活中为了维护买卖双方的利益、遵守商业秩序，需要在平等互利的基础上签订合同书；与其他部门交流接洽，其书面的信息沟通则使用"函"这一文种；在职场上寻觅合适的就业岗位，希望在心仪的公司工作，应事先制作撰写个人简历和求职信……

所以，无论哪一种应用文都是从实际的需要出发，实用性是其最大的特点，在写作的过程中也应该摒弃不着边际、无关主题的内容。

2. 内容真实

为了及时有效地处理具体事务，应用文的内容必须是真实的。应用文种类固然繁多，但无一不以真实为主要的特点。文学作品可以仅凭作者的想象进行艺术虚构，不必和现实人物及事件一一对应。但应用文中涉及的人和事必须是真实的，不能随意编造甚至任意歪曲：如法律应用文中，若起诉书中陈述的不是客观事实，这就是诬告；如果论文中涉及的实验数据不是科学实验真实的结果，而是为了迎合既定的论证结果而篡改的虚假数据，则该论文不仅没有学术价值，而且有违学术道德，造假者的学术生涯也会因此终结。

3. 讲究时效

讲究时效是应用文另一个重要特点。经典的文学作品历久弥新，对于千百年前的作品今天的大众仍旧津津乐道，但应用文的寿命就其本身的实用效果来说却短促得多。应用文着眼于解决具体的事务，所以其内容有一定的时效限制，内容的执行和问题的解决都有明确的时间要求。例如，合同自双方签字盖章后正式生效，对双方都产生法律效力；行政公文经过相关机关的盖章签发后就具有执行力；制度条例则经过人大或其他权力部门的表决后具有相应的法律约束力。一些应用文一旦执行或实现后则失去了其原先的作用，如计划和总结等，一旦过期就失去了应用价值；但一些重要的文书仍具有档案价值。

一些应用文的时效性还体现在办理过程的时效，如行政公文。一些急需执行的文件和公函一经签发，在执行过程中必须快速及时，如果随意拖延会造成严重的后果，某些情况下，如果发生了因办文拖拉而影响有关部门及时解决重大问题，不但会受到批评或给予行政处罚，还会因此被诉诸法律受到制裁。

4. 形式简明规范

应用文因其实用的特点，语言风格主要以简洁平实为主，一般没有太多的铺垫陈述，表述一般直截了当，不会委婉曲折，没有太多的形容修饰。当然，有的应用文文辞简约而雅丽，表述不仅到位而且淋漓尽致，但一般而言，明确而简洁是应用文语言的主要特点。

此外，应用文由于使用的场合有特定性，所以一般有格式上的要求。比如行政公文，在撰写的时候就不仅应文字流畅明确，而且《党政机关公文处理工作条例》中对各种公文的格式要求也有具体的规定，不能随意书写。

5. 使用范围和读者群有特殊性

这主要是由于应用文适用于不同的场合，所以其使用范围和读者有特定性。这也是应用文和文学作品的区别之一。文学作品不论男女老少、古今中外，一般读者大多都能欣赏，文学作品的出版也针对国内外的普通大众，不区分具体读者的身份、年龄、职业。但应用文就不同了，其读者一般是从事相关具体事务的人员，范围比较狭窄，身份有一定的限制。比如行政公文，除了通行的公告和通告外，其他的文种在公开程度和传阅范围上都有特定的要求。如一些重要的绝密文件，除了执行人和签发人等，同机关中的其他工作人员也不知道该文件的内容。经济应用文中，一些合同或协议也会在文本条款规定保密内容，在谈判过程中不会对外公开，防止商业机密的外泄。

当然，即便没有保密的要求，一般读者也不会去阅读应用文。比如科技论文，其读者大多为从事同领域研究的科研人员或具备一定科研能力的学生，因为阅读并理解论文必须有相应的知识基础，而且由于论文一般没有审美价值，所以普通的大众不会成为论文的读者。

（三）应用文的种类

应用文种类非常繁多，可以说，除了一些有限的文学体裁外，在现实社会中所有其他的实用文章都是应用文。所以应用文从不同的角度可以有不同的分类，而且由于实际工作和生活的需要，应用文的种类还在不断增多，因此很难界定应用文的分类。但就应用文的使用范围来看，主要可以分成以下几个大类。

1. 通用应用文

这是人们在处理公务事宜或私人事务过程中普遍使用的文书。

1) 行政公文　按照国务院办公厅于 2012 年 7 月 1 日实施的《党政机关公文处理工作条例》，法定的行政类公文有 15 种：决议、决定、命令（令）、公报、公告、通告、意见、通知、通报、报告、请示、批复、议案、函和纪要。

2) 事务类文书　事务类文书主要是指机关、企事业单位、团体或个人在处理事务的时候经常使用的文书，主要有沟通信息、总结经验、指导工作等作用。所以除了在工作开始和结束时候需要撰写的计划、总结、调查报告等，还有声明和启事、规章制度和简报等，都可归入此类。报告类的文书还包括竞聘报告和述职报告等。

3) 信函类文书　信函类文书主要是个人在处理日常事务中常用的一些文种。一般的日常应用文包括一般的私人信函和专用书信，专用书信包括邀请函、介绍信、证明信、申请书、求职应聘信等，这些都是个人在办理日常事务的时候经常接触的文种。其他的如节假日、活动的时候，一般还会用到明信片、请柬和聘书等文种。

2. 专用应用文

这是人们在专用的学科领域或业务范围内会接触到的文书。

1) 经济类文书　指在经济活动或处理经济业务过程中沟通有关经济信息而使用的应用文。经济活动的面很广，所以经济应用文也广泛使用在经济活动的各个层面。经济应用文种类繁多，主要包括协约类文书如意向书、协议书、合同等。此外，招标书、投标书、市场调研类的报告文书以及商业广告文案也属于经济类文书。

2) 传播类文书　指以报纸、广播、互联网等媒介为传播手段，迅速及时地向外界宣传或介绍新近发生的事件或情况的文体，不仅用来传递信息，还可以对本单位或部门的工作加以宣传介绍。常用的宣传应用文主要有消息、通讯、演讲稿、解说词和专题海报等。

3）科技类文书　指以科学研究、科技成果和科技事务为反映对象的应用文,是科学研究不可或缺的工具。科学技术的发展日新月异,各国科技实力与国家地位、国际影响力有直接的关系,所以科技应用文的地位也愈显重要。科技应用文中最重要的文种是科技论文,除此之外,科技项目申请书、科技情报、科技类报告等也是常用的科技应用文。

4）司法文书　指国家司法机关和法律授权的专门组织及诉讼当事人为处理案件而进行诉讼活动中制作的具有法律效力和意义的文种。法律应用文是进行诉讼活动的工具,也是记录诉讼活动的凭据。法律应用文主要有专业的诉讼文书、民用诉讼文书、律师业务文书以及相关部门的公证和仲裁文书。

此外在其他专业领域也有各自不同的专业文书,由于这些应用文涉及的内容比较专业,而且操作必须规范合法,所以一般情况下须有从业人员着手撰写制作。所以本书重点介绍应用文的一些常见文种。

（四）应用文的作用

1. 信息交流的作用

这是应用文的重要作用。无论是国家行政机关部门还是其他社会团体、部门之间的联系主要依靠文书和会议等方式,其中用文书进行交流的方式最为重要。由于一些客观条件的限制,不可能随时召集人员开会,所以一些重要事项的布置和安排都依靠文书告知相关的职能部门和相关工作人员。

应用文有助于上情下达,下级的要求和最新的工作动态可以用文书向上级及时汇报,同时上级机关的指示和意见也通过文书向下级部门进行告知并要求执行,同级部门之间的商洽、联系和交流则可以通过函件彼此沟通。

在经济领域中,应用文的信息沟通作用更为明显。经济部门或企业要做出正确的决策判断,其前提是充分掌握各种市场信息,所以市场调查报告和预测分析报告等文书就是直接为决策部门提供市场依据的文种,而招标书和投标书等文书则在经济合作中有利于双方理解合作方的条件和要求,为进一步的实质性合作和签订合约奠定基础。

2. 凭证和依据的作用

很多应用文一旦成文并生效后,都有一定的凭证和依据作用。行政公文执行完毕后,其实际的效力虽然已经结束,但根据公文处理办法的规定,文书应该立卷存档妥善保存,作为档案以备查阅。如果有重大的行政失误,相关的公文是确定行政责任的重要凭据。

同时,商业经营活动的文书也有凭证作用,经过公证和鉴证的协议书以及双方签署的合同、协议具有法律效力,可以作为将来依法解决纠纷和矛盾的凭据和佐证。

所以"口说无凭,立字为证",应用文不但能够记录事实,而且对已存在的事实起到证实的作用,为以后的查考提供依据。

3. 宣传和教育作用

应用文的宣传作用也是相当突出的。除了宣传应用文如消息、通讯和解说词等文种,其他门类的应用文或多或少都具有一些宣传功能。通讯是最典型的以宣传为目的的应用文种,它除了对外公布一些基本的新闻事实外,主要报道本单位和部门的先进事迹和人物以及工作过程中涌现出的一些值得学习和效仿的事例,有很强的宣传作用。

另外公文也不乏宣传教育的功能,比如公文中的通报,通过对某些个人事件的表扬或批评来宣扬正确的行政作为,惩前毖后,达到教育和警示的效果。

经济应用文中的商业广告作为一种信息传播手段,目的是推介其所介绍的商品或服务,因此广告的效益和广告的宣传效果有直接的关系。

4. 规范行为的作用

其实应用文的实用性还体现在对现实生活中一些公共行为的规范上。比如法律法规,可以视为广义应用文的一种,其目的就是规范人们行为,建立正常的劳动、工作、学习和生活的秩序,对违反法律法规的行为应依法予以惩处。规章制度和法律法规虽然在规范公民行为的范围和程度上有所区别,但它们具有共同的作用,日常所见的各种公约、章程、条例、规则、规定、办法、须知等,都对公民的公共道德和公共秩序起到了规范和维护的作用。

5. 礼仪的需要

随着社会文明程度的提高和社会的日益开放,社交活动越来越多,周到而得体的礼仪应用文在社会生活中的地位日益重要。在比较盛大或重要的活动中使用的一些讲话稿都具备一定的礼仪色彩,比如在重要活动或赛事的开幕式和闭幕式上的讲话,欢迎宾客仪式上的致辞等,这些致辞和讲话都应符合相应的礼仪要求,必须礼貌而热情,有真情实感,发自肺腑。

有些场合下的专用书信也有一定的礼仪特点,如邀请信、感谢信和倡议书等。个人撰写的求职信除了介绍自己的能力、特长和基本信息之外,也应该在措辞方面注意读者和场合的特定性;在称呼对方公司时要用谦辞敬语,格式方面尽量完整,敬语和祝语要妥帖,符合对方的身份。所以撰写应用文要注意场合和对象,依据环境和对象确定自己的措辞口吻。

三、范文赏鉴

【例文】

十四家金属公司诉兰州铝厂"合同纠纷案"代理词(节选)

审判席:

我们原告各家诉兰铝一案,尽管涉及两部、十省市近二十家国营企业,但分析它的法律关系,无论怎么说,都是一件极其简单的经济诉讼。欠货退款,欠债还钱,有关法律和法规无不认为是无可否认、无法赖掉的规矩和规则。去年庭前调查,特别是今天上午的庭前调查证明:被告人因欠货而负有债务,是铁的事实。我们与被告长期协商,复经法庭昨天调解未达成协议,现在诉请法庭满足原告人的诉讼请求,应当说:理由充足,无可争辩。

我们无意重提原告各家在一九八七年为开发大西北投资兰铝所办的这件好事,只是想说:聪明的中华儿女总不能老是在好事萌生之初就把它转变成了坏事;无数事实证明:善于把好事变为坏事的人,不是误国,就是害民,既损了人,又害了己。我们不该步他们的后尘。基于这一点,我要说,难道我们今天真的就不能在法庭的主持下,沿着法制的轨道,把变了质的它重新焕发出光彩吗?让我们学会把坏事转化为好事吧!这不仅是为了自己,不仅是为了哪一方、哪一家,而是为了我们正在振兴中的国家!

作为一个中国人,看到大西北的黄土高坡,就会情难自禁,依稀看到那些从黄河上游光背赤足、一步一唤、朝着我们走来的纤夫群。这是我们民族的古老形象,可而今犹在,能不令人热泪翻滚!人们说:男儿有泪不轻弹。也会有人轻蔑地认为:眼泪又值几何! 可是,尊敬的法官，泪不轻弹，是由于未闻伤心事、未到伤心处啊。面对着既富饶而又贫困的皋兰大地，只要良心在胸，能不沉重？能不沉痛！

我们甘肃富有地下宝藏，又有淳朴、勤劳的人民，在拨乱反正之后又有了符合国情的国策，而今主要是缺乏资金，才使得资源沉睡，人民未能站入先富的行列。因此，如何迅速、有效地改善投资环境，实在是当务之急。而投资环境能否改善，能否把省外、国外的资金尽可能地引进来，一个非常重要的先决条件是：法律是否能不打折扣地贯彻执行，企业在其生产经营中是否能严守诚实、信用的原则！

……

统请裁量，并予采纳。

（节选自张思之《我的辩词与梦想》，学林出版社）

【赏鉴】

应用文虽然注重内容的真实性和文体的实用价值，但这两方面都是建立在语言表达合理的基础上。逻辑结构的严密以及合乎分寸的感情色彩也是一篇成功应用文的构成要素。司法类文书也是一种重要的专用应用文，本书不对其进行介绍，但举一例加以简要说明。

例文是《十四家金属公司诉兰州铝厂"合同纠纷案"代理词》的开头部分，直接切入主题后，作者并没有对具体的涉案行为进行法律分析，而是先以诗人的情怀和哲人的逻辑表达宏观的法律精神，为后文抽丝剥茧般的分析造势。张思之先生的辩词不仅被誉为"中国刑事辩护的经典"，而且在业界内外都有广泛的影响。除了对法律原理和条文精熟的运用，张先生的辩词还有最后一道程序——表达，用"精炼、准确、有文采"的语言，使辩词在法庭上展现出巨大的震撼力和强烈的感染力，令人叹为观止。有人这样评价张先生的辩词：见解超拔、逻辑缜密、文字如行云流水，字里行间有遮掩不住的激情。

2003 年，张思之先生因《我的辩词与梦想》被北京当代汉语研究所授予"当代汉语贡献奖"，以表彰他"丰富和改变了汉语的精神与内涵""给当代汉语带来了不寻常的表达"。

四、实训提升

规范流畅的文字是应用文写作的一个基本要求。以下是一组病句，在语词搭配组合方面或逻辑结构方面存在问题。请逐一指出，并在原句意思不变的基础上进行改写。

（1）在休息室里许多老师昨天都同他热情的交谈。

（2）文件对经济领域中的一些问题，从理论上和政策上做了详细的规定和深刻的说明。

（3）春风一阵阵吹来，树枝摇曳着，月光、树影一齐晃动起来，发出沙沙的声响。

（4）她拍摄完这部影片，就宣布正式退出演员生涯。

（5）这是一次竞争激烈的考试，非用十分的努力才能战胜其他竞争者。

（6）他就主动参与社会灾害性事故处理，化解风险，安定社会生活的责任。

（7）只要有勤奋、肯吃苦，什么样的难题都难不倒你。

（8）止咳祛痰片，它里面的主要成分是远志、桔梗、贝母、氯化铵等配制而成的。

（9）局长、副局长和其他局领导出席了这次表彰会。

（10）他是多少个死难者中幸免的一个。

任务二　认知应用文写作与文学写作

Ⅰ　认知应用文对结构和语言的要求

一、案例导引

某大学食品科技系组织学生进行新农村建设社会调查，要求同学们在调查后每人写一份调查报告。刘昊同学的调查报告是这样开头的："天刚蒙蒙亮，我们就起了床。一行5人怀着愉快的心情，一路高歌前往王集镇前刘庄。树上的小鸟喳喳叫，路边的鲜花对我笑，欣赏着田园美景，品味着实习的快乐，半个多小时后就到了目的地。"

你认为刘昊同学的这篇调查报告开头写得如何？

二、知识点击

（一）应用文的结构要求

结构是文章内容的组合构造，是把观点、材料、内容和形式组织安排成一个有机的系统。只有把应用文各个要素协调组合才能写成一篇结构严谨、层次分明、条理清楚的文章。不论文章的具体结构怎样，必须要符合主旨的需要，要从整体的篇章结构着眼。此外，因为应用文种类不同，结构各异，所以在总体的结构特征外还要注意各个文种的表达要求。

1. 整体匀称严谨

应用文一般分为开头、主体和结尾三个部分。这三个部分应布局合理，详略得当。开头部分是打开局面，结尾部分是收束全文，这两个部分在整篇文章中所占的比重较小，其表述应精炼概括；主体是全文的重点，所以表述要全面完整，具体翔实。

为了使应用文的结构更为完善、内容表述明白，以便能及时理解和执行，结构应清晰明确，彼此之间脉络连接要清楚，而且结构要紧凑，抓住主干。

2. 段落层次分明

段落层次在形式上是文章最基本的组织单位，也是作者思维过程的反映。为了能使文章意思的表达更为清晰，层次结构也应在形式上有所体现。一般说来，文章层次可以用三种形式进行标识：一种是小标题形式，即把文章分成几个部分，每一个部分用一个小标题标明主要内容，并用数字标明序号依次排列；一种用单纯的数量词形式，把文章的主要内容分层叙述，标明序号即可，既可以用数字，也可以用"第一""第二"这样表示数量的词；另外还可以用一些标明顺序的词语，如"首先""其次""最后"等。

段落结构的分明还有赖于对文章内容有序得当的安排。通常安排文章内容有三种常见的方法：时间顺序、逻辑顺序、总分结构。

时间顺序是按照时间的先后、事情发展的顺序来安排材料，以时间的自然推移为线索。在应用文的写作中，对事情的描述、情况的说明适合用这种结构顺序。

逻辑顺序是按照人们认识事物的规律或事物之间的逻辑关联来安排材料。通常情况下，逻辑顺序有并列式和递进式两种。并列式是指各个层次内容之间是并列关系，前后顺序可以互换而不影响文章意思的表达。递进式是指层次内容层层推进、环环相扣，前后部分的顺序不可调换，否则会文理颠倒，行文紊乱；事理说明为主的文章如调查报告等适合用这种结构顺序。

总分结构是指内容层次安排用"总起—分述—总结"的形式，也可以用"分述—总结"或"总起—分述"的形式。事务类的应用文如报告、总结等适合用这样的结构。

3. 过渡照应恰当

过渡指上下文之间的衔接和转换，照应指文章前后的关照和呼应。应用文因其实用明确的特点，所以在撰写过程中适当用一些具有过渡或照应作用的词句，会使文章更流畅通顺。

过渡能起到承上启下的作用，把上下文连成一体，前后衔接自然。撰写时可以适当用一些关联词和词组，如表示总结性的"综上所述""总之"等，表示因果的"因此""为此""所以"等，表示转折的"但是""然而""可是"等。通常在文章意思转换或表达方式的转变处需要过渡。

应用文的内容应该围绕主旨，各个层次内容之间保持统一，内容前后、文章的开始和结尾处通常要彼此呼应，或呼应主旨或照应文章中的重要内容。

（二）应用文的语言要求

1. 朴素平实

应用文的内容实实在在，所以语言也以平实为主要风格。言之有物，意尽言止，通篇很少用丰富的形容词、副词等修饰语。文学创作中经常使用的修辞手法如比喻、拟人、排比、对偶、反复、夸张等都很少在应用文中使用。著名学者陈望道在《修辞学发凡》一书中指出：在明白的记述和分析中，修辞总是消极的，所以应当"使它没有闲事杂物来乱意；没有奇言怪语来分心"（见上海教育出版社 1997 年版第 53 页）。

在明白的记述和分析中使用的语言只可能是普通的、概念的。假如用感性的、具体而特殊的语言，那么作者个人的感觉和思想都会附杂在其中，文章会带有个体的经验和感情，即使一件简单明白的小事也会变得意蕴非凡，不会仅仅纯粹表达一个意思。应用文的语言不能奇特而华丽，否则会使读者沉湎于欣赏语言华丽的外表，反而不会留意其表述的内容，达不到应用文应有的目的。

2. 准确规范

用字规范、表述合理完整，这是应用文写作基本的要求。在应用文中涉及的名称，包括地名、组织结构名称一般要写全称，若写简称则应该用规范的简称，在文中出现的英文缩写应该在首次出现时注明中文含义。各种事物名称在连用时应该注意彼此间的概念属类能否互相包含。使用一些度量名词时应根据国家的单位标准书写。专业术语在使用的时候应严格而慎重，尽量避免使用一些生僻的专业名词，以免造成阅读上的障碍。如果文章中涉及一些翻译名称，如外国的国名、地名、人名和机构报刊等名词，一般应统一以新华社的译名为准，多次出现的名词应保持形式的一致性。

另外，时间和数字的表述也应该明确，防止概念模糊，一般不适合用"前年""上个月""明天"等名词。在绝大多数应用文特别是党政机关公文和经济应用文中应具体说明日期（某年某月某日）和时间（几时几分），不能用简单省略的说法。数字说明按照一般的通用写法，可以用阿拉伯数字表示，但专有名词和习惯用语有时候用汉字的数字表述。一篇文章中同样的表述不宜既有阿拉伯数字的表述形式又有汉字数字的表述形式。如果引用的统计数字是概数的话，必须有"约""近""左右"等词表示近似概念。数字的增减概念应该准确表述。

3. 简洁

文学作品特别是小说，一般动辄十万、百万余字的篇幅，但应用文一般篇幅有限。除了撰写的体例和目的不同，另一个原因就是应用文语言的力求精炼简洁。精炼简洁，就是要用尽量少的文字浓缩尽量多的信息，干净利落，果断干脆，言简意赅。因此在行文中往往会用到一些特定用语和文言词语与句式。应用文写作中如果能用一些规范简明的词语，对意思的表达不无裨益。以下是应用文常用词语：

（1）称谓用语：①第一人称：本、我等；②第二人称：贵、你、您等；③第三人称：该等。

（2）开端用语：鉴于、为了、为、由于、根据、随着、兹有、查，等等。

（3）引述用语：为……特……、现……如下、……收悉、兹就，等等。

（4）转承用语：为此、据此、鉴此、综上所述，等等。

（5）祈请用语：请、希、望、恳请、敬请、烦请、敬希，等等。

（6）祈复用语：请复、即请函复、请批示，等等。

（7）受事用语：承蒙、蒙，等等。

（8）经办用语：业经、经、现将、责成、查照、酌办，等等。

（9）征询用语：妥否、当否、可否、如无不同意见、如无不妥、是否同意，等等。

（10）表态用语：应当、准予、请即执行、迅即办理，等等。

（11）结尾用语：特此、此致、……为要、……为荷、……为盼、致以谢意、谨致谢忱，等等。

总的来说，要做到行文简洁，就应在表述时抓住关键的要点，善于概括，删繁就简。

4. 得体

以上几个特点并不是一成不变的，而是要根据不同的场合和情景来确定不同的语言风格。不但要适应文种特点，而且行文关系和阅读对象也是必须考虑的因素。所以大部分应用文虽然简洁、很少用修辞手段，但像通讯和演讲稿这样的宣传性应用文在撰写时就应注意适当地进行文辞的艺术化处理并适当地使用修辞手段，这样才能具备一定的表现力和感染力。

应用文的语言必须适度，表达注意分寸。在行政公文中，向上级机关行文时，用语应简要而尊重；对下级机关的行文则应体现出领导机关的决策和政策水平，表达应明确具体，不要盛气凌人，应掌握分寸；平行机关之间的行文，体现的是商洽和协作的态度，所以语气应礼貌而谦和。总之，撰写应用文应考虑行文对象和具体场合，这样才能有的放矢，左右逢源。

（三）应用文的主要表达方式

表达方式主要有叙述、描写、议论、说明和抒情五种。文学作品因其艺术表现力的要求，描写、叙述和抒情的比重较大；应用文因其实用的特点，不注重生动形象，而以明确规范为主，所以其表达方式以叙述、说明和议论为主。

1. 叙述

叙述就是述说和交代客观事实的始末和前因后果，事件发生的整个过程。在叙述过程中不能任意夸大和缩小。叙述有六要素：时间、地点、人物、事件、原因和结果；在叙述中应注意要素齐全，如果要素残缺，会造成表达不清的后果。一般情况下，对事实的表述宜采用直接叙述的方式，如合同在结尾常用以下文句："本合同一式四份，其中正本两份，甲乙双方各执一份;副本两份,分别呈送主管部门备案。"可见,应用文中的叙述和文学作品不一样,不求所叙述的人和事的详尽具体,只要叙述简明扼要、绝对真实即可。

叙述还应注意人称的选择。文章的人称是指作者在叙述中的立场和观察点。应用文写作中的人称主要有第一人称和第三人称。第一人称的叙述是站在"我"或"我们"的立场展开的,须从我出发,所述的事实是"我"亲身经历或亲眼所见的,或者是"我们"共同的经历和感受。第一人称的叙述偏重主观色彩,亲切而真实;报告、总结、求职信、倡议书等立足于本人或本单位进行叙述的,一般用第一人称。第三人称则是站在"他"或"他们"的立场上进行叙述,从中立客观的第三方角度来客观陈述事宜,所以显得理智而冷静。通常情况下,叙述更为自由,消息、调查报告、纪要等偏重客观性的文种都用第三人称叙述。

2. 说明

说明是用言简意赅的文字清楚地解说事物的性状、关系、功用和成因等内容,把人物的经历和特点表述明白的表达方法。应用文中的说明有很广泛的运用。说明在规章制度、法律应用文、解说词以及科学论文等文种中都大量存在。

说明的方法和手段也种类繁多:定义说明,即用简短的语句概括事物包含的意义;分类说明,即把说明对象按照一定的标准划分为不同的类型逐一说明;举例说明,即用实例来说明事物的事理;比较说明,即把两种或以上的事物通过比较区别来说明事物的本质特点;引用说明,即引用资料说明事物的情况;数字说明,即用精确具体的数字说明事物特征;图表说明,即用图画和表格来说明事物的特性……

在应用文的撰写过程中,说明应使用恰当的方法,这样才能有利于清晰准确的表达。

3. 议论

议论就是说理和评判,是作者通过事实材料和逻辑推理来阐发道理、表明自己见解和看法、辨明是非对错的表达方法。应用文中的议论平实而简约,以就事论事为主,表明观点即可,一般不会引申话题发表长篇大论,所以大多是直接议论。

在应用文中适合正面提出观点并用一定的方法加以阐述,由于针对现实的事务,所以偏于述评性,通过对人和事务的评价来说明问题、阐发见解,因此应用文中常见的议论多和叙述结合,边述边评、夹叙夹议。

三、范文赏鉴

【例文】

《舌尖上的中国》第一集《自然的馈赠》解说词(节选)

中国拥有世界上最富戏剧性的自然景观,高原,山林,湖泊,海岸线。这种地理跨度有助于物种的形成和保存,任何一个国家都没有这样多潜在的食物原材料。为了得到这份自然的馈赠,人们采集,捡拾,挖掘,捕捞。穿越四季,本集将展现美味背后人和自然的故事。

香格里拉,松树和栎树自然杂交林中,卓玛寻找着一种精灵般的食物——松茸。松茸保鲜期只有短短的两天,商人们以最快的速度对松茸进行精致的加工,这样一只松茸24小时之后就会出现在东京的市场中。

松茸产地的凌晨3点,单珍卓玛和妈妈坐着爸爸开的摩托车出发。穿过村庄,母女俩要步行走进30公里之外的原始森林。雨让各种野生菌疯长,但每一个藏民都有识别松茸的慧眼。松茸出土后,卓玛立刻用地上的松针把菌坑掩盖好,只有这样,菌丝才可以不被破坏,为了延续自然的馈赠,藏民们小心翼翼地遵守着山林的规矩。

为期两个月的松茸季节,卓玛和妈妈挣到了 5 000 元,这个收入是对她们辛苦付出的回报。

老包是浙江人,他的毛竹林里,长出过遂昌最大的一个冬笋。冬笋藏在土层的下面,从竹林的表面上看,什么也没有,老包只需要看一下竹梢的叶子颜色,就能知道笋的准确位置,这完全有赖于他丰富的经验。

笋的保鲜从来都是个很大的麻烦,笋只是一个芽,是整个植物机体活动最旺盛的部分。聪明的老包保护冬笋的方法很简单,扒开松松的泥土,把笋重新埋起来,保湿,这样的埋藏方式就地利用自然,可以保鲜两周以上。

在中国的四大菜系里,都能见到冬笋。厨师偏爱它,也是因为笋的材质单纯,极易吸收配搭食物的滋味。老包正用冬笋制作一道家常笋汤,腌笃鲜主角本来应该是春笋,但是老包却使用价格高出 20 倍的遂昌冬笋。因为在老包眼里,这些不过是自家毛竹林里的一个小菜而已。

在云南大理北部山区,醒目的红色砂岩中间,散布着不少天然的盐井,这些盐成就了云南山里人特殊的美味。老黄和他的儿子树江在小溪边搭建一个炉灶,土灶每年冬天的工作就是熬盐。

云龙县的冬季市场,老黄和儿子赶到集市上挑选制作火腿的猪肉,火腿的腌制在老屋的院子里开始。诺邓火腿的腌制过程很简单,老黄把多余的皮肉去除,加工成一个圆润的火腿,洒上白酒除菌,再把自制的诺盐均匀地抹上,不施锥针,只用揉、压,以免破坏纤维。

即使用现代的标准来判断,诺邓井盐仍然是食盐中的极品,虽然在这个古老的产盐地,盐业生产已经停止,但我们仍然相信诺邓井盐是自然赐给山里人的一个珍贵礼物。

圣武和茂荣是兄弟俩,每年 9 月,他们都会来到湖北的嘉鱼县,来采挖一种自然的美味。这种植物生长在湖水下面的深深的淤泥之中,茂荣挖到的植物的根茎叫作莲藕,是一种湖泊中高产的蔬菜——藕。

作为职业挖藕人,每年茂荣和圣武要只身出门 7 个月,采藕的季节,他们就从老家安徽赶到有藕的地方。较高的人工报酬使得圣武和茂荣愿意从事这个艰苦的工作。挖藕的人喜欢天气寒冷,这不是因为天冷好挖藕,而是天气冷买藕吃藕汤的人就多一些,藕的价格就会涨。

整整一湖的莲藕还要采摘 5 个月的时间,在嘉鱼县的珍湖上,300 个职业挖藕人,每天从日出延续到日落,在中国遍布淡水湖的大省,这样的场面年年上演。

今天当我们有权远离自然、享受美食的时候,最应该感谢的是这些通过劳动和智慧成就餐桌美味的人们。

(节选自 http://blog. sina. com. cn/s/blog_cec282720101kkr3. html)

【赏鉴】

解说词与电视画面是互为作用、相互补充和印证的关系。虽然专题片解说词的基本功能是对画面内容的文字解释和说明,但它与电视画面是不可分离的。任何一部专题片的解说词离开了画面都是支离破碎的,任何一部缺少解说的专题片也往往是理解不够深刻的画面组合,形成不了主线明确、思想内涵深刻、主题统一的艺术整体。

该片遵循了纪录片的原则——画主词辅,从而达到了一种臻于完美的境界。例如纪录片中刻画老包挖竹笋小心翼翼避免伤根这一动作时,尽管摄影师用特写加大了对这一动作的渲染,但仅凭画面将小心翼翼这种状态表现出来却是几乎不可能的,因此解说词在竹笋刚露出头时的恰当出现就显得尤为重要了,因为它加深了观众对这一画面的理解,而且将人与自然和谐相处这一主题凸显了出来,所以这里的解说词运用得极其精准。片中的解说词也大多是这样的。

四、实训提升

(1) 应用文常用的表达方式有哪几种,分别有哪些作用?

(2) 应用文对语言有什么要求?

(3) 以下是一篇段落被打乱顺序的科普说明文,请根据文章的内在逻辑将它们重新整理成文。

传宗接代的主角——各式各样的花蕊

《诗经·周南·关雎》中"参差荇菜,左右流之。窈窕淑女,寤寐求之"记载的荇菜的花蕊就是存在两种式样,即具长花柱和一组短雄蕊的花以及具短花柱和一组长雄蕊的花。

花蕊是一朵花中最重要的组成部分,要知道,光鲜的花瓣不过是些衣着靓丽的配角,而低调的花蕊才是真正实现植物传宗接代的主角。花朵中花蕊的式样多种,即使同种植物的不同花朵中,花蕊(雌雄器官)的位置也可能存在着交错对应的关系,使得花型与花型之间表现出有利于相互授粉的互补性。如果雄蕊和雌蕊在垂直高度上发生交互变化,那么就称之为异型花柱;如果在花平面上发生交互变化,就称之为镜像花柱。这两种类型的花蕊式样在水生植物中都存在。

此外,花内雄蕊除了存在花丝长短的分化,也有花药颜色的分化。其内轮雄蕊较少,但花丝很长,且反折隐蔽于分叉的柱头之下,而外轮数量众多的雄蕊花丝短,颜色鲜艳,给访花者喂食花粉。当访花者取食这些短小雄蕊的时候,上方的长雄蕊花药将花粉释放到访花者的背部。这些花药颜色的分化主要是:一部分通过具有鲜艳颜色的雄蕊或花药起到吸引传粉者的作用;另外一部分不显眼的雄蕊则通过直接碰触传粉者的身体来提高花粉输出率,以减少传粉者对这些花粉直接取食而造成的花粉损失。例如,鸭跖草雄蕊分化成三类,位于花侧的颜色暗淡的两个雄蕊、位于花中央颜色暗淡的一个雄蕊,另有三个鲜黄色的退化雄蕊,这三个颜色鲜艳的退化雄蕊通过形态和颜色模拟成饱含花粉的样子,吸引了大量的访花者。

镜像花,是指同种的不同个体具有两种镜像对称的花,一种花型的花柱偏向左侧,另一种花型的花柱偏向右侧。例如,雨久花科的雨久花。

还有一种生长在河边的水生植物——千屈菜,其花蕊更为复杂。它们具有三种式样的花蕊:①长花柱型,柱头下方有两组花药;②中等花柱型,柱头的上、下方各有一组花药;③短花柱型,两组花药都在柱头上方。三型花柱的植物仅在酢浆草科、雨久花科和千屈菜科内发现。

(摘自中国科学院官网)

II　认知应用文写作与文学写作的不同

一、案例导引

美国诗人威廉斯（William Carlos Williams）有一首著名的短诗《便条》：我吃了\放在\冰箱里的\梅子\它们\大概是你\留着早餐\吃的\请原谅\它们\太可口了\那么甜\又那么凉（This is just to say\I have eaten\the plums\that were in\the icebox\and which\you were probably\saving\for breakfast\forgive me\they were delicious\so sweet\so cold）这首实验诗歌作品如果不按诗歌断行的形式来书写，其实就是一张简单普通的留言条，是人们经常会用到的一种日常应用文。美丽的诗歌和实用的文书在这里有一个微妙的交集。但更多的时候，实用的文书还是与艺术化的文学作品有着本质的区别。

二、知识点击

（一）写作目的不同

应用文顾名思义是在实际生活中应用的文章，是以促进信息交流为目的的实用性的写作。而文学写作则不同，不求实际的应用，而是以丰富人们的精神生活、塑造人物来反映社会生活为目的。所以应用文写作和文学写作存在明显的差异：应用文写作的动机是实际工作和生活的需要，而文学性的写作则出自个体表达的强烈欲望。

（二）内容取材不同

应用文要为实际的工作生活服务，所以材料来自现实生活和具体的工作，不能有虚构和杜撰，必须实事求是。应用文如果材料内容有问题，往往结论也站不住脚，会对工作决策和执行产生巨大的负面影响。比如科技论文，材料数据如果不经反复的考证和实验就作为依据，论文的成果也会经不起推敲，论文的意义会荡然无存。

文学写作的材料选择则自由得多，虽然出自生活，但可以运用虚构和想象等艺术化的加工。鲁迅先生曾在《我怎么做起小说来》一文中说："所写的事迹，大抵有一点见过或听到过的缘由，但决不全用这一事实，只是采取一端，加以改造，或生发开去，到足以几乎完全发表我的意思为止。人物的模特儿也一样，没有专用过一个人，往往嘴在浙江，脸在北京，衣服在山西，是一个拼凑起来的角色。"法国文豪巴尔扎克也对文学写作的取材方法有类似的概括，他说："艺术家的使命就是把生命灌注到所塑造的人体里去，把描绘变成现实。如果他只是想去临摹一个现实的女人，那么他的作品就不能引起人们的兴趣，读者干脆就会把这未加修饰的真实扔到一边去。"所以文学写作是源于生活，又高于生活，在客观内容的基础上必须要加以艺术化的加工，否则就失去了文学作品应有的魅力。

可以说，应用文写作追求的是客观的真实，而文学写作追求的是艺术的真实，两者不可同日而语。

（三）表现方式不同

1. 主题

英国有句著名的谚语："一千个人眼中就有一千个哈姆雷特。"虽然作家在写作时预设的主题可能是单一的，但作品却是包含作家情感、观点、思想倾向等各个要素的整体，主题呈现多元性，不同的读者都能从不同的角度发现作品的主题。不仅是主题，经典的人物形象也可有多面性。据说大文豪列夫·托尔斯泰在写《安娜·卡列尼娜》的时候，原本只想把安娜塑造成一个堕落的女人，但是最后连作家自己也被自己塑造的悲剧人物打动，对她充满感情。所以优秀的文学作品其主题往往是多面的、模糊的，隐蔽在作品中，可进行多重解读。

应用文则不然，主题要求明确而单一，要集中笔墨把一件事情或一个问题说明清楚，即便是篇幅较长的应用文，主题一般也只会有一个，能在整篇文章中明确而突出地表现出来。应用文以使用为主，所以表达讲究效率。一篇应用文越能让人快速清晰地把握其主题、看懂其主要意思，则效用越高，因此应用文多一文一事，表述简单高效，有利于解决实际的问题。

2. 语言

文学的语言要求"美"，应用文的语言则要求"达"。文学作品讲究语言的美感，读者的阅读也是一种审美享受，所以优秀的作家总有其独具个性风格的文学语言，让作品熠熠生辉。文学语言的美一般是通过生动形象的描写、刻画和修辞等表现方法的运用体现出来的。文学作品要打动读者，则必须塑造生动鲜活的形象，无论是人物描写还是环境描写都占据重要的地位。为了能让语言更具表现力、语义呈现的内涵更为丰富，文学作品中经常会不可避免地使用修辞手段。

应用文对语言的要求则有所不同。应用文的语言不注重修饰，要求消极修辞，因为大量的修辞诸如比喻、拟人、排比等会让文字的意义变得含混。这一点上文已经提到，这里不再赘述。应用文对语言的要求虽然不像文学作品这样高，但要做到文字通达、表述有逻辑也并不容易，需要写作者具有一定的概括能力和语言表达能力。若是文章既"达"且"美"，雅俗共赏，则需要有较高的语言水平。

三、范文赏鉴

【例文 1】

秦淮河

秦淮河是长江下游的一条支流，位于江苏省西南部，全长 110 千米，流域面积 2 630 平方千米。秦淮河大部分在南京市境内，是南京最大的地区性河流，被视为南京的"母亲河"。

流经南京城内的一段秦淮河全长 9.6 华里，被称为"十里秦淮"。六朝时为都城内繁华的居民区和商业区，隋灭陈后凋敝。明清时复兴，内秦淮河两岸人烟稠密，金粉楼台，十分繁华。明清时代此地设有江南贡院，还有明太祖朱元璋设立的官营艺妓院"富乐院"，也称"旧院"，与江南贡院隔河相望。明崇祯末年散文家张岱在《秦淮河房》一文中描写秦淮河的盛况："秦淮河河房，便寓、便交际、便淫冶，房值甚贵，而寓之者无虚日。画船萧鼓，去去来来，周折其间。河房之外，家有露台，朱栏绮疏，竹帘纱幔。夏月浴罢，露台杂坐。两岸水楼中，茉莉风起动儿女香甚。女各团扇轻绮，缓鬓倾髻，软媚着人。年年端午，京城士女填溢，竞看灯船。"清康熙年间余怀在《板桥杂记·秦淮灯船》中也描述了秦淮灯船之盛况："秦淮灯船之盛，天下所无。两岸河房，雕栏画槛，绮窗丝障，十里珠帘。"

（摘自维基百科）

【例文2】

桨声灯影里的秦淮河(节选)

朱自清

秦淮河的水是碧阴阴的；看起来厚而不腻，或者是六朝金粉所凝么？我们初上船的时候，天色还未断黑，那漾漾的柔波是这样的恬静，委婉，使我们一面有水阔天空之想，一面又憧憬着纸醉金迷之境了。等到灯火明时，阴阴的变为沉沉了：黯淡的水光，像梦一般；那偶然闪烁着的光芒，就是梦的眼睛了。我们坐在舱前，因了那隆起的顶棚，仿佛总是昂着首向前走着似的；于是飘飘然如御风而行的我们，看着那些自在的湾泊着的船，船里走马灯般的人物，便像是下界一般，逗逗的远了，又像在雾里看花，尽朦朦胧胧的。这时我们已过了利涉桥，望见东关头了。沿路听见断续的歌声：有从沿河的妓楼飘来的，有从河上船里度来的。我们明知那些歌声，只是些因袭的言词，从生涩的歌喉里机械地发出来的；但它们经了夏夜的微风的吹漾和水波的摇拂，袅娜着到我们耳边的时候，已经不单是她们的歌声，而是混着微风和河水的密语了。于是我们不得不被牵惹着，震撼着，相与浮沉于这歌声里了。从东关头转湾，不久就到大中桥。大中桥共有三个桥拱，都很阔大，俨然是三座门儿；使我们觉得我们的船和船里的我们，在桥下过去时，真是太无颜色了。桥砖是深褐色，表明它的历史的长久；但都完好无缺，令人太息于古昔工程的坚美。桥上两旁都是木壁的房子，中间应该有街路？这些房子都破旧了，多年烟熏的迹，遮没了当年的美丽。我想象秦淮河的极盛时，在这样宏阔的桥上，特地盖了房子，必然是髹漆得富富丽丽的；晚间必然是灯火通明的。现在却只剩下一片黑沉沉！但是桥上造着房子，毕竟使我们多少可以想见往日的繁华；这也慰情聊胜无了。过了大中桥，便到了灯月交辉，笙歌彻夜的秦淮河；这才是秦淮河的真面目哩。

大中桥外，顿然空阔，和桥内两岸排着密密的人家的大异了。一眼望去，疏疏的林，淡淡的月，衬着蓝蔚的天，颇像荒江野渡光景；那边呢，郁丛丛的，阴森森的，又似乎藏着无边的黑暗：令人几乎不信那是繁华的秦淮河了。但是河中眩晕着的灯光，纵横着的画舫，悠扬着的笛韵，夹着那吱吱的胡琴声，终于使我们认识绿如茵陈陈酒的秦淮水了。此地天裸露着的多些，故觉夜来的独迟些；从清清的水影里，我们感到的只是薄薄的夜——这正是秦淮河的夜。

(节选自刘心武主编《朱自清散文精编》，中国对外翻译出版公司，2006)

【赏鉴】

例文1和例文2都以秦淮河为主题，前者是对秦淮河的概括介绍，属于应用文范畴；后者则是对夜游秦淮河的具体环境和内心感受的描写，属于文学创作范畴。仅就语言来看，例文1只是对秦淮河的地理特征、历史概况的简单表述，即便提到秦淮河昔日繁华的夜景也只不过引用了前人的笔记片段，并不展开，让读者对十里秦淮有一定程度的认知即可。

但是例文2则不然，以游者的眼睛来观察秦淮河的桨声灯影，不仅用清浅柔软的语言描述自己的观感，也细致入微地描绘周围的环境，阅读不仅为了汲取信息，也是为了审美享受。

四、实训提升

请根据例文，具体从语言、主题、写作目的等方面谈谈应用文与文学作品的区别。

任务三　认知写作者基本素养

一、案例导引

著名的教育家叶圣陶先生曾对大学生的写作提出这样的看法："写作的范围很广，写调查报告，写工作计划，写经验总结，写信写通知等，都包括在内，当然也包括文学创作。""大学毕业生不一定得写小说诗歌，但是一定要能写工作和生活中实用的文章，而且非写得既通顺又扎实不可。"

工作和生活中的文章究竟怎样才能写得如叶先生所要求的那样"既通顺又扎实"呢？

二、知识点击

（一）培养基本的写作能力

应用文写作其实和一般的文章写作一样，需要写作者具备基本的语言基础和写作能力。应用文写作虽然对修辞和语言的要求不高，但仅凭简单粗陋的文字水平也是写不好应用文的。作者必须掌握一定的语法、逻辑、修辞和写作知识，并能融会贯通、综合运用，这样写出的文章才能显现出流畅、平实、精炼而浅易的特点。所以无论主旨、选材、谋篇布局、遣词造句还是修改润色，都是一个写作者在平时的写作中须留意的基本技能。

要写好应用文，一般的写作训练和练习是非常重要的，只有理论联系实际，通过反复的练笔，掌握的写作知识才能逐步化为实际的写作能力。对应用文来说，首先在写作的时候必须熟悉和符合规范格式，按照既有的格式进行文字表述。格式是应用文的架构，几乎每种应用文都有其相对固定的格式结构，只要符合格式，文章就会显得很规范。应用文的语言则应朴实、简明而准确，无需花团锦簇一般的描摹。

流畅平实的语言并不是轻而易举就能达到的。在平时的写作过程中，我们大多会模仿范文的例子，但也要注意规避某些文章简单粗暴的语言风格。特别是一些事务性和行政类的文书，应避免受到生硬空洞文风的影响。《瞭望》杂志在采访中国前驻法国大使吴建民时，吴大使谈到套话空话问题时说：在巴黎官邸旁边的一条街上，有一块小铜牌，上面说 1944 年 7 月 17 日，纳粹在这里抓走了 17 位犹太儿童，铜牌上一一列出他们的名字，最小的两岁，最大的十五岁。这块牌子上没有一句"万恶的德国法西斯"之类的话，但看了之后给人的心灵震撼很大。

简单平实的语言往往有巨大的力量，空洞的语句反而会妨碍文章的内容表达。

（二）注重实际的调查研究

不观察客观世界、进行切实的调查研究，没有掌握实际的资料数据，应用文写作的前期准备不充分，就很难写出言之有物、切中要旨的应用文来。特别是和实际工作紧密结合的文书，在具体写作前更应有实际而深入的调查研究过程。

最典型的是一些事务性应用文和经济应用文，调查报告、总结、企业规划、市场调查报告、科技论文等一系列文章在写作前都需要有充分的时间进行深入调查，获得原始数据后进行系统分析，然后得出最终的结论，写成各种文书形式。

1. 调查研究的类别

调查研究可分为全面调查、抽样调查和典型调查三种。

全面调查是对所有调查对象都进行调查，以了解调查对象的全面情况。抽样调查是从被调查对象的全体中用科学方法抽取一部分进行调查，以此推断和说明总体的情况。典型调查是根据调查目的和要求，在对调查对象进行初步分析的基础上，有意识地选取少数具有代表性的典型个体进行深入细致的调查研究，借以认识同类事物的发展变化规律及本质的一种非全面调查。

2. 调查研究的方法

在展开调查研究前必须先确定调查对象，调查研究活动本身也须依据一定的章法。常见的调查方法有个别案例访谈调查、图书馆数据库检索和问卷调查等。个别案例的访谈调查是同被调查者对话访谈，便于对具有代表性的案例进行深入具体的调查。问卷调查是研究者以书面形式提出与研究课题有关的问题，印成问卷，要求调查对象填写或选择答案，收回问卷后加以整理研究的一种调查方法。

3. 获取数据和资料的途径

在调查过程中作者会需要不同的数据资料，这些资料来源很多，一般可以分为内部资料数据和外部资料数据。

1）内部资料数据　　调查对象活动的各种记录可称为内部资料，一般包含业务资料（如公司的销售记录、订单、合同文本等）、统计资料（如各种统计报表、销售和库存的数据资料等）、财务资料（如财务、会计资料等）和平时积累的其他资料（如各种简报、调研报告等）。

2）外部资料数据　　统计部门和各级政府职能部门公布的资料，这些定期或不定期向外公布的数据信息综合性较强，是进行调查研究时必须掌握的重要的信息资料。此外，外部数据资料还包括各种专业和行业信息咨询机构提供的信息、国内外各种书刊报纸提供的文献资料、各种组织和学会提供的国际信息以及国内外的专业或学术交流会上发布和提供的各种文件和信息资料。

（三）熟悉业务和其他相关信息

要写好应用文，作者本人对相关的业务和情况应该较为熟悉，否则应用文不会写得深入而充实。特别是一些事务性文书和科技应用文，如果没有相应的经历和经验很难写好，如企业管理的应用文书，就要求写作者熟悉业务、掌握相关的资料数据，否则文章没有切实的内容，必然会降低实际效用，变得空洞而流于表面，这样就背离了应用文写作的初衷。

所以要写好应用文，不但要加强基本写作能力的训练，也要加强自身的业务水平和各方面的写作修养，切勿因为一些应用文撰写起来比较简单就轻视其重要性，要知道，应用文写作是在现代社会中生存的一项基本的技能，应该正确对待。

三、范文赏鉴

【例文】

机会就在被抱怨的地方

马　云

能站在这里，我感到非常光荣和谦卑。我从来没想过这一生中会有机会来到联合国。

非常感谢亚洲协会。

在十二岁的时候,我自己开始学英语,为了什么,自己也不知道,只是觉得爱上了这门语言。那时,每天早晨5点我会骑车40分钟,到杭州的酒店找外国游客,他们教我英语,我带他们游览城市作为交换。

从此以后,我开始有了个习惯,那就是用我自己的脑子来思考问题,多花几分钟。当所有人都说对的时候,等几分钟;当所有人都说不的时候,也等几分钟,仔细地想一下事情本身。因为当你从一个不同的视角看世界的时候,你也可能用不同的方式做事。

今晚,我深深地被所有这些创变者所鼓舞。在听他们的故事时,我意识到世界上有那么多事情我可以做,有那么多事情我能做得更好,有那么多事情我们能一起来做。今天我代表的不是自己,而是代表所有那些和我一起工作的小人物、小企业。

1995年离开大学的时候,我告诉校长,自己要做个创业者,做互联网。他问我:什么是互联网?我回答:我也不知道。他听我说了两个小时后说,Jack,我知道你想有一番作为,我不懂你做的事情。不过如果十年后你想回来,那就回来。我说:好,十年以后,如果我想回来,我会回来的。作为一个老师,你永远会相信未来。你相信知识会改变人的生活,你相信并希望你的学生比你更优秀。学生是最好的产品。今天我不再是一个老师,但我相信在公司,CEO代表"首席教育官"。因为话很多,同事们不喜欢我。不过,我负责来说,他们负责做。

在我创业的那个年代,在中国做个小企业家非常困难,我花了5个月时间才借到500美元,而公司还是失败了。那时我没有机会,我也不知道怎样运营企业。我去注册第一家公司时,想取名叫互联网,注册办公室告诉我,不行,字典里没有这个词,你必须换个名字注册公司。他建议我使用计算机咨询公司,可是我连计算机是什么都不知道。所以我的第一个公司叫作杭州希望计算机咨询公司,那时很苦,我当时对科技和计算机一无所知。

过去十五年,我常常说自己是一个盲人骑在瞎老虎背上,不过那些骑在马上的专家都失败了,我们活了下来。因为我们考虑的是未来,我们相信未来,我们改变自己,我们从不抱怨别人。

我在我的公寓里告诉团队,我们必须证明自己,因为如果我们能成功,那中国80％的年轻人就都能够成功。我们没有有钱的父亲、有权的叔叔,我们没有从政府拿过一块钱,没有从银行拿过一块钱,我们从零开始。所以我必须努力工作,不仅是证明我们自己,也是证明我们这代人,证明互联网的力量。这就是我想和年轻人分享的。

另一个我深深相信的事情是:小就是美。如果没有帮助小人物,那么我就用互联网帮助小人物。跨国公司被华尔街照顾得很好,只有小企业没有任何人帮助他们。如果我们为他们创造价值,那我们就会成功。我们的哲学是:如果你帮助别人成功,你就会成功。我一直是相信未来的人,相信年轻人,相信创新。

就像秘书长说的,今天的世界麻烦很多,社会上充满了抱怨。我在20多岁的时候也抱怨。微软、IBM、思科,他们是大企业而我们是无助的小公司,他们太大了。那时,我们也抱怨过。但是现在我不再抱怨了,因为我们也变成大家伙之一了。

我想告诉年轻人的是,如果大部分人都在抱怨,那就是机会所在。有些人选择抱怨,而有些人选择改变自己,帮助改变别人。机会就在那些被抱怨的地方。我永远相信这点,我们也是这样一步步走到今天。

最后也是最重要的一个事情，那就是在座的所有人都会被送一件 T 恤。这是一件特别的阿里巴巴 IPO 的限量版 T 恤。所有这些 T 恤都是小人物制造，我们的小企业们。这是要给小人物的，小就是美的，小就有力量。

印在 T 恤上的是很少人知道的阿里巴巴成功密码。就像芝麻开门一样，阿里巴巴也有一个密码，那就是"梦想要有的，万一有天实现了呢？"

（2014 年 10 月 18 日在首届"创变者"颁奖典礼上的演讲）

【赏鉴】

马云 1988 年毕业于杭州师范学院外语系，1999 年创办阿里巴巴，并担任阿里集团 CEO、董事局主席。这篇演讲辞朴实无华却充满激情，文中运用设问、排比强化了感情的力量；在大量的素材中，作者挑选几个富有表现力的小故事，看似平淡无奇，却暗含着作者所要表达的奋斗主题；在娓娓道来中，作者历数自己创业的艰辛以及百折不挠的勇气，给人以极大鼓舞，这不失为一篇励志名作。

四、实训提升

（1）你成功申请到了大学生科研项目的资助，将对你所在社区的公共设施进行调研并设计一个优化方案，那么你的前期调研应从哪些方面收集资料？

（2）请广泛搜集查阅有关资料，为马云写一篇 1 000 字左右的小传。

项目二　　党政机关公文写作

任务一　认知党政机关公文

一、案例导引

"请示"多头主送不应该

某市粮食局打算建立一个大型粮食开放交易市场，按道理此"请示"应当主送市人民政府，抄送省粮食厅即可，而该市粮食局却把市政府、省粮食厅一并列入主送机关上报"请示"。市政府收文后，考虑到已请示省粮食厅，很想听一听省里的意见再作决定，结果未及时批复；省粮食厅接到"请示"后，也有类似想法，觉得先看看当地政府的意见再作批复；结果使本来可以在短时间内解决的问题被拖了下来。

问题出在哪里呢？

二、知识点击

（一）概念、特点及种类

1. 党政机关公文的概念

党政机关公文是党政机关实施领导、履行职能、处理公务的具有特定效力和规范体式的文书，是传达贯彻党和国家的方针政策，公布法规和规章，指导、布置和商洽工作，请示和答复问题，报告、通报和交流情况等的重要工具。

在实际应用中，这个概念有狭义与广义之分。狭义的公文指党政机关公文。广义的公文泛指党政机关、企事业单位、社会团体处理公务的文书。它既包括《党政机关公文处理工作条例》（中办发〔2012〕14 号）中的 15 种公文，也包括各种专用文书，如经济文书、科技文书、司法文书、社交礼仪文书、外交文书等。本项目主要介绍狭义公文。

2.　党政机关公文的特点

（1）公文的制发者须是法定作者。

（2）公文的制发具有严格的程序性。

（3）公文具有法定的权威性和约束力。

（4）公文具有规范的体式。

3.　党政机关公文的种类

（1）按照公文的功能划分共有 15 种：决议、决定、命令（令）、公报、公告、通告、意见、通知、通报、报告、请示、批复、议案、函和纪要。

（2）按照行文方向划分可分为：上行文、平行文、下行文。

（3）按照缓急程度划分可分为：特急、加急、一般文件。

（4）按照保密级别划分可分为：绝密、机密、秘密。

4.　党政机关公文的作用

（1）领导和指导作用。

（2）行为规范作用。

（3）宣传和教育作用。

（4）联系知照作用。

（5）依据和凭证作用。

（二）行文方式及行文规则

1.　公文的行文方向

公文按其行文方向，可分为上行文、下行文、平行文。上行文是指下级机关向上级机关报送的公文，如请示、报告等。下行文是指上级机关向属下机关的行文，如决议、决定、批复等。平行文是指平级机关或不相隶属机关之间的行文，如函等。

公文按其时限要求，可分为特急公文、急办公文、常规公文。公文内容有时限要求，需迅速传递办理的，称紧急公文。紧急文件可分为特急和急件两种，紧急公文应随到随办，时限要求越高，传递、办理的速度也就要求越快，但要"快中求准"。随着社会的发展，对公文的时效要求越来越高，即使常规公文，也应随到随办，以提高办文效率。

公文按其机密程度，可分为绝密公文、机密公文、秘密公文、普通公文。绝密、机密、秘密公文又称保密文件，是指内容涉及党和国家的机密，需要控制知密范围和知密对象的文件。文件的密级越高，传达、阅办、保管的要求也越严。

2.　公文的行文关系

（1）行文关系，是各级党政机关、各个部门、单位之间的组织关系和业务关系在公文运行中的体现。机关部门、单位之间的相互关系，一般可分为同一系统上下级之间的相互隶属关系，同一系统的平级机关之间以及同一机关各部门之间的平行关系，不同系统的机关、部门之间的不相隶属关系。行文关系是根据行文单位各处的隶属关系和职权范围确定的。

（2）建立正确的行文关系，遵守必要的行文规则，在具体行文中，根据组织关系和工作需要,可以采取逐级、多级、越级、直达等不同的行文方式。

3. 行文规则

《党政机关公文处理工作条例》(以下简称《条例》)第十三条至第十七条详细说明了公文行文时应遵守的行文规则。下面具体介绍这些行文规则:

第十三条　行文应当确有必要,讲求实效,注重针对性和可操作性。

第十四条　行文关系根据隶属关系和职权范围确定。一般不得越级行文,特殊情况需要越级行文的,应当同时抄送被越过的机关。

第十五条　向上级机关行文,应当遵循以下规则:

(一)原则上主送一个上级机关,根据需要同时抄送相关上级机关和同级机关,不抄送下级机关。

(二)党委、政府的部门向上级主管部门请示、报告重大事项,应当经本级党委、政府同意或者授权;属于部门职权范围内的事项应当直接报送上级主管部门。

(三)下级机关的请示事项,如需以本机关名义向上级机关请示,应当提出倾向性意见后上报,不得原文转报上级机关。

(四)请示应当一文一事。不得在报告等非请示性公文中夹带请示事项。

(五)除上级机关负责人直接交办事项外,不得以本机关名义向上级机关负责人报送公文,不得以本机关负责人名义向上级机关报送公文。

(六)受双重领导的机关向一个上级机关行文,必要时抄送另一个上级机关。

第十六条　向下级机关行文,应当遵循以下规则:

(一)主送受理机关,根据需要抄送相关机关。重要行文应当同时抄送发文机关的直接上级机关。

(二)党委、政府的办公厅(室)根据本级党委、政府授权,可以向下级党委、政府行文,其他部门和单位不得向下级党委、政府发布指令性公文或者在公文中向下级党委、政府提出指令性要求。需经政府审批的具体事项,经政府同意后可以由政府职能部门行文,文中须注明已经政府同意。

(三)党委、政府的部门在各自职权范围内可以向下级党委、政府的相关部门行文。

(四)涉及多个部门职权范围内的事务,部门之间未协商一致的,不得向下行文;擅自行文的,上级机关应当责令其纠正或者撤销。

(五)上级机关向受双重领导的下级机关行文,必要时抄送该下级机关的另一个上级机关。

第十七条　同级党政机关、党政机关与其他同级机关必要时可以联合行文。属于党委、政府各自职权范围内的工作,不得联合行文。

党委、政府的部门依据职权可以相互行文。

部门内设机构除办公厅(室)外不得对外正式行文。

(三) 党政机关公文格式

2012 年 7 月 1 日实施的《党政机关公文格式》(GB/T 9704—2012)将版心内的公文格式各要素划分为版头、主体、版记三个部分。公文首页红色分隔线以上的部分称为版头;公文首页红色分隔线(不含)以下、公文末页首条分隔线(不含)以上的部分称为主体;公文末页首条分隔线以下、末条分隔线以上的部分称为版记。

1. 版头部分

1）份号　公文印制份数的顺序号。涉密公文应当标注份号。一般用 6 位三号阿拉伯数字，顶格编排在版心左上角第一行。

2）密级和保密期限　涉密公文应当根据涉密程度分别标注"绝密""机密""秘密"和保密期限。一般用三号黑体字，顶格编排在版心左上角第二行；保密期限中的数字用阿拉伯数字标注。

3）紧急程度　公文送达和办理的时限要求。根据紧急程度，紧急公文应当分别标注"特急""加急"，电报应当分别标注"特提""特急""加急""平急"。一般用三号黑体字，顶格编排在版心左上角；如需同时标注份号、密级和保密期限、紧急程度，按照份号、密级和保密期限、紧急程度的顺序自上而下分行排列。

4）发文机关标志　由发文机关全称或者规范化简称加"文件"二字组成，也可以使用发文机关全称或者规范化简称。发文机关标志居中排布，上边缘至版心上边缘为 35 mm，推荐使用小标宋体字，颜色为红色，以醒目、美观、庄重为原则。联合行文时，如需同时标注联署发文机关名称，一般应当将主办机关名称排列在前；如有"文件"二字，应当置于发文机关名称右侧，以联署发文机关名称为准、上下居中排布。

5）发文字号　由发文机关代字、年份、发文顺序号组成。联合行文时，使用主办机关的发文字号。编排在发文机关标志下空二行位置，居中排布。年份、发文顺序号用阿拉伯数字标注；年份应标全称，用六角括号"〔〕"括入；发文顺序号不加"第"字，不编虚位（即 1 不编为 01），在阿拉伯数字后加"号"字。上行文的发文字号居左空一字编排，与最后一个签发人姓名处在同一行。

6）签发人　上行文应当标注签发人姓名。由"签发人"三字加全角冒号和签发人姓名组成，居右空一字，编排在发文机关标志下空二行位置。"签发人"三字用三号仿宋体字，签发人姓名用三号楷体字。如有多个签发人，签发人姓名按照发文机关的排列顺序从左到右、自上而下依次均匀编排，一般每行排两个姓名，回行时与上一行第一个签发人姓名对齐。

7）版头中的分隔线　发文字号之下 4 mm 处居中印一条与版心等宽的红色分隔线。

2. 主体部分

1）标题　由发文机关名称、事由和文种组成。一般用二号小标宋体字，编排于红色分隔线下空二行位置，分一行或多行居中排布；回行时，要做到词意完整，排列对称，长短适宜，间距恰当，标题排列应当使用梯形或菱形。

2）主送机关　公文的主要受理机关，应当使用机关全称、规范化简称或者同类型机关统称。编排于标题下空一行位置，居左顶格，回行时仍顶格，最后一个机关名称后标全角冒号。当主送机关名称过多导致公文首页不能显示正文时，应当将主送机关名称移至版记。

3）正文　公文的主体，用来表述公文的内容。公文首页必须显示正文。一般用三号仿宋体字，编排于主送机关名称下一行，每个自然段左空二字，回行顶格。文中结构层次序数依次可以用"一、""（一）""1.""（1）"标注；一般第一层用黑体字、第二层用楷体字、第三层和第四层用仿宋体字标注。

4）附件说明　指公文附件的顺序号和名称。如有附件，在正文下空一行左空二字编排"附件"二字，后标全角冒号和附件名称。如有多个附件，使用阿拉伯数字标注附件顺序号（如"附件：1.××××××"）；附件名称后不加标点符号。附件名称较长需回行时，应当与上一行附件名称的首字对齐。

5）发文机关署名、成文日期和印章　署名应署发文机关全称或者规范化简称。成文日期应署会议通过或者发文机关负责人签发的日期；联合行文时，署最后签发机关负责人签发的日期。公文中有发文机关署名的，应当加盖发文机关印章，并与署名机关相符；有特定发文机关标志的普发性公文和电报可以不加盖印章。关于公文处理工作的署名、成文日期和印章，有如下一些具体情况：

（1）关于加盖印章的公文。成文日期一般右空四字编排，印章用红色，不得出现空白印章。单一机关行文时，一般在成文日期之上、以成文日期为准居中编排发文机关署名，印章端正、居中下压发文机关署名和成文日期，使发文机关署名和成文日期居印章中心偏下位置，印章顶端应当上距正文（或附件说明）一行之内。联合行文时，一般将各发文机关署名按照发文机关顺序整齐排列在相应位置，并将印章一一对应、端正、居中下压发文机关署名，最后一个印章端正、居中下压发文机关署名和成文日期，印章之间排列整齐、互不相交或相切，每排印章两端不得超出版心，首排印章顶端应当上距正文（或附件说明）一行之内（注：联合上报的公文可以由主办机关加盖印章，联合下发的公文发文机关都要加盖印章）。

（2）关于不加盖印章的公文。电报可以不加盖印章、党的机关有特定发文标志的普发性公文可以不加盖印章。单一机关行文时，在正文（或附件说明）下空一行右空二字编排发文机关署名，在发文机关署名下一行编排成文日期，首字比发文机关署名首字右移二字，如成文日期长于发文机关署名，应当使成文日期右空二字编排，并相应增加发文机关署名右空字数。联合行文时，应当先编排主办机关署名，其余发文机关署名依次向下编排。

（3）关于加盖签发人签名章的公文。单一机关制发的公文加盖签发人签名章时，在正文（或附件说明）下空二行右空四字加盖签发人签名章，签名章左空二字标注签发人职务，以签名章为准上下居中排布。在签发人签名章下空一行右空四字编排成文日期。联合行文时，应当先编排主办机关签发人职务、签名章，其余机关签发人职务、签名章依次向下编排，与主办机关签发人职务、签名章上下对齐；每行只编排一个机关的签发人职务、签名章；签发人职务应当标注全称。签名章一般用红色。

（4）关于成文日期中的数字。用阿拉伯数字将年、月、日标全，年份应标全称，月、日不编虚位（即 1 不编为 01）。

（5）关于特殊情况说明。当公文排版后所剩空白处不能容下印章或签发人签名章、成文日期时，可以采取调整行距、字距的措施解决。

6）附注　公文印发传达范围等需要说明的事项。如有附注，居左空二字加圆括号编排在成文日期下一行。

7）附件　公文正文的说明、补充或者参考资料。附件应当另面编排，并在版记之前，与公文正文一起装订。"附件"二字及附件顺序号用三号黑体字顶格编排在版心左上角第一行。附件标题居中编排在版心第三行。附件顺序号和附件标题应当与附件说明的表述一致。附件格式要求同正文。如附件与正文不能一起装订，应当在附件左上角第一行顶格编排公文的发文字号并在其后标注"附件"二字及附件顺序号。

3. 版记部分

1）版记中的分隔线　版记中的分隔线与版心等宽，首条分隔线和末条分隔线用粗线（推荐高度为 0.35 mm），中间的分隔线用细线（推荐高度为 0.25 mm）。首条分隔线位于版记中第一个要素之上，末条分隔线与公文最后一面的版心下边缘重合。

2）抄送机关　除主送机关外需要执行或知晓公文内容的其他机关，应当使用全称、规范化简称或同类型机关统称。如有抄送机关，一般用四号仿宋体字，在印发机关和印发日期之上一行、左右各空一字编排。"抄送"二字后加全角冒号和抄送机关名称，回行时与冒号后的首字对齐，最后一个抄送机关名称后标句号。如需把主送机关移至版记，除将"抄送"二字改为"主送"外，编排方法同抄送机关。既有主送机关又有抄送机关时，应当将主送机关置于抄送机关之上一行，之间不加分隔线。

3）印发机关和印发日期　印发机关和印发日期一般用四号仿宋体字，编排在末条分隔线之上，印发机关左空一字，印发日期右空一字，用阿拉伯数字将年、月、日标全，年份应标全称，月、日不编虚位（即1不编为01），后加"印发"二字。版记中如有其他要素，应当将其与印发机关和印发日期用一条细分隔线隔开。

（四）特定公文格式

1）信函格式　发文机关标志使用发文机关全称或者规范化简称，居中排布，上边缘至上页边为30 mm，推荐使用红色小标宋体字。联合行文时，使用主办机关标志。发文机关标志下4 mm处印一条红色双线（上粗下细），距下页边20 mm处印一条红色双线（上细下粗），线长均为170 mm，居中排布。如需标注份号、密级和保密期限、紧急程度，应当顶格居版心左边缘编排在第一条红色双线下，按照份号、密级和保密期限、紧急程度的顺序自上而下分行排列，第一个要素与该线的距离为三号汉字高度的7/8。发文字号顶格居版心右边缘编排在第一条红色双线下，与该线的距离为三号汉字高度的7/8。标题居中编排，与其上最后一个要素相距二行。第二条红色双线上一行如有文字，与该线的距离为三号汉字高度的7/8。首页不显示页码。版记不加印发机关和印发日期、分隔线，位于公文最后一面版心内最下方。首页不显示页码。

2）纪要格式　纪要标志由"×××××纪要"组成，居中排布，上边缘至版心上边缘为35 mm，推荐使用红色小标宋体字。标注出席人员名单，一般用三号黑体字，在正文或附件说明下空一行左空二字编排"出席"二字，后标全角冒号，冒号后用三号仿宋体字标注出席人单位、姓名，回行时与冒号后的首字对齐。标注请假和列席人员名单，除依次另起一行并将"出席"二字改为"请假"或"列席"外，编排方法同出席人员名单。纪要格式可以根据实际制定。

（五）其他情况说明

1）页码　一般用四号半角宋体阿拉伯数字，编排在公文版心下边缘之下，数字左右各放一条一字线；一字线上距版心下边缘7 mm。单页码居右空一字，双页码居左空一字。公文的版记页前有空白页的，空白页和版记页均不编排页码。公文的附件与正文一起装订时，页码应当连续编排。

2）公文中的横排表格　A4纸型的表格横排时，页码位置与公文其他页码保持一致，单页码表头在订口一边，双页码表头在切口一边。

3）公文中计量单位、标点符号和数字的用法　按国家标准执行。

（六）党政公文用语要求

公文语言具有明晰、准确、简朴、庄重的特点，为了体现公文语言这些特有的特点，在具体用语行文时，必须符合下列要求。

1. 使用书面语，一般不使用口语

文学作品，为了追求特定的表达效果，常用口语（包括方言、歇后语等）；公文一般不能使用口语，只能使用合乎规范的书面词语，以免口语破坏公文的语体风格。

2. 适当使用文言词语和文言句式

公文应当适当使用诸如"业经""悉""兹""兹有""特""拟""者""为荷""于""为""依""逾""其""亦""以""尚""之""该""予""此""凡……者"等文字。例如，"鉴于目前出版物在涉及数字（如时间、长度、重量、面积、容积和其他量值）时，使用汉字和阿拉伯数字没有统一的体例，情况比较混乱，根据有关方面的建议，我们会同部分新闻出版单位，经过多次讨论、修订，制定了《出版物上数字用法的规定》，现予公布，要求新闻出版有关单位试行。"在这段文字中，"鉴于""予"等便是文言词语。公文中适当使用文言文词语和文言句式，有利于增强公文的庄重性。

3. 恰当使用公文特定专用语

在长期的公务实践中，由于行文和处理程序的需要，公文已逐渐形成了一套常用的专用语，即公文特定用语。

公文特定用语，含义确定，使用频率很高。或在结构上引起开端，导向过渡，收束全文；或在语意上表示郑重、强调；或在意向上提出请示，表示盼望。它在准确、严谨地表述公文内容及格式的同时，还能有效地增强简明、庄重的语体风格。

4. 用好介词结构

为能准确地说明事物的时间、地点、方向、条件、对象、范围、原因、目的、方式、依据等，公文经常使用含介词结构的句式。例如，公文标题中一般都会出现介词"关于"与其宾语组成的介词结构，用以提示和限定公文涉及的内容范围；公文正文使用介词结构的频率也很高。

5. 适当使用模糊词语，以使公文内容得到恰当的表达

公文用语讲求准确精当，恰到无误，但在某些特定的语境中，却需要使用模糊词语。只要运用得当，反而能使公文的语言表达周密严谨，简练得体，达到恰当表意的结果。

模糊语言是指外延不确定、作者有意不作详细交代或内涵不确定的弹性语言。模糊语言是适应特定语境的产物，是为了准确、恰当表意的需要。例如，"按有关文件规定"，这句话中的"有关文件"本是存在的，但或限于文章篇幅，或有意不写，因而，"有关文件"便有了模糊性。"以上意见，要认真贯彻执行"，要贯彻执行，是明确的，但在如何贯彻上，"认真"二字又是模糊的。而且，如何贯彻执行，往往还得结合本单位的具体情况，而各单位的具体情况往往有所差别，不可能限定具体的贯彻办法。从这一点来说，用"要认真贯彻执行"一语的表述，反而是严密的。

模糊词语在公文中常被用来表示时间、方位、数量、程度、范围等。下面举例介绍这些模糊词语。

表时间：近来、最近、当今、当前、过去、往日、原先、前不久、不日、不时、将来、届时、今年以来、今冬明春、长期、最初阶段、晚期、临时、有时、及时、一贯、一度、一段时间、偶尔、许久、限期、如期、一朝一夕等。

表方位：附近、周围、远方、前方、后方、南方、北方、上边、下边、前面、后面、外地、本地、这里、那里、所在、就地、处处等。

表数量：多数、少数、一些、许多、不少、不乏、一系列、一伙、多次、屡次、一再、再三、三令五申、三番五次、个别、绝大多数等。

表程度：稍、较、很、最、极、重大、巨大、特大、莫大、一定、显著、稍微、普遍、差不多、基本上、大抵、大体上、充分、足够、较为、极端、丝毫、十分等。

表范围：广大、广泛、所有、有的、有些、有关、左右、以上、以下、以内、以外等。

在公文写作中，模糊语言要用得恰当得体，该用才用，如果随意滥用，将有损公文的明晰性和严肃性。

三、实训提升

（1）画出公文格式要素的位置图。

（2）熟练掌握发文机关标志、发文字号、标题、主送机关、正文、附件说明、署名、成文日期等要素的规范与要求。

（3）指出下面这篇公文存在的问题并修改。

××职业技术学院

××××（2015）6 号

经济贸易系关于确定专业带头人的通知

各教研室：

为充分调动专业建设积极性，切实提高我系专业建设水平，根据学校有关文件精神，经系党政联席会议研究决定：李×同志为国际贸易专业带头人，张×同志为会计电算化专业带头人，王×同志为物流管理专业带头人。我系将在业务进修提高、参加专业学术会议、配置系内教学资源等方面给予专业带头人一定的政策倾斜。

希望上述专业带头人带领有关专业教师，认真研究专业建设规律，潜心探索专业发展道路，不断深化专业改革，为全面提高我系专业建设水平做出更大的贡献。

2015.5

任务二　党政机关公文写作

Ⅰ　拟写请示、批复

一、案例导引

金科信息科技公司隶属于百盛科技发展总公司。金科信息科技公司于 1992 年 6 月自建了一座总装车间，后经 2000 年和 2007 年两次大规模扩建，生产能力有了很大的提高。近年来，由于公司产品质量好，售后服务好，使得公司产品在市场上供不应求。就满足目前市场供应的需求来看，现在的总装车间面积仍显得过小，机械设备也已比较落后。为了保证市场供应，顺利完成总公司下达的生产任务，金科信息科技公司计划立即对总装车间进行大规模扩建和改造。经过认真的测算，全部扩建改造工程需要经费 600 万元。但是，金科信息科技公司目前自己只能筹集到 300 万元，因此希望自己的上级公司百盛科技发展总公司能够拨给专项经费 300 万元予以支持。在这种情况下，金科信息科技公司就应该用请示行文来解决问题。总公司收到科技公司的请示后，经研究同意拨给专项经费 300 万元予以支持，并提出要规范运用专项资金，专款专用。

请你分别完成请示与批复的写作。

二、知识点击

（一）请示的写作

1. 概念

请示适用于向上级机关请求指示、批准。它是一种呈请性的上行文。

一般情况下，遇到下列情景应该用请示行文：一是上级主管部门明确规定，必须经过请示批准才准予办理的事项；二是对现行方针、政策、法令、法规不甚了解，有待上级主管部门明确答复，才能办理的事项；三是在工作中发生了新情况、新问题，过去没有明文规定，无章可循、无法可依，需上级主管部门做出明确指示后，才可办理的事项；四是因本单位情况特殊，难以执行现行的某种政策或规定，请求在执行现行规定上作某些变通；五是虽然有章可循、有法可依，可以开展某项工作，但因事情重大，为防止失误，需请示上级审批的事项；六是因领导班子意见有分歧，无法统一认识，难以开展工作，有待上级主管部门裁决后，才可办理的事项。总之，凡是单位本身无权决定或无力决定的、需经上级主管部门批准或指示，方可办理的事宜，都需要写请示。所以，请示这一文种，在党政机关和企事业单位中使用范围很广，使用频率很高。

2. 种类

1）请求指示的请示　实际工作中，人们常把请求指示的请示称为要政策、要办法的请示。当下级机关在开展工作的过程中遇到了疑难问题不知如何处理，或是对上级文件、会议规定的政策界限把握不准时，就应该用请示向上级机关行文，要求上级机关给予明确的指示或解释。

2）请求批准、审批的请示　请求批准、审批的请示适用于以下情况：一是根据有关规定和管理权限，有些公文须经上级机关批准后方可发布实施；二是本单位情况特殊，难以执行上级统一规定，需报经上级同意作变通处理；三是诸如人事任免、机构增减等事项需报经上级机关批准后才能办理；四是下级机关在开展工作过程中，在人、财、物等方面遇到困难而本单位无法自己解决，如请求审批项目、资金、编制等，均使用这种请示。以上几种情况均可使用请求批准、审批的请示。

3. 请示的结构及写作

请示一般由标题、主送机关、正文、发文机关及成文日期等部分组成。

1）标题　有两种写法，一种是发文机关、事由和文种三要素式，另一种是省略发文机关，只有事由和文种。不能用"请求""申请"等名称替代"请示"，更不能使用"请示报告"这样错误的名称。

2）主送机关　请示的主送机关一定是自己的直接上级机关，而且只能有一个主送机关。

3）正文　请示的正文分三个部分。首先是请示的缘由。用简明扼要的语言将请示的原因、背景和依据交代清楚。这部分是写作请示的关键，写得是否清楚、充分，直接关系到上级机关指示、批准、审批的态度。注意不能为了简洁而忽略了必要的事实和数据，要认识到事实和数据对增强说服力的巨大作用。其次是请示的具体事项。若是请求指示的请示，在这里要写清楚遇到了什么样的困难问题，对哪些文件或会议精神有什么样的不理解和不同意见，要求上级机关在哪些方面或具体问题上给予明确的指示；若是请求批准、审批的请示，这里要写清楚准备做什么，打算怎样去做，请求上级给予什么样的具体支持，需要人、财、物的具体数量和标准等。最后一部分是结束语。常用的结束语有"请指示""特此请示，请批复""以上请示，请予审核批准""特此报请核批""妥否，请批复"等。要注意根据请示种类的不同使用相应的结束语。结束语应在请示事项之后另起一行书写。

4）发文机关署名和成文日期　写法依照《党政机关公文格式》执行。

4. 撰拟请示的注意事项

1）请示应确有必要　凡属于自己职权范围内的事情，应敢于负责地自行处理，不能事无巨细，遇到问题一概向上级请示。只有遇到新情况、新问题而现行政策无法解决，或对重要的有关文件精神理解不透、把握不准，或按照有关规定必须经请示批准后才能行动，或需经上级机关审批才可得到时，才用请示行文。

2）理由应充分　充足的理由是取得上级支持的前提，写作时一定要抓住关键和本质，突出主要理由，不可面面俱到。同时还应考虑可能性，看单位的实际情况和政策、资金、财物等许可的程度，切忌不切实际，随心所欲，给上级出难题。

3）要一文一事一主送　请示内容要求单一，必须就一件事或一个问题提出请示，不可数件事放在一起一同请示，给上级答复造成困难。请示的主送单位只能有一个。受双重领导的单位请示时，要根据请示事项的性质确定主送哪一个上级机关，不能多头主送。

5. 请示与报告的比较

请示与报告行文方向一致，同属于上行文。但它们在许多方面有着不同，应注意区别。

1）行文目的不同　请示旨在请求上级机关批准、指示，重在呈请；报告行文的目的是汇报工作、反映情况，重在呈报。

2）行文时机不同　请示是在事前行文，不可先斩后奏；报告是工作结束或过程之中暂告一段落时行文。

3）处理方式不同　请示属办件，受文机关必须给予及时批复；报告属阅件，受文机关一般不予答复。

4）主送机关数量不同　请示只能有一个主送机关，而报告可以有多个主送机关。

（二）批复的写作

1. 概念

批复适用于答复下级机关的请示事项。批复是一种针对性很强的下行文。

2. 种类

1）指示性批复　这种批复是针对请求指示的请示的答复，是对下级机关请示中有关政策、规定、方法等的解释和说明。如《公安部关于防病毒卡等产品属于计算机安全专用产品的批复》。

2）表态性批复　这种批复是针对请求批准、审批的请示的答复，是对下级机关所请示问题做出同意与否、批准与否的明确表态。如《郑州市人民政府关于将郑州二十七中并入郑州幼师请示的批复》。

3. 批复的结构及写作

批复一般由标题、主送机关、正文、发文机关和成文日期几部分构成。

1）标题　批复标题的组成形式有多种：一是由发文机关、事由、文种三部分组成，如《郑州市人民政府关于收回郑东新区三宗国有土地使用权的批复》；二是由事由和文种构成，如《关于加强政策研究工作几个问题的批复》；三是由发文机关加原请示标题和文种构成，如《××省农业厅对〈关于农产品质量监督工作中几个问题的请示〉的批复》。

2）主送机关　批复的主送机关一般情况下就是呈送请示的下级机关。但是，如果所请示的问题具有较大的代表性，所批复的意见具有某种程度的规定性和指导性，不仅对该请示单位具有指导意义，而且对于其他有关下级单位也同样具有较普遍的指导性，这时该批复则可有多个主送机关。

3）正文　批复的正文一般由批复引语、批复内容和结尾用语三部分组成。①批复引语即指引述来文，一开始要写明针对什么来文批复，一般引用来文的日期、标题、发文字号，有的仅引用发文字号，也有的引用日期和主要请示事项。通常用惯用的句式，如"你局《关于设置北京同仁堂乌兰浩特市药店有限公司国医馆的请示》（乌卫发〔2012〕427 号）及相关材料已收悉"等。②批复内容是批复的主体，应针对请示事项表明同意与否的态度。若是指示性批复，这里还要进一步指明来文所述问题的意义和重要性，强调指出其中需要特别注意的问题，给予一定的指示。若是表态性批复，表明同意的态度后，也可根据实际情况对下级机关的该项工作提出一些要求；如果不同意或只同意其中部分内容，这时应简单说明原因，并从体恤下情出发，对如何做好该项工作给以指导，以使下级机关有所遵循。③批复的结尾用语一般只写"此复"或"特此批复"，另起一行，结束不加句号等标点符号。

4）发文机关署名和成文日期　写法依照《党政机关公文格式》执行。

4. 撰拟批复的注意事项

1）全面理解请示内容　批复是针对请示写的，要求写作者认真研究请示的事项是否与近期工作需要以及党和国家的方针政策、法律法规相符合，请示的事项是否具有可行性。

2）态度明确，意见清楚　批复是对下级请示的答复，无论同意与否，都应态度明朗，不能含糊其辞，或模棱两可，使下级无所适从，影响工作进展。批复内容若涉及其他部门，起草文件时应主动与有关部门协商，取得一致意见后方可行文答复。

3）表达准确，行文简洁　批复事关政策和工作大事，应措辞严谨，用语准确，字斟句酌，防止发生歧义。切忌使用"似属可行""最好不做"之类的词语。应力求篇幅短小，切忌言之无物，长篇大论。批复应坚持一文一事原则，加强针对性，不旁涉无关内容。

4）批复要及时　下级请示的均是紧急和重要的事项，上级机关应及时答复，以免贻误工作。

三、范文赏鉴

【例文1】

××县邮政局关于增设北林街邮政营业所的请示

××市邮政管理局：

北林街地处我县城区东北部，毗邻信息产业园区，近几年发展较快，附近机关、工厂、学校较多,是我县人口密集地带之一。但由于这里距最近的邮政网点也有 2.5 公里之多,给广大用户使用邮政带来很多不便,周边群众要求增加邮政营业网点的呼声很高。为缓解当地用邮困难状况,我局近年来经常组织青年志愿者流动服务组到该处开展服务,但由于没有固定办公场所,给邮政服务带来诸多困难。且随着 2010 年信息产业园区的扩大,该处邮政业务量激增,青年志愿者流动服务组的方式已远远不能满足需要。

为使营业网点布局更加合理,更好地做好邮政服务工作,我局拟请核准增设北林街邮政营业所。

特此请示,请审批。

附件：1. 北林街位置图
　　　 2. 拟建营业所平面图

××县邮政局
2012 年 9 月 10 日

(联系人：××　　电话：×××××××××)

【赏鉴】

本文结构完整,逻辑严密,语言简明,是一篇诉求合理、说服力强的请示佳作。

在缘由部分,作者首先说明北林街的自然情况：区域经济社会发展快,人口密集,用邮不便。其次说明虽经努力,采用青年志愿者流动服务组方式开展服务,但仍不能从根本上解决实际困难：没有固定办公场所,给邮政服务带来诸多困难。最后补充说明由于 2010 年信息产业园区的扩大,致使该处邮政业务量激增,青年志愿者流动服务的方式远远不能满足需要。这样便使整个请示充满了不容拒绝的说服力。由于以上缘由为下文做好了坚实的铺垫,及至请示事项部分提出"拟请核准增设北林街邮政营业所"的要求,可谓水到渠成,顺理成章,上级部门予以批准应是情理之中的事情了。

【例文 2】

××集团总公司关于同意拨款修建地下消火栓的批复

××食品公司：

你公司《关于提请拨款增设地下消火栓的请示》(金食字〔2013〕6 号)已悉。经研究批复如下：

(1) 同意你公司在原材料仓库库区范围内修建六处地下消火栓,有关手续请尽快同消防部门联系办理。

(2) 拨款 3 万元作为你公司修建消火栓专项包干用款,要求专款专用,不得挪作他用。不足部分请自筹解决。

特此批复

××集团总公司
2013 年 6 月 10 日

【赏鉴】

该批复正文先引叙来文标题,以加强批复的针对性,然后用"经研究批复如下"引出批复事项,即同意拨款修建地下消火栓,并对有关手续的办理、款项的筹集和使用等问题提出了明确要求。全文针对性强，态度明确，要求具体，便于下级单位执行。

四、实训提升

（1）文雅同学刚从另一所大学转来我校酒店管理专业，入班时已错过应用写作这门课程中"请示"这部分内容的学习。请你用 30 分钟的时间将重要的学习内容讲给她听。

（2）根据以下事由和行文关系，写一份请示。

××市燃料公司所属储运科计量室，因业务需要，请外贸进出口公司进口日制测爆仪和超声波测厚仪各一台，共需 2 885 美元，资金来源建议在公司外汇留成中扣除，请上级机关批准。

（3）根据以下情景，拟写一份请示。

××学院人文系文秘专业计划在全国推广普通话宣传周开展演讲比赛、诗词朗诵比赛、小品演出、"校园啄木鸟"纠错比赛、校园普通话使用情况调查等系列活动，以锻炼同学们的语言表达能力、文章写作能力、活动组织能力、人际交往能力等。

假如你是负责这次活动的组织者，请以班委的名义，就此次活动的开展拟写一份请示寻求系领导的支持。

（4）指出下面两篇文章存在的问题，并予以修改。

关于要求解决学生宿舍拥挤等问题的请示

市人民政府、市教育局：

我校今年由于住宿生急剧增加，已有的学生宿舍已无法容纳，现在住宿生基本上是一个宿舍住 8 个学生，十分拥挤，学生物品也无处放置，严重影响学生的身心健康和正常生活。为解决这一困难，我校决定再建一栋学生宿舍楼。另外，我校图书馆也尚未达到省"两基"标准，望上级部门给予适当支持。

特此请示，请回复。

××市二职

2015 年 12 月 15 日

信息技术研究所关于购买电脑问题的请示

总公司张总经理：

今年入夏以来，天气炎热异常。设计人员一般 5～6 个人一个办公室，桌挨桌，椅靠椅，工作起来汗流浃背，有时汗水滴到图纸上，严重影响了工作效率。虽然各个办公室均装有电扇，但怕吹跑图纸无法使用。因此，我们准备用我所"其他收入"款购买 10 台空调。

妥否？请批示。

二〇一四年五月十七日

（5）下面几种现象在批复写作中较为常见，请你指出其存在的问题。

① 某批复的开头部分：你们健泰水务有限公司 2009 年 3 月 26 日以"健水〔2009〕6 号"发出的请示《健泰水务有限公司关于供水政策的两个具体问题的请示》，我们公司已经收到，并对有关情况已经了解。

② 某批复的开头部分：你公司关于科技开发经费的请示收悉。

③ 某批复的标题：××市公共事业局关于同意灵活执行供水政策给健泰水务有限公司的批复。

④ 某批复的正文：请示中关于解决问题的方法基本正确，拟同意你们采用。

（6）指出下文写作的成功之处。

关于同意××分公司在××县发展电信业务的批复

××分公司：

你公司《××分公司关于在××县发展电信业务的请示》悉。根据《中华人民共和国电信条例》和信息产业部的有关规定，现批复如下：

一、同意你公司在全县范围内经营下列电信业务：

1. 本地电话、国内长途电话、网络元素出租及出售业务；

2. 公共数据传送业务；

3. 从事计算机信息网络国际联网经营业务。

二、你公司在经营上述电信业务活动中，必须严格遵守国家通信法规、政策及通信行业管理的各项规定，自觉接受通信主管部门的行业管理和监督检查，规范经营行为，维护国家整体利益和用户合法利益。

三、你公司上述电信业务的资费标准，应严格按国家有关规定执行。

四、根据国家有关法规，在紧急状态下，你公司电信网必须服从国家统一指挥和调度。

五、你公司在经营电信业务的过程中，应本着用户自由选择电信网络和各项业务的原则，认真做好业务宣传和经营服务工作。

××总公司

2015 年 8 月 26 日

（7）按照批复写作要求修改下文。

关于同意投资设立"绿洲岛公交客运公司"的批复

（2013）绿管政综 025 号

达洋轮渡公司：

你们公司报来的"关于申请成立'绿洲岛公交客运公司'的报告"文收悉，经过我们研究，同意贵公司投资设立"绿洲岛公交客运公司"，有关事项按管委会 3 月 21 日现场办公会议确定的办理。公交客运公司归贵公司管理，经济上实行独立核算。争取在 5 月 1 日前投入营运。现接此通知后，抓紧办理相关手续。

特此

批复

绿洲岛国家旅游度假区管委会

二〇一三年三月二十二日

Ⅱ　拟写通知

一、案例导引

为充分调动职工干事创业的积极性,××药业有限公司最近在进行人事分配制度改革。2014年3月3日(星期一),公司决定就人员编制和工作绩效评估问题于下午6点钟召开各部门经理参加的紧急会议。早上8点30分,公司总经理秘书郭×正要起草这份通知时,总经理要求郭×立即与自己一起到销售部处理一起合同纠纷事件,郭×很快把会议通知有关内容告诉前台秘书葛×,请她帮助拟写这次会议通知。葛×写作的会议通知内容如下:

会议通知

各部门领导:

　　定于星期一6点召开会议,讨论公司人员编制和工作绩效评估问题。此次会议内容十分重要,请有关人员务必准时出席。

二○一四年三月三日

可是到了下午6点钟,迟迟不见有人前来开会。郭×打电话向葛×询问是否已经按照要求发出了通知,葛×说会议通知已经于上午9点10分发至公司网页布告栏上。郭×立即打开公司网页查看会议通知,才发现葛×拟写的这份会议通知存在很多问题,影响了会议的召开。公司只好决定将会议改在3月4日上午10点召开,并由郭×亲自打电话立即通知各部门经理。

2014年3月5日,××药业有限公司以写作能力较差为由辞退了前台秘书葛×。那么,该如何写这份会议通知呢?

二、知识点击

1. 通知的概念

通知适用于发布、传达要求下级机关执行和有关单位周知或者执行的事项,批转、转发公文。通知是各级党政机关、人民团体、企事业单位在公务活动中最常用的一种公文,使用频率高,应用范围广。

2. 通知的种类

1) 指示型通知　有关行政法规和规章、办法、措施,不宜用命令(令)发布的,可使用这种通知行文。指示型通知带有强制性、指挥性和决策性,下级机关应坚决贯彻执行。如《国务院办公厅关于严格控制举办城市周年庆典活动的通知》。

2) 发布型通知　一些单位和部门根据工作需要发布有关规章制度、本机关的有关公文材料,如会议纪要、领导同志讲话、工作意见等,但又不具备使用命令(令)的资格或根据所发布内容不便使用命令(令),也不能使用"转发""批转",可使用发布型通知。如《教育部关于印发〈全国普通高等学校体育课程教学指导纲要〉的通知》。

3）批转、转发型通知

（1）批转型通知。"批转"的意思即上级部门对下级来文做出批示并转发到有关部门。当上级机关针对下级机关报送的意见、请示、报告、批复等公文进行批示，而后又把批示和原文向下转发时，就需要使用批转型通知。这种通知也带有指示的性质，要求有关单位遵照执行或参照执行。如《北京市人民政府批转市民政局等部门关于实施城镇居民最低生活保障制度意见的通知》。批转型通知的使用一般有两种情况：一是上级机关认为下级机关的意见、请示等所反映的情况和问题对全局有着较普遍意义，可以借以指导面上的工作因而加以批转；二是有些下级机关需要解决的问题涉及不相隶属的单位或部门，请求上级机关通过批转下发以使工作得到顺利开展。下级机关的公文一旦经过批转，实际上就变成了批转机关的意见，因而就有了一定范围内的执行效力。

（2）转发型通知。将上级机关、平行机关、不相隶属机关的文件转发给下级单位，使用转发型通知。如《关于转发教育部〈学校艺术教育工作规程〉的通知》。

4）事项型通知　要求下级机关办理某些事项，除交代任务外，通常还提出工作原则和要求，让受文单位贯彻执行，具有强制性和行政约束力，这种通知即是事项型通知。安排一般性的具体工作通常使用这种通知。如《关于对教学研究课题组织结题验收和进行鉴定的通知》。

5）知照型通知　这种通知用于告知某一事项或某些信息，如庆祝节日，成立、调整、合并、撤销机构，启用新印章，更改电话等。如《关于调整教学工作委员会成员及成立专业学科组的通知》。

6）任免通知　当上级机关需要向下级机关知照有关人员的任免决定时，使用任免通知。如《关于×××同志任职的通知》。

7）会议通知　向有关单位或人员知照某一会议的时间、地点及会议要求，用会议通知。如《关于召开2016年网络教育招生工作会议的通知》。

3. 不同类型通知的结构和写作

不同类型的通知其基本格式是一致的，一般包括标题、主送机关、正文、发文机关署名、成文日期等部分。这里着重介绍正文部分的写作。

1）指示型通知的写作　指示型通知的正文主要包括通知缘由及应知事项两部分。

（1）通知缘由。首先写明通知的主要依据，如依据某项方针政策、根据有关会议精神、针对某项工作现状及存在的问题等，简明扼要地说明通知的针对性和目的性。其次要阐明通知的意义，以引起下级机关和有关人员的重视。这部分写作通常有述有论，但"述"是概述，"论"是精论，均高度简洁，针对性极强。写作时切忌面面俱到，长篇大论。

（2）应知事项。这部分是指示型通知的核心内容，其主要功能是交代工作任务，规定政策界限，阐明具体措施，指出工作时应该注意的问题等。为便于阅读和记忆，这部分写作时应分条列项加以表述。交代工作任务要明确具体，规定政策界限要指出关键所在，阐明具体措施要符合实际切实可行，指出应注意的问题应胸有全局突出重点。

2）发布型通知的写作　发布型通知的正文包括以下两部分。

（1）点名发布对象。通常用"现发布……""现将……印发你们"等句式，有的是写明印发某个文件的目的，有的在点名发布对象的同时，还要表明发文机关对所发布对象的态度。

（2）提出执行要求。要注意执行要求是一个技术性和政策性都比较强的问题，严格区分

"遵照执行""参照执行""定点试行""酌情施行"等的不同。对一些带有试验性、探索性的内容，虽然也提出了执行的政策要求，但通常又允许下级机关边执行、边修改，这时执行的要求一般表述为"请研究试行"或"希研究试行，试行中有何意见请随时告知"等。

3）批转、转发型通知的写作

（1）批转型通知。正文包括两部分：第一部分写清所批转的文件名称，表明态度，做出"同意"等批语，要求有关下级单位执行。第二部分简要说明面上的情况，作指示，提出政策性的规定和要求；有的也可不写第二部分。

（2）转发型通知。正文的写作方法与批转型通知基本相同，在此不赘述。转发型通知的标题撰拟应特别注意，若转发层级在两个以上时，应做好技术性处理，不要出现如"关于转发×××关于转发×××关于转发《……》的通知的通知的通知"的情况。具体方法是：发文机关（有时可省略）＋"关于"（有时可省略）＋"转发"＋不带书名号的原文标题的主要内容＋文种。如"转发国务院、中央军委关于调整军队干部退休生活费的通知""关于转发劳动和社会保障部加强职业资格证书管理的通知"等。

4）事项型通知的写作　事项型通知的正文由三部分组成：首先写发通知的依据或目的，其次写通知的具体事项，最后写执行要求。写事项时，可将具体内容一项一项列出，把所要安排的工作阐述清楚，并讲清要求、措施、办法等。

5）知照型通知的写作　知照型通知开门见山，只要用简练的文字写明所要知照的具体内容即可，有的也可以写出行文的目的和依据。

6）任免通知的写作　任免通知的写作比较简单，要求直陈其事，要言不烦，通常只有两句话。第一句写任职依据，如"根据工作需要"或"经××××会议研究决定"等；第二句写任职内容，要写清任职人员的姓名、具体职务。若任职通知不能明确反映职务级别，则须附带说明该职务享受某一级别的待遇。在免职通知中，若免去现任职务后还将有新的任用，则应在免职通知中注明"另行分配工作"等字样。

7）会议通知的结构和写作　会议通知的正文应将会议的主要要素写齐全。一是召开会议的目的和意义。如：是急需解决现实工作中的某些问题，还是传达上级文件精神、布置新的工作任务等。二是会议的时间、地点。会议时间有时又分报到时间和开会时间即会期，地点有时也有报到地点和举行会议地点之分，均应交代清楚。三是会议的主要内容和议程。这样便于与会人员做好充分准备，从而提高会议的效率。四是参加会议的单位和人员。有时是直接点出具体与会人员的姓名或职务；有时是划定与会人员的范围和界限，如"副处级以上干部"等。五是与会人员应做好的准备工作。如发言材料、需携带的有关资料和样品等。六是其他有关事项。如会议住宿、膳食、交通安排、会外活动、联系方式等。

4. 撰拟通知的注意事项

1）应特别注意不同类型通知标题的撰写　一般应发文机关、事由、文种三要素齐全，批转、转发型通知标题应力使语言简洁，概括有力，表意清楚。

2）事项要写得具体明确　事项是通知的基本内容，发文目的应明确，交代事情要详细，采取措施要得力，提出要求要具体，只有这样才便于有关单位和人员执行。

3）批转、转发型通知的按语应有针对性　批转型通知应对被批转的公文表明态度，对公文内容做出精确的分析和恰如其分的评价，提出执行的要求及应注意的事项；转发型通知的按语较为简单，应注意结合单位具体情况有针对性地提出明确要求。

三、范文赏鉴

【例文】

国务院办公厅关于 2016 年部分节假日安排的通知

国办发明电〔2015〕18 号

各省、自治区、直辖市人民政府，国务院各部委、各直属机构：

经国务院批准，现将 2016 年元旦、春节、清明节、劳动节、端午节、中秋节和国庆节放假调休日期的具体安排通知如下。

一、元旦：1 月 1 日放假，与周末连休。

二、春节：2 月 7 日至 13 日放假调休，共 7 天。2 月 6 日（星期六）、2 月 14 日（星期日）上班。

三、清明节：4 月 4 日放假，与周末连休。

四、劳动节：5 月 1 日放假，5 月 2 日（星期一）补休。

五、端午节：6 月 9 日至 11 日放假调休，共 3 天。6 月 12 日（星期日）上班。

六、中秋节：9 月 15 日至 17 日放假调休，共 3 天。9 月 18 日（星期日）上班。

七、国庆节：10 月 1 日至 7 日放假调休，共 7 天。10 月 8 日（星期六）、10 月 9 日（星期日）上班。

节假日期间，各地区、各部门要妥善安排好值班和安全、保卫等工作，遇有重大突发事件，要按规定及时报告并妥善处置，确保人民群众祥和平安度过节日假期。

国务院办公厅

2015 年 12 月 10 日

【赏鉴】

这是一则事项型通知。在前言部分写明了制发通知的依据和目的，事项部分分条列项对元旦、春节等 7 个重要节假日的放假事宜进行了具体安排和说明，在结尾部分对节假日期间值班、安全、保卫等工作提出要求。该文结构完整，格式规范，篇幅简短，语言简洁，值得学习。

四、实训提升

（1）根据下述内容拟写一份通知，标题、发文字号、收文机关自定。

阳光科技实业总公司决定于 2015 年 12 月 26 日在长城大厦 10 层第二会议室召开总公司科技创新工作会议，总结 2015 年科技创新工作的经验，研究 2016 年科技创新工作的计划。参加会议的人员为总公司科研中心全体人员，各分公司分管科技工作的副经理和科研部主任。要求开会时携带本年度科技创新工作总结及下年度该项工作的基本计划。

（2）评改下面这篇通知并为之添加标题。

公司各部门：

公司总经理办公会议讨论了公司后勤处、宣传部提出的《关于开展春季绿化种树活动的计划》，总经理办公会议对此做了认真的研究，基本上同意所提的主要要求，望动员、组织全体员工逐条贯彻、严格落实。

绿化植树是一件于国于民都十分有益的大好事，是精神文明建设的一项重要内容，既体现了自己的精神美德，又造福于子孙后代，希望引起各部门负责人的重视，指定一位同志专抓此项工作，为了使全体员工都能充分重视这一活动，行动前要把此项工作原原本本向大家进行传达，并组织讨论，让大家充分发表意见，以利统一思想、统一行动、统一意志。

附件：《关于开展春季绿化种树活动的计划》

二〇一三年三月五日

Ⅲ　拟写通报

一、案例导引

2016 年 4 月 15 日凌晨 4 时，××市第二运输总公司 A1555 卧铺大客车从广州返回，行至××市路段时，发生了一起歹徒持刀抢劫乘客钱财的案件，该车司机姚××、梁××，售票员凌×三位同志挺身而出，与歹徒英勇搏斗，三人均被歹徒刺伤，但他们临危不惧，团结一致，制服了歹徒，保护了乘客的生命财产安全。

在与歹徒搏斗过程中，姚××、梁××、凌×三位同志表现出对乘客的生命财产安全高度负责的职业精神，不顾个人安危，见义勇为，为广大客运司乘人员树立了榜样。为表彰先进，弘扬正气，××市交通局决定对姚××等三位同志进行表彰，在这种情况下就应该用通报行文。

二、知识点击

1. 通报的概念

通报适用于表彰先进、批评错误、传达重要精神和告知重要情况。制发通报的目的是用典型事例教育广大职工扬善抑恶，推广经验，总结教训。它是推动工作前进，教育群众提高思想觉悟和认识水平的重要工具。

2. 通报的种类

1）表彰性通报　对成绩突出、先进事迹典型的单位和个人予以表彰用表彰性通报。如《郑州市人民政府关于表彰郑州市经济贸易委员会的通报》。

2）批评性通报　对违法乱纪的单位和个人的处理情况进行通报使用批评性通报。如《××市食品酿造工业公司关于第二食品厂司机张×私自开车去北戴河游玩的通报》。

3）情况通报　情况通报是指在一定范围内传达重要情况和动向，以指导面上工作为目的的通报。如《××省人民政府办公厅关于我省防治高致病性禽流感情况的通报》。

3. 通报的结构和写作

通报一般由标题、主送机关、正文、发文机关及成文日期等部分组成。

1）标题　常见的有两种写法：一是完整式，即发文机关、事由、文种三要素齐全，如《郑州市人民政府关于表彰郑州市经济贸易委员会的通报》；二是省略式，有的省略发文机关，如《关于期末考试试卷抽查情况的通报》，有的只有文种。但重要的通报要用完整式的标题。

2）主送机关　除极少数具有普发性的通报外，一般机关正式行文的通报都有明确的主送机关。

3）正文　由于种类不同，通报的正文在写作上也有所不同。

（1）表彰性通报。正文一般由四部分组成：第一部分，概述先进事迹，说明通报缘由。叙述要求做到完整、清楚，要把时间、地点、人物、事迹、怎样做、结果等要素交代清楚；叙述要详略得当，重点突出，精心取舍。第二部分，恰如其分地对先进事迹进行分析、评议，指出其性质和典型意义。写作这部分应特别注意语言简明概括，分析、评议应是画龙点睛式的，切忌漫无目的、冗长拖沓；分析评议要从事实出发，中肯有度，不能随意拔高；要注意将事实所包含的或所显示的意义上升到理论高度，并根据发文机关和通报的主题需要，对某些方面予以突出强调。第三部分，在分析的基础上写表彰决定。要写清楚给予什么样的表彰，以及做出表彰决定的依据。第四部分，写希望和要求，号召大家向先进学习。

（2）批评性通报。正文通常也由四部分组成：第一部分，通报缘由。将事故或错误事实的经过情况、时间、地点、事故、后果等交代清楚，注意突出重点，抓住关键。第二部分，对事故或错误进行分析评议。重点对事故发生的原因、产生错误的根源进行分析，指出其性质及其危害，以引起人们的重视。第三部分，写处理意见。应注意写清做出处理决定的依据和方式，写清处分的级别或名称。第四部分，写明今后防止此类事故或错误再次发生的措施，提醒人们引以为戒，从中吸取教训，努力做好工作。

（3）情况通报。正文包括三部分：第一部分叙述有关情况。要对事情的发生、发展情况作客观叙述，有的还要交代工作的目的和背景。第二部分对有关情况进行分析，通过分析阐明其中所包含的意义或事物发展趋势。第三部分针对通报情况，结合今后工作提出具体要求。

4）发文机关署名及成文日期　写作依照《党政机关公文格式》执行。

4. 撰拟通报应注意的问题

1）情况要真实　不论是何种类型的通报，写作时都必须坚持实事求是的态度，认真核实有关材料，绝不允许捏造和虚构。

2）内容要典型　制发通报不可事无巨细，或不加选择。无论是通报正面典型还是负面典型，都要求具有代表性，只有这样才能反映事物的本质特征和规律，才有说服力，也才能起到宣传教育和指导工作的作用。

3）注意时效性　制发通报要根据当前工作的需要，密切关注工作现实，及时发现有价值的信息，快速地将先进典型和成功经验向有关单位和部门宣传推广，对负面典型予以揭露引起高度重视和警戒，或及时发布重要情况以加强工作的指导。

5. 通报与通知的区别

（1）通报不是像通知那样以具体的任务、详细的规范化要求和有关规则来指导、推动工作，而是用典型事例、有关情况来传达意图，启发教育有关人员，指导有关方面的工作行为。

（2）通报的有关执行方面的要求不如通知的要求明确，甚至不涉及直接具体的执行要求。

（3）通报的发送范围广泛，一般情况下，均直接下达给应知范围内的各级各类工作人员。

6. 通报与处分决定的区别

1）制发公文的目的不同　通报是为了教育当事人，更是为了教育更多的人，指导和推动有关工作；处分决定则主要是为了正式确认有关的错误事实和合法有效的处分意见。

2）对象不同　通报的对象必须是具有典型的人或事，处分决定则是针对所有需给予处分的人及事。

3）内容性质不同　通报介绍说明错误事实时以概括为原则，以能引出结论为度，处分决定中的这部分内容则具体而微；通报中常需有要求其他有关人员记取，采取有关措施的基本要求，处分决定则无此类内容，处分决定中必须有明确的纪律处分意见，通报则不一定有。

4）发送范围不同　通报发送范围广泛，处分决定则一般只发送至当事人及有关方面，很少普发。

三、范文赏鉴

【例文】

关于对杨×同志进行表彰的通报

各村（社区）、镇属各单位：

今年以来，全镇上下紧紧围绕"加快'三仓'共建，打造新型城镇，力促和谐发展"的工作思路，紧跟县委"加快三大建设，实现全面小康"的战略，我镇广大干群，齐心协力、奋勇争先、积极作为，在各项战线上付出了艰辛努力，取得了丰硕成果，涌现了一大批先进典型事例，特别是杨×同志在平安创建、美丽乡村建设宣传过程中表现突出，为全镇干群树立了学习标杆，现将他的先进事迹通报如下：

综治办副主任杨×同志，在"平安老粮"的创建过程和美丽乡村建设中，敢想敢为，结合我镇实际，创新工作机制和方法，创立打造了"平安老粮"微信公众平台，在推介老粮仓形象、宣传平安创建和传播法制信息上取得了良好的效果，受到了广大干群的广泛关注，提高了我镇的知名度和影响力，赢得了各级广泛好评和良好赞誉，为全镇各项工作的开展打下了良好的舆论基础。

为此，镇党委决定对杨×同志进行通报表彰，并奖励人民币 800 元。

希望全镇广大干群以先进为榜样、以典型为标杆，立志"攻坚克难、走向前列、务实发展、勇争先锋"，为"加快三大建设，实现全面小康"做出新的更大的贡献。

中共×××镇委员会

2015 年 10 月 9 日

【赏鉴】

本文题目由事由、文种两要素组成；正文开头概述了通报的背景，这是表彰性通报的事实依据；主体概述杨×同志的先进事迹，事实清楚具体，用词准确、简略，如"敢想敢为""创新工作机制和方法""推介老粮仓形象"等，表明了表彰对象的精神风貌和高尚品质。最后两段，先做出表彰的决定，再表明行文机关对通报表彰对象的态度、发出的号召及提出的要求，"××决定给予××通报表扬，并号召……学习……""要求……"是表彰性通报的习惯用语。

四、实训提升

（一）单项写作训练

（1）根据下面内容撰写一个三要素齐全的公文标题。

国务院办公厅针对一些地方、单位和个人违反国家制定的棉花购销政策发出通报。

公文标题：________________________________。

（2）给下面画横线的地方填写合适的内容。

山东省人民政府＿＿＿＿＿＿＿＿＿＿＿＿**的通报**

各市人民政府，各县（市、区）人民政府、省政府各部门、各大企业、各高等院校：

为进一步实施名牌战略，扶持优势企业参与国际竞争，2005 年，国家质量监督检验检疫总局和中国名牌战略推进委员会组织开展了首届中国世界名牌产品的评价工作。海尔牌电冰箱、海尔牌洗衣机被评为 2005 年度中国世界名牌产品。海尔集团获此殊荣，是他们多年来坚持技术创新，发展自主品牌，大力实施名牌战略，不断追求卓越质量的结果。为表彰先进，鼓励和带动更多的优势企业参与国际竞争，省政府决定，对＿＿＿＿＿＿＿，并给予 300 万元的奖励。

希望海尔集团珍惜荣誉，再接再厉，……为建设现代制造业强省和创新性省份做出新的更大的贡献。

＿＿＿＿＿＿＿
＿＿＿＿＿＿＿

（二）综合写作训练

（1）请根据下面的材料写一份通报。

2014 年 5 月 13 日中午，前进轮胎厂单位职工何××在单身职工宿舍使用电炉烧水，水未开时遇厂突然停电，后何××未将插头拔出便离开宿舍上班了。下午 4 时来电。电炉烘烤旁边的写字台达两个小时之久，致使写字台着火，蔓延至窗户，烧毁三开窗户一扇、写字台一张，幸亏厂里工人及时发现，才避免造成更大的火灾。为此，厂里对何××记行政大过处分一次，并责令按价赔偿火灾造成的损失，扣发第二季度奖金。

（2）请根据所给材料，写一份批评性通报。

2015 年 6 月 20 日，15 名民工在沙漠里迷失方向，他们曾向××市公安局 110 指挥中心求救但被拒绝。

据民工张师傅介绍：2015 年 6 月 20 日下午 4 时，15 名民工被困沙漠里已达到 16 小时，在这个时候，张师傅发现自己的手机还有信号，于是他拨通了××市公安局 110 指挥中心。张师傅说："我给他们说，我们是四川来的民工，有 15 人，现在被困沙漠，已出现生命危险，希望能营救。当时是一个女民警接的电话，她告诉我说，那个地方不属于××市管辖，属于 184 团派出所。我希望她帮助我查一下 184 团派出所电话，她说查不到就挂断了电话……"

到了 6 月 22 日凌晨，张师傅将电话打到了家里，说明了情况。很快家里人通过 114 接通了 184 团派出所，他们因此获救。28 日，大漠遇险民工已回到家中，但民工杨××因救助不及时而去世。

××市公安局决定对 110 指挥中心拒绝施救的民警王×通报批评并给予相应的行政处分。

（3）搜集你所在的学校、班级出现的好人好事及违纪现象各写一份表彰性通报和批评性通报。

（4）根据你所在的学校或单位开展的"迎国庆"卫生、安全检查工作情况，写一份情况通报。

Ⅳ 拟写报告

一、案例导引

程××同志是江海科技公司第二车间技术员。该同志于 1963 年下半年至 1966 年上半年在××工学院接受过 3 年函授教育，学习了有关专业课程。因"文化大革命"到来，未能取得学历证明。2002 年评定职称时，根据上级有关文件精神，因该同志缺乏学历证明，公司决定暂缓评定其工程师职称，待取得学历后补办。程××同志认为这是公司刁难，故向市政府写了申诉。市政府办公室随即就此事进行了调查。

接到市政府办公室查询后，江海科技公司即派人去××工学院进行调查，该学院出具了程××同志的学历证明。现在，江海科技公司已为其补办了评定工程师的手续，并向他本人说明了情况。在这种情况下，请你代江海科技公司用报告行文答复市政府办公室关于对程××同志职称评定情况的查询。

二、知识点击

1. 报告的概念

报告适用于向上级机关汇报工作、反映情况，回复上级机关的询问。报告是一种陈述性公文，属于上行文。

2. 报告的种类

1）工作报告　工作报告是向上级机关汇报一定时期内工作进展、成绩、经验、存在问题及今后工作设想的报告。工作报告有的是例行报告，要较为全面地反映本单位一定时期内各方面工作的真实情况；有的是专题工作报告，仅就某个具体工作开展情况进行汇报。前者如《中国计算机行业协会第二届理事会工作报告》，后者如《关于开展建设工程施工图设计文件审查情况的报告》。

2）情况报告　当下级单位工作中出现新的苗头动向或重大事件重大问题时，应及时向上级领导机关反映情况，以便上级机关了解事实真相，加强工作指导，制定预防或补救措施，控制事态发展，减少损失，并尽快使问题得到解决。这种报告就是情况报告。情况报告属专题性报告。

3）答复报告　答复报告是针对上级机关就某个问题的询问给予答复的报告。答复报告属于被动行文，上级机关有所询问，下级机关才写答复报告。如《江海科技公司关于程××同志职称评定的报告》。

3. 报告的结构及写作

报告一般由标题、主送机关、正文、发文机关署名及成文日期五部分构成。

1）标题　一般有两种写法，一是完整式，要求发文机关、事由、文种三部分齐全；二是省略式，由事由和文种构成。但政府工作报告通常只写"政府工作报告"几字，然后在题注中写明"××××年××月××日在××××会议上"。

2）主送机关　报告一般都有受文机关，但政府工作报告只写"各位代表"几字。

3）正文　由于种类不同，报告正文的结构也有所区别。

（1）工作报告。正文的第一部分概述工作的背景、目的和主要内容；第二部分报告工作的具体情况，包括工作的具体内容和过程，工作取得的成绩、经验和存在的问题；第三部分写今后工作的设想和计划。

（2）情况报告。正文的第一部分概括介绍基本情况，一般是叙述事情发生的原委、经过及结果；第二部分对问题成因进行分析，指出应吸取的教训；第三部分指出问题的性质、后果及其影响；第四部分写处理意见及今后的防范措施。

（3）答复报告。正文的第一部分写答复缘由，通常为引叙原文，以明确答复对象和答复原因。如"你公司××〔××××〕××号函收悉，现对××××问题答复如下"。第二部分写答复事项，是针对询问问题的答复。

4）发文机关署名　应标注发文机关全称或规范化简称。政府工作报告因在题注中注明，落款不再标注发文机关。

5）成文日期　写完整的年、月、日，但政府工作报告的日期写在题注中。

4. 报告的适用范围

报告的使用比较广泛，一般在下列情况下都可以使用这一文种：

（1）一定时期或一个阶段的全面工作或单项工作的进展情况、结果要向上级书面汇报时；

（2）社会、政治、经济等方面出现的值得注意的新情况，重大方针政策出台以后干部群众的思想反映及贯彻情况需要向上级反映时；

（3）就某项工作、某方面的工作向上级机关提出意见和建议；

（4）向上级机关汇报所犯错误的原因、过程、处理情况或意见、主要教训和改进措施等；

（5）答复上级机关对某问题、某项工作、某个事件的询问；

（6）针对本地区、本部门的工作中存在的问题，提出新的任务要求、政策规定和具体办法措施，并需要以上级机关名义批准同级单位或不相隶属机关执行时；

（7）向上级报送公文、资料、物件时。

5. 撰拟报告的注意事项

1）材料真实　报告中的材料是上级机关制定方针政策的重要依据，应保证真实可靠，不能用"据说""估计"之类词语领起材料。既不能夸大成绩，也不能掩盖存在的问题和缺点，有喜报喜，有忧报忧。

2）文字精炼　写报告多用叙述的方式，且多以概述为主，不过多地议论，有时可作必要的分析，以使报告更有理论高度。写综合性报告时，既要做到综合全面，又要突出重点，切实做到点面结合；写专题性报告时也不要面面俱到，详说细述，而是用概括介绍的方式讲清事情发生发展的基本情况。

3）报告中不能夹带请示事项　受文单位对报告不必答复，若夹带请示事项，不仅不便于处理，有时还会耽误工作。

6. 工作总结与工作报告的异同

工作总结与工作报告在内容上和写法上比较相近，因此，在写作时应注意有所区别，下面介绍它们的异同。

1）相同点　它们的表现对象是一致的，都有对前一阶段的回顾。

2）不同点　①写作目的不同，工作报告是为了下情上达，让上级了解下级的情况；工作总结则是本部门为了发扬成绩、克服缺点而对前一时期的工作进行总结，以便下一步更好地开展工作。②写法不尽相同，工作报告必须具备公文格式；而工作总结不属于公文的范畴，故无须具备公文的格式。③工作报告的正文部分重在反映情况，主要写做了什么，怎么做的，回答"做什么"的问题；而工作总结的正文部分则重在肯定成绩，找出差距，总结经验和教训，回答"为什么"的问题。

三、范文赏鉴

【例文】

关于个体饮食店卫生情况的报告

×防疫〔2015〕6 号

××市防疫站卫生科：

最近，我们对本区个体熟食店的卫生情况进行了一次抽查，发现不讲究卫生的情况十分严重，现报告如下：

被抽查的 65 家个体熟食店，其中一项或几项不符合卫生标准的为 50 家，近 77%；食品不合格率为 60%。总的来看，这些熟食店的卫生有"三差"：

一、卫生设施差。一些店家的操作专用间面积小于规定标准，其中绝大多数店家完全有条件扩大操作专用面积，但店主不愿意因此缩小店堂面积从而影响盈利。如德化街×××烤鸡店，操作专用面积不到 2 平方米，而防疫站规定为 3 平方米以上。新华路店面、××酒店、××小吃店等 33 个店家都没有专用洗碗池和消毒柜。

二、个人卫生差。（内容略）

三、操作工具卫生差。（内容略）

造成个体饮食卫生状况差的原因，主要是我们重视不够，管理工作抓得不好，还因为社会商业股人员少而管理范围较大，抽不出专业人员负责个体的食品卫生检查监督工作。为了改变个体饮食店的不卫生状况，保障人民群众的身体健康，我们准备与工商行政管理局联合组成一支专门的队伍对个体饮食店的卫生情况进行监督管理，聘请部分责任心强的退休人员参加这项工作，督促不符合卫生标准的个体饮食店尽快改善卫生条件，达到卫生标准。

××区防疫站

2015 年 5 月 10 日

【赏鉴】

本文标题由事由、文种两要素组成，"情况"一词表明该报告的种类。

正文分三部分，首段开门见山，提出要报告的情况；中段写情况的详细内容，即客观地反映了个体饮食店的不良卫生情况。事实清楚、客观。结构上按问题的性质分层次叙写，同时加上序号，使主体层次分明，内容集中；结尾段一针见血地指出造成这种情况的原因，并提出了改善的方案，起到了情况报告的作用。

四、实训提升

（1）根据下面材料，写一份报告，标题、发文字号自拟。

① 发文机关：××县商业局。

② 收文单位：××市商业局。

③ 有关情况资料。a. 2017 年 2 月 20 日上午 9 时 20 分，××县百货大楼发生重大火灾事故。b. 事故后果：未造成人员伤亡，但烧毁一幢三层楼房及大部分商品，直接经济损失792 万元。c. 施救情况：事故发生后，县消防队出动 15 辆消防车，经 4 个小时扑救，火灾才被扑灭。d. 事故原因：直接原因是电焊工违章作业，在一楼铁窗架进行电焊火花作业溅到易燃货品上引起火灾，但也与××百货公司管理局及员工安全思想模糊、公司安全制度不落实、许多安全隐患长期得不到解决有关。e. 善后处理：县商业局副局长带领有关人员赶到现场调查处理，县人民政府召开紧急防火电话会议，县委、县政府对有关人员视情节轻重，做了相应处理。

（2）请你代你所在的学校团委向团市委写一份开展青年志愿者××活动的报告。要求报告中说明为什么要开展这次活动，是怎样开展的，有什么收获，存在什么不足。

（3）以本班或本校当前存在的一些不良倾向为例向校领导写一份情况报告。要求学生自己去观察事物，自己去收集材料。如食堂卫生、宿舍管理、用电管理、环境卫生、学生课外读物、课余活动情况等。

Ⅴ　拟写函

一、案例导引

××学院 14 级档案专业学生按教学计划要到××市档案局进行为期一个月的专业实习。实习内容：档案管理知识与技能；实习时间：2017 年 5 月 25 日—6 月 25 日；实习人数：30 人；食宿无须对方安排。按上述内容，××学院需给××市档案局写一份公函商洽此事；然后××市档案局需给××学院写一份回函作答复。

二、知识点击

1. 函的概念

函适用于不相隶属机关之间商洽工作，询问和答复问题，请求批准和答复审批事项。函是党政机关、社会团体、企事业单位公文往来中最为常用的一个平行文文种。

2. 函的种类

1）告知函　告知函的功能是主动将有关信息（如问题、意见、情况）告知对方。如《南京市人民政府关于实行蔬菜质量安全市场准入制度的告知函》。

2）商洽函　商洽函是行政机关、社会团体、企事业单位之间协商、洽谈有关事项的函。如洽谈人员培训、人事调转、产权交易、商品买卖等均可使用商洽函。

3）问复函　问复函是询问函和答复函的合称，是询问和答复有关问题时使用的函。不相隶属机关之间因相互没有隶属关系，公务上的往返问复只能使用函。但应注意，有隶属关系的上下级之间，上级可用函询问，但下级不能用函答复，而应以报告的形式予以答复。

4）请准（审批）函　请准函是请求批准函和审批函的合称，是向不相隶属的主管机关请求批准或用来答复审批事项的函。在现实工作中，有些单位为表示对不相隶属的主管部门的尊重或希望请准事项顺利审批，故意不用请准函而改用请示，这种做法是不对的。主管部门在审批时也只能使用审批函而不得使用批复。

3. 函的结构和写作

函一般由标题、主送机关、正文、发文机关署名和成文日期几部分组成。

1）标题　公文中的函与私人信函不同，都应有标题。标题一般由发文机关名称、事由和文种三部分组成，有的也可省略发文机关，也有的只写文种。

2）主送机关　即受函机关。

3）正文　函的种类不同，正文部分的写法也有所不同。

（1）告知函。正文通常包括两项内容：一是告知缘由，说明制发本函的原因；二是告知事项，简明扼要叙述告知对方有关事项的具体内容及应注意的问题。

（2）商洽函。正文由三部分组成：第一部分写缘由。主要写发函的背景、根据、理由和情况。若第一次联系，还应简单介绍一下本机关、本单位。第二部分写商洽事项。这是商洽函的主体，是商洽的内容所在，要写清楚待商洽的具体事项，希望对方如何办理等。写作时应充分考虑对方的实际情况和可行性，不要强人所难。第三部分是结尾。提出予以复函或予以办理的具体要求，通常用"上述要求，请予函复""祈请函复为盼""特此函达，谨候回复""如蒙慨允，不胜感激"等句式作结。

（3）问复函。①询问函。正文先写缘由。要写清问题产生的情况、原因或起因、过程，以使对方了解问题产生的原因和背景，便于做出针对性的回答。其次写所要询问的问题。主要写具体问题是什么，请求对方解答或解决什么等。最后是结尾，对于期望答复提出明确的要求。②答复函。先引述来函，以明确答复对象，常用句式为"你单位关于××××的来函收悉"或"你单位××函〔××××〕×号文收悉"等。接着以"经研究现对……答复如下"的句式领起，答复询问的具体事项。回答应极具针对性，切勿答非所问。最后用"特此函复"或"专此函告"等语作结。

（4）请准（审批）函。请准函在结构上类似于请示，审批函在结构上类似于批复，请求批准的一方要写明请求的原因、请求事项和规范的结束用语，审批的一方要针对请求事项做出明确具体的答复。

4）发文机关和成文日期　写法依照《党政机关公文格式》执行。

4. 函的撰拟应注意的事项

1）格式应规范　信函式格式有别于一般公文格式，在使用时应注意严格区分。《党政机关公文格式》(GB/T 9704—2012)规定：信函式格式的"发文机关名称上边缘距上页边的距离为 30 mm，推荐用小标宋体字，字号由发文机关酌定；发文机关全称下 4 mm 处为一条武文线(上粗下细)，距下页边 20 mm 处为一条文武线(上细下粗)，两条线长均为 170 mm。每行居中排 28 个字。发文机关名称及双线均印红色。两线之间各要素的标识方法从本标准相应要素说明"。不要把公文中的函当作诸如感谢信、邀请信等专用信函。

2）态度诚恳，语气谦和　除针对请求批准函的复函外，大多数函对收文单位没有行政约束力。相互的地位和行文目的决定了函的用语必须谦和，态度诚恳，切忌发号施令或语气生硬。即使是请准（审批）函也要注意用语得体，请准一方不必唯唯诺诺，审批一方也不能颐指气使。

3）开宗明义，不用客套话　行政公文的函不同于私人函件，无论主动发函还是被动复函，均应开宗明义，切忌寒暄客套、漫无边际、话题旁出、不得要领。

4）结语有别，据事而定　函的结束语大多比较固定，但因函的种类不同，其结束语也因而有别，应根据具体种类准确地配套选择。

5. 批复与复函的区别

批复与复函都是回复性公文,接受公文的单位一般只有一个。但它们之间也有非常严格的区别,不可混用。

1) 内容的重要程度不同　批复一般用于答复比较重要的事项,而复函往往用于一般性的事项。

2) 行文方向不同　批复是单方面的下行文。复函的行文方向多是同级机关或不相隶属的机关,属平行文。

三、范文赏鉴

【例文1】

关于请求协助解决技术人员进修外语的函

××机械函〔2015〕18 号

××大学校长办公室:

为适应引进国外先进技术和设备的需要,我厂拟选派 10 名技术员到贵校出国人员英语强化班进修半年。为此,特与贵校商洽,恳请给予大力支持。有关进修费用等事宜按贵校有关规定办理。

谨请复函。

××机械厂

2015 年 8 月 6 日

【赏鉴】

本文是一则商洽性的公函,标题由事由、文种两要素组成。正文先写了自己需要解决的问题,然后用"为此"过渡,引出所要商洽的事宜,末尾"有关……办理"一句主动说明自己对进修费用的意见,有利于办成所商洽的事项。结束语与函意吻合。

全文语言简朴、友好、谦和,内容明确、具体。

【例文2】

关于××机械厂请求协助解决技术人员进修外语的复函

×大函〔2015〕23 号

××机械厂:

贵厂《关于请求协助解决技术人员进修外语的函》(××机械函〔2015〕18 号)收悉。现答复如下:

经与外语系研究,同意接受贵厂 10 名技术人员到我校英语强化班进修,关于经费、时间安排等具体事宜,请贵厂速派人到我校与外语系有关人员商议。

此复。

××大学

2015 年 8 月 16 日

【赏鉴】

本文标题由事由、文种两要素组成。"复函"二字表明函的种类。正文首先引述来函,以明确答复对象，表明已知来函之意。这种开头是答复函惯用的写法，其作用是开门见山、简洁明了。接着写答复事项，表明自己的意见。最后说明办理事项的要求。"此复"是函的惯用语，表明不求对方回答。

四、实训提升

（1）给下面画横线的地方填写合适的内容。

×××印刷设备有限公司关于商租××市图书馆广场的________

××市图书馆：

　　我公司________八月十六日举办一个产品展销及订货洽谈会。由于我公司没有合适的场地举办该会，特去函拟租用贵馆广场三天，租场费用按 2 000 元/天计付。

　　————————

————
2016 年 8 月 3 日

（2）根据下面的材料写一份函和复函。

　　为了使三年级学生了解现代有机化学发展现状，××大学化学系特去函与××市化工研究所联系，希望安排学生前去参观，并请该所著名研究员何××做《当代有机化学的现状与发展》的讲座。请代××大学撰写这份函。

　　××市化工研究所见信后，经研究同意××大学化学系的请求，特邀请化学系来人面商参观事宜。请写出复函。

　　（3）××机械厂缺乏得力的企业管理干部，得知省经委举办了一个短期企业管理干部培训班，拟从本厂抽调四名技术人员参加培训。于是该厂向省经委办公室写了一则询问是否同意代本厂培训管理干部的公函，省经委办公室收到来函后经研究决定同意该厂的请求，即给××机械厂回了函。请按上述材料替××机械厂和省经委办公室各写一份询问函和复函。

Ⅵ　拟写通告

一、案例导引

　　2017 年全国统一高考于 6 月 7 日（星期三）、8 日（星期四）举行。为切实做好高考组织保障工作，北京市人民政府于 2017 年 6 月 1 日发布通告，要求市、区县各级教育、公安、交通、住房城乡建设、保密、宣传、卫生计生、城管执法、工商、电力、无线电管理等部门要按照职责分工，各负其责、密切配合，切实做好高考期间各项服务保障工作。同时对及时发布气象预警信息、减少噪声干扰、减轻道路交通压力等工作提出具体要求。

二、知识点击

（一）通告的概念、特点和种类

1. 概念

通告适用于在一定范围内公布应当遵守或者周知的事项。通告中凡属应遵守的事项，都具有法律效力和行政约束力；通告中应当周知的事项，不一定具有法律效力和行政约束力，但是可以使有关人员了解相关信息，受到启发教育，或者有利于办理事情、处理问题。

2. 特点

1）广泛性　通告是一种常用的文种，它的使用者可以是各级各类机关，它的内容又往往涉及社会的方方面面，因此，无论其使用主体还是其内容都具有相当的广泛性。

2）周知性　通告的内容，要求在一定范围内的人们或特定的人群普遍知晓，以使他们了解有关政策法令，遵守某些规定事项，共同维护社会公务管理秩序。

3）务实性　所有的公文都是实用文，从根本性质上说都应该是务实的。但它们之间还是有一些区别，有的公文只是告知某事，或者宣传某些思想、政策，并不指向具体事务。通告则是一种直接指向某项事务的文种，务实性比较突出。

4）行业性　不少通告都具有鲜明的行业性特点，如税务局关于征税的通告，机动车管理部门关于机动车辆年度检验的通告，银行关于发行新版人民币的通告，房产管理局关于对商品房销售面积进行检查的通告，等等，都是针对其所负责的那一部分的业务或技术事务发出的通告。因此，通告行文中要时常引用本行业的法规、规章，也免不了使用本行业的术语、行话。

3. 种类

1）周知类通告　主要是使受文者了解重要情况、重要消息。因此文中不提直接的执行要求。

2）执行类通告　主要向受文者交代需要遵守、执行的政策、措施以及其他行为规范，具有一定的强制力。

（二）通告的写作格式

1. 标题

通告的标题有多种写法，一是完全式标题，包括发文机关、事由和文种，如《广州市公安局关于洛溪大桥交通管理规定的通告》；二是省去事由，只写发文机关和文种，如《中国人民银行通告》；三是省略发文机关，由事由和文种构成，如《关于节约用水的紧急通告》；四是只有文种，如《通告》。

2. 正文

由缘由和通告事项两部分组成。

1）缘由　缘由主要阐述发布通告的原因、背景、根据、目的、意义等。通告常用特定承启句式"为……，特通告如下"或者"根据……，决定……，特此通告"引出通告的事项。

2）通告事项　通告事项是通告全文的核心部分，包括周知事项和执行要求。撰写这部分内容，首先要做到条理分明，层次清晰。如果内容较多，可采用分条列项的方法；如果内容比较单一，也可采用贯通式方法。其次要做到明确具体，需清楚说明受文对象应执行的事项，以便于理解和执行。

3. 结语

可提出要求、希望，用"特此通告"或"本通告自发布之日起实施"表达。

4. 署名和日期

正文后签署发布通告的机关名称和日期。

(三) 拟写通告的注意事项

(1) 要简明,重要事项要写清相关法律、政策依据和奖惩办法。

(2) 要注意行文语气,一般事项带有要求协助语气,特殊事项具有强制性,语言要严肃庄重。

三、范文赏鉴

【例文】

北京市公安局关于 2014 年亚太经合组织第 22 次会议期间交通管制的通告

2014 年亚太经合组织第 22 次会议(以下简称 APEC 会议)定于 2014 年 11 月 5 日至 11 月 11 日在北京举行,为确保会议顺利进行,保障交通安全畅通,根据《中华人民共和国道路交通安全法》的有关规定,决定自 2014 年 10 月 30 日至 11 月 12 日活动结束,对以下道路分时、分段采取临时交通管制措施,除持有 APEC 会议专用证件的车辆外,禁止其他车辆通行。通告如下:

一、10 月 30 日零时至 11 月 11 日 6 时,由怀柔区会都路范崎路口(不含)经范崎路、雁栖湖西路至柏崖山庄大桥,雁栖湖路,雁栖湖南路,将采取交通管制措施。社会车辆和公交车可以经雁栖湖北路绕行,沿线禁止停车。

11 月 11 日 6 时至活动结束,上述道路和雁栖湖北路禁止社会车辆通行。

二、11 月 1 日零时至 11 月 11 日活动结束,奥林匹克中心区内大屯路,国家体育场北路,将采取交通管制措施。

11 月 10 日 12 时至活动结束,北辰东路,北辰西路,科荟南路,大屯北路,大屯路地下隧道,慧忠路地下隧道,北四环路主辅路,奥体中路,民族园路,将采取交通管制措施。

三、11 月 7 日至 11 月 12 日,首都机场高速公路、东二环路、长安街、建外大街,将分时、分段实施临时交通管制措施。

上述道路通行的社会机动车辆,可以绕行东三、四、五环路和机场二高速、京平高速公路、机场北线、机场辅路、京密路。

四、会议期间,城市部分道路以及高速公路将根据情况采取临时交通管制措施,交管部门将根据活动情况发布相关信息,请广大群众注意收听、收看交管部门发布的交通管制信息和绕行路线,提前安排好出行路线。

请社会各单位和广大群众给予理解和支持,自觉遵照执行。

特此通告。

北京市公安局
2014 年 10 月 23 日

【赏鉴】

(1) 这则通告采用完全式标题,发文机关＋内容＋文种,十分规范。

(2) 内容详尽,分条列项叙述,文字表达用语准确,简明扼要。

(3) 结语使用专用语"特此通告"作结。

四、实训提升

根据以下材料拟写一份通告。

××省教育厅、公安厅为了维护学校的正常秩序,保障广大师生员工的人身安全,保证学校教学工作的顺利进行,发了一则通告。通告的具体内容为:没有经过学校允许,无关人员不可以随便进入学校。对那些寻衅滋事,殴打、侮辱师生员工,抢劫师生员工财物,严重破坏学校秩序的犯罪分子,要坚决打击,依法惩处。任何单位和个人不准随便侵占学校的土地、校舍、操场以及学校的附属设施,不准到学校里面放牧、取土、采石、种植或占用学校场所搞其他活动。不准破坏学校校舍、教学设备和环境卫生。不准堵塞学校的道路,污染学校的水源,卡断学校的电路,强行从学校通过。禁止各种商贩到学校里或者在学校门口摆摊叫卖。严禁翻印、出售、传抄、传阅反动、淫秽书刊和播放反动、黄色歌曲。这份通告要求自公布之日起正式实施,对违反本通告的人,经教育又不听者,根据其情节轻重,将依法给予处理。通告发布日期为 201×年×月×日。

Ⅶ　拟写决定

一、案例导引

××工业学院在 2016 年年终进行工作总结和回顾。2016 年,全院广大教职员工围绕党委年初制定的各项目标任务,勤奋工作,创新创业,取得了较好成绩。经院党委研究,决定对财务处、党政办公室、自动化系、机电系等年度综合考核先进部门和孙××、陈××、洪××、吴××、商×等年度考核先进个人予以表彰。在这种情况下就应该用决定行文。

二、知识点击

(一) 决定的概念、特点和分类

1. 概念

决定适用于对重要事项做出决策和部署、奖惩有关单位和人员、变更或者撤销下级机关不适当的决定事项。决定是一种带有规范、制约作用的决策性、指挥性的文种。它是党政军机关、社会团体、企事业单位对重大事项或重大行政公务做出安排而制定的一种指挥性公文,属于下行文种。上至党和国家的重大决策和战略部署,下至基层单位的奖惩事宜均可使用。决定除会议做出外,也可以由领导机关制发。

2. 特点

1) 制约性　在党政机关公文中,决定的制约性和强制性仅次于命令,决定一经成文下达,有关单位和人员都必须遵守、执行,不得违反。

2) 指导性　决定是对重要事项或重大行动的安排,传达上级的决策,为下级提供工作的准则和依据,具有很强的指导性和指挥性。

3. 分类

根据内容和发文机关的意图,决定分为两类:即周知性决定和指挥性决定。

1) 周知性决定　指发文机关就某个问题做出安排,使受文单位知晓即可。因此内容比较单一，文字简短。

2）指挥性决定　具有纲领性、规定性、规范性和指示性。一般内容较多，篇幅较长，带有说理性质，有较强的约束力。

（二）决定的写作格式

决定一般由标题、日期和正文三个部分组成。

1. 标题

决定的标题要完整地写出发文机关、决定事由和文种三项内容，在决定事由前一般以"关于"连接。也有省略发文机关的情况，如《关于加快教育教学改革若干措施的决定》。

2. 日期

决定的日期即会议通过或领导签发此项决定的日期。它写在标题之下，外用括号。重大法规性的决定，还需注明通过该决定的机关、日期和生效日期。文末不再注明。

3. 正文

决定的主体部分也就是正文。其篇幅长短，由内容多少决定。一个篇幅较长的决定，其内容通常包括两层意思：一层是说明形势和有关情况，做出决定的目的与意义；另一层是说明决定的具体事项，落实决定的政策、措施和要求等。

篇幅较长的决定，正文在结构上可分为开头、主体、结语三部分。

1）开头　这一部分一般用一个自然段落，用"特决定如下"或"特做如下决定"与主体部分衔接。"开头"主要用以说明目前形势，分析或阐述做此决定的原因、目的及意义。其语言要求简洁、概括性强。

2）主体　表达决定的具体内容。因为决定是下级机关、相关单位及所属个人必须执行的准则，所以要求写得明确、具体、详尽。这一部分的表达方式常采用条文式写法，在这些表现具体内容的"条""项"之间可以是明显的并列关系，也可以是明显的递进关系，无论何种关系，都一定要形成完整、严谨、清晰的整体。主体部分也可用简述式写法，对所决定的事项做出直接公布。

3）结语　在这一部分中提出希望、号召和要求。

（三）决定的写作要求

1）标题要完整、规范、明确　决定的标题，一般应写明发文机关、事由、文种，而且要规范、准确，特别是事由要准确概括出来。下面几个标题写得不规范：如《关于召开中共××省全体会议的决定》，"中共××省"，应是"中国共产党××省委"或"中国共产党××省委员会"。又如，《关于召开中共××省第×次党代会的决定》，乍一看没问题，其实是不规范的，"中共"即"中国共产党"的简称，后面又来个"党代会"就重复了，规范的应是《关于召开中国共产党××省第×次代表大会的决定》或《关于召开中共××省第×次代表大会的决定》。作为党的代表大会，一般不用简称，要全称，以示庄重，党的委员会全体会议名称则常用简称。又如《××省人民政府关于教育工作的决定》，这个标题事由写得不够明确，太简单，表意不清，应该写成《××省人民政府关于加强教育工作的决定》。

2）时间标注要准确　决定的时间标注要注意两个问题：一是成文日期要以会议通过的日期或领导人签发日期为准，不能以起草或打印的时间为成文时间。二是决定的时间一般要标注在标题下方，可用括号括起来。决定的时间不能标在文尾，因为决定一般不写抬头和落款。

3）缘由要准确、合理　决定的缘由是事项的依据、理由。写作时要注意交代清楚，简明扼要，有理有据，令人信服。泛泛而谈、根据不足、说理不清的缘由没有说服力，不可取。

4）事项要明确、清楚　一般来说，内容比较复杂的决定，事项要一条一条地表述，把主要的、重要的放在前面，次要的放在后面。结构要合理，层次要分明，内容要合乎逻辑。

三、范文赏鉴

【例文】

上海市人民政府关于表彰 2016 年度上海金融创新奖获奖项目的决定

各区人民政府，市政府各委、办、局：

为支持和鼓励上海金融改革创新，优化上海金融发展环境，增强上海金融机构发展活力，进一步推进上海国际金融中心建设，根据《上海市推进国际金融中心建设条例》和上海金融创新奖有关规定，经单位推荐、专家评审、社会公示和上海金融创新奖评审工作领导小组审定，市政府决定，授予下列项目 2016 年度上海金融创新奖：

一、授予"中国票据交易系统"和"上海保险交易所开业并率先推出保险资产登记交易平台"等 2 个项目 2016 年度上海金融创新成果奖特等奖，"'上海金'人民币交易业务"等 4 个项目 2016 年度上海金融创新成果奖一等奖，"上证 50ETF 期权"等 15 个项目 2016 年度上海金融创新成果奖二等奖，"证券结算云平台 SCAP"等 19 个项目 2016 年度上海金融创新成果奖三等奖，"国债充抵期货保证金"等 18 个项目 2016 年度上海金融创新成果奖提名奖。

二、授予"支付机构跨境外汇支付试点"等 8 个项目 2016 年度上海金融创新推进奖。

希望参与上述获奖项目研发实施的单位和个人再接再厉、开拓创新，争取更大成绩。希望全市金融机构和广大金融工作者向参与上述获奖项目研发实施的单位和个人学习，强化创新意识、提高创新能力，为推进上海国际金融中心、中国（上海）自由贸易试验区和具有全球影响力的科技创新中心建设做出更大贡献。

附件：2016 年度上海金融创新奖获奖项目名单

上海市人民政府

2017 年 6 月 12 日

【赏鉴】

这是一篇表扬性决定。正文由决定缘由、决定事项和结语等三部分组成。全文主题集中，行文规范，层次清楚，逻辑严密。

四、实训提升

根据下面给出的材料，以学校的名义写一份处分决定。

××学院管理系工商管理专业 2017 级学生王××，入学以来不认真学习，经常旷课，多次打架斗殴。今年 3 月 12 日，王××喝醉回宿舍开门时，被同宿舍的李××同学不小心撞了一下，王××即大打出手，将李××打成重伤。

Ⅷ　拟写意见

一、案例导引

为了加强大学生实践能力的培养，××学院积极鼓励各院系开展了多种形式的校企合作，其中最受企业和学生欢迎的是订单培养班。但在开展订单培养过程中，出现了诸如订单班培养方案与专业培养方案教学内容交叉重复、授课学时随意减少、个别企业资金投入到位不及时等问题，严重影响了订单班培养工作的开展。××学院经调研，认为应进一步加强订单班培养工作的管理、明确校企双方在合作中的权利与义务，于是出台了《××学院订单班培养工作规范管理指导意见》，从订单双方的基本要求、订单班的组建与管理、订单班的课程设置与授课方式、订单班学生的实习、订单班学生的考核与就业、订单班的费用管理等方面，对开展订单培养工作提出了指导意见，要求各院系遵照执行。

二、知识点击

（一）意见的概念、特点和类型

1. 概念

意见适用于对重要问题提出见解和处理办法。作为一种公文文体的意见，与一般会议上或公开场合个人发表的口头意见是有区别的。它的内容涉及现实工作中重大的和急需解决的问题，要有可行性的充分论证。

意见可用于上行文、下行文和平行文。作为上行文，意见类似于请示，应按请示性公文的程序和要求办理。上级机关应当对下级机关报送的意见做出处理或给予答案。作为下行文，意见具有指示、指导和规范作用，可对下级机关布置工作，下级机关应当遵照执行。作为平行文，收文机关对文中提出的意见可作为决策、行动或工作的参考。

2. 特点

1）灵活性　　意见既可以对工作做出指导，提出要求，又可以对工作提出建议，或者对工作做出评估，提出批评。它主要用于党政机关，但也可用于人民团体、企事业单位；既可用于上级，又可用于下级甚至基层组织。

2）针对性　　意见的制发往往是针对工作中急需解决的问题或必须克服的情形，因此它提出问题要及时，分析问题要结合实际，提出见解、办法要对症下药，具有可操作性。

3）指导性　　意见虽然在文种的字面含义上没有指示、批复那样明显的指导色彩，似乎只是对某一工作提出一些意见以供参考，可实际上它也是指导性很强的一种文体。

3. 类型

按照性质和用途的不同，可将意见分类如下。

1）指导性意见　　指导性意见用于上级机关对下级机关进行工作指导，其内容是针对工作中的某些薄弱环节或出现的问题，上级机关用"意见"向下行文，阐明指导思想、工作原则，提出工作思路和措施、办法，给下级机关以及时的指导，从而促进工作的健康发展。

2）建设性意见　　建设性意见是下级机关向上级机关提出工作建议、设想的上行文。提出简易型意见的机关大多是主管部门，就其所主管的业务提出工作意见，它可分为呈报类意见和呈转类意见。呈报类意见是向上级机关提出某方面工作的建议、意见，向上级献计献策，以供上级决策参考。呈转类意见是职能部门就开展或推动某方面工作提出初步设想和打算，呈送领导机关后，由领导机关批转更大范围的有关方面执行。

3）规定性意见　规定性意见用于对所属机关、组织和人员提出规范性的要求和措施。这种意见常用于党的领导机关或组织、纪律部门为所制定的党组织及党员行为准则提出具体的执行方法和标准，也有党政联合发文关于行政方面的一些规定意见。

4）评估性意见　评估性意见是业务职能部门或专业机构就某项专门工作、业务工作经过调查、研究或者鉴定、评审后，把商定的鉴定、评估结果写成意见送交有关方面，它虽可上行、下行，但主要是不相隶属组织间的平行文。它又可以分为鉴定性意见和批评性意见。

（二）意见的写法

1. 意见的标题和主送机关

1）意见的标题　意见的标题有两种常见写法：

（1）由发文机关＋主要内容＋文种组成，如《中共河南省委河南省人民政府关于〈关于中国教育改革和发展纲要〉的实施意见》。

（2）由主要内容＋文种组成，如《关于提高县以上党和国家机关党员领导干部民主生活会质量的意见》。

2）意见的主送机关　分为两种情况：需要转发的意见，没有主送机关这一项，但转发该意见的通知，要把主送机关写清楚；直接发布的意见，要有主送机关，主送机关的排列方法和一般公文相同。

2. 意见的正文

1）发文缘由　这是意见的开头部分，主要写出发布意见的背景、根据、目的、意义等，但不必面面俱到。文字根据具体情况可长可短，最后以"现提出以下意见""特制定本实施意见"等过渡性语句转入下文。如交通部、财政部、公安部等联合制定的《关于继续做好公路养路费等交通规费征收工作的意见》一文的开头：

近几个月来，一些单位和个人错误地认为《中华人民共和国公路法》修改后即可不缴纳公路养路费等交通规费，因而出现了拖欠、拒缴、抗缴公路养路费等交通规费事件，造成了国家交通规费大量流失。为保障公路养路费、车辆购置附加费等交通规费征收工作的正常进行，现提出如下意见……

这个开头前面叙述了发文的背景和根据，后面指出了发文的目的和意义。

2）意见条文　这是意见的主体，要把对重要问题的见解或处理办法一一写明。

如果是规划性意见，内容繁多，可列出小标题作为各大层次的标志，小标题下再分条表述。如《中共河南省委河南省人民政府关于〈中国教育改革和发展纲要〉的实施意见》一文，主体就分为五大部分，各自冠以小标题，分别是："一、教育发展的目标和任务；二、深化教育改革的政策措施；三、切实增加教育投入；四、加强教师队伍建设；五、切实加强对教育工作的领导。"每一小标题下列出若干条文，共计28条。

如果是内容较单纯集中的工作意见，主体部分直接列条即可，不必再设小标题。如《关于继续做好公路养路费等交通规费征收工作的意见》，主体部分就直接分为五条。

3）执行要求　有些意见需要对贯彻执行提出一些要求，可以列入条款，也可单独在正文最后写一段简练的文字予以说明。如无必要，此项免除。

三、范文赏鉴

【例文】

国家旅游局关于打击组织"不合理低价游"的意见

旅发〔2015〕218 号

各省、自治区、直辖市旅游委、局，新疆生产建设兵团旅游局：

一些旅行社组织"不合理低价游"严重侵害旅游者权益，扰乱旅游市场秩序。为维护广大旅游者和旅游经营者的合法权益，现提出以下意见。

一、"不合理低价"的认定

所谓"不合理低价"，是指背离价值规律，低于经营成本，以不实价格招揽游客，以不实宣传诱导消费，以不正当竞争扰乱市场。有以下行为之一，可被认定为"不合理低价"：一是旅行社的旅游产品价格低于当地旅游部门或旅游行业协会公布的诚信旅游指导价30％以上的；二是组团社将业务委托给地接社履行，不向地接社支付费用或者支付的费用低于接待和服务成本的；三是地接社接待不支付接待和服务费用或者支付的费用低于接待和服务成本的旅游团队的；四是旅行社安排导游领队为团队旅游提供服务，要求导游领队垫付或者向导游领队收取费用的；五是法律、法规规定的旅行社损害旅游者合法权益的其他"不合理低价"行为。

二、对"不合理低价"违法行为的处罚处理

各级旅游部门按以下标准依法对"不合理低价游"违法行为进行处罚处理：

（一）对旅行社的处罚处理：一是没收违法所得，责令停业整顿三个月，情节严重的，吊销旅行社业务经营许可证；二是处三十万元罚款，违法所得三十万元以上的，处违法所得五倍罚款；三是列入旅游经营服务不良信息，并转入旅游经营服务信用档案，向社会予以公布。

（二）对旅行社相关责任人的处罚处理：一是对直接负责主管人员和其他直接责任人员，没收违法所得，处二万元罚款；二是被吊销旅行社业务经营许可证的旅行社法人代表和主要管理人员，自处罚之日起未逾三年的，不得从事旅行社业务；三是列入旅游经营服务不良信息，并转入旅游经营服务信用档案，向社会予以公布。

三、工作要求

（一）各地要督促旅行社积极转变发展方式，坚持依法依规经营，坚持改革创新和诚信经营，坚持靠品质和服务赢得市场，自觉抵制"不合理低价"行为，共同维护好旅游市场秩序。

（二）各地要加大对导游领队的教育引导，积极提升服务质量，严格履行旅游合同，抵制接待"不合理低价"团队，主动举报旅行社的"不合理低价"行为，自觉维护导游领队的合法劳动权益。

（三）各地要加强对旅游者的宣传引导，通过公益广告、印制宣传手册等，让旅游者正确识别"不合理低价"，理性消费，自觉抵制和主动举报旅行社"不合理低价"的行为。

（四）各地要积极推动旅游行业协会制定和公布以核算旅游线路成本为参考的诚信旅游指导价，加强行业自律，倡议会员相互监督，积极举报"不合理低价"行为。

（五）各级旅游部门要严格执行意见要求，加大对旅游市场上"不合理低价"的打击力度，会同公安、工商等部门把治理"不合理低价"作为治理旅游市场乱象的突破口和切入点，发扬钉钉子的精神，坚决遏制旅游市场乱象。

国家旅游局

2015 年 9 月 29 日

【赏鉴】

这是一篇指导性意见，就加强和规范各地旅游市场、打击"不合理低价游"行为等工作阐明指导思想，提出处理措施和工作要求，给下级机关以及时的指导，从而促进工作顺利进行。前言部分简要介绍制发意见的背景和缘由；正文分条列项逐一阐明：先是提出如何认定"不合理低价"，接着明确对"不合理低价"违法行为的处罚处理标准，最后提出具体工作要求。该文条理清晰，态度明确，指导性强。

四、实训提升

（1）请以××科技信息总公司的名义拟写一份关于加强企业文化建设的意见。

（2）请修改下文。

××县关于处理山体滑坡事故的意见

××市人民政府：

由于我县近期连续遭受暴雨袭击，6 月 20 日上午，位于巴巫山西侧的山体大面积滑坡；除毁林近百亩外，还使位于山下的××村 5 组的 11 户农房被毁，7 头牲畜死亡；幸好山体滑坡发生在白天，故无人员伤亡。为处理好这一事故，特提出如下意见：

一、巴巫山体仍有滑坡的可能，加之××村地处山区，远未脱贫，建议干脆将该村的全部 250 户村民迁往市外安置，请国家按三峡移民迁建政策，给这 250 户村民予以一次性补贴。

二、请上级速派有关专家来现场排除滑坡险情，若排险成功，我县可酌情给有关专家做点小小的表示。

三、请上级顺便给我县拨 20 万元排险救灾款。

××县人民政府办公室

20××年××月××日

项目三　　事务文书写作

任务一　　写作计划

一、案例导引

王××是某学校大一的学生，暑假期间他见到了许多亲朋好友，他们都告诉他说，如今大学生毕业找工作较困难，如果有一些专长和职业资格证书就会好些。于是他计划要在大二阶段多考几个证书，以便将来为自己找工作增加竞争砝码。他想考大学英语四级证、会计资格证、普通话等级证等，如果你跟他的想法相似，请你拟订一份英语四级考前学习计划。

二、知识点击

（一）计划的概念和种类

1. 概念

计划是国家机关、企事业单位、社会团体以及个人，在工作、学习、生活中，为完成某项任务，事先拟定的目标、措施、步骤、要求及完成期限的一种事务文书。

计划是计划类文书的统称。平常所见到的"部署、规划、方案、要点、意见、安排"等都是人们对未来工作或生活的安排，它们都属于计划这一范畴。

2. 种类

计划的种类很多，根据不同的划分标准，常见的有以下几种：

（1）按计划的内容分，有综合计划、专项计划。

（2）按计划的性质分，有工作计划、学习计划、科研计划等。

（3）按计划的职能分，有业务计划、财务计划、人事计划。

（4）按计划时间分，有长期计划、短期计划。

（5）按计划明确性分，有具体性计划、指导性计划。

（二）计划的结构及写作

计划一般由标题、正文、署名、日期等部分组成。

1. 标题

计划的标题一般有三种写法：一是完整式标题，由计划单位名称、计划时限、计划内容、计划名称四要素组成；二是省略式，即根据实际需要省略某些标题要素；三是公文式，即由发文机关名称、事由、文种组成。

另外应注意的是：凡省略单位的标题必须在正文后署名，不成熟或未经批准的计划，在标题后或正下方注明"草案"或"讨论稿"。

2. 正文

计划正文必须描述的内容较多，一般把它简称为"5 个'W'1 个'H'"。即：

Why—为什么做　原因

What—做什么　目标和任务

When—何时做　时间

Where—何地做　地点

Who—谁去做　人员

How—怎么做　步骤和方法

计划正文在结构上一般由前言、主体和结语组成。

1）前言　一般可以：提出制订计划的依据；提出制订计划的目的；概述本单位的基本情况，分析完成计划的有利、不利因素；提出总的任务和要求等。这些内容可根据需要做选择。这部分回答计划的原因"Why—为什么做"或总的目标和任务"What—做什么"等。前言常以"为此，特制订计划如下"类语为过渡语，引出主体部分。

2）主体　一般必须写清以下内容。

（1）目标任务。这层回答计划的目标和任务"What—做什么"。总的目标和任务若在前言提出，这里就只涉及分目标和任务。即具体时段内要完成的某项工作任务。

（2）措施。这层回答实施计划人员、地点、方法等："How—怎么做：步骤和方法；Who—谁去做：人员；When—何时做：时间；Where—何地做：地点"等。即写清楚采取何种办法，利用什么条件，由何单位何人具体负责，如何协调配合完成任务。

（3）步骤和方法。这层回答完成计划的时间"When—何时做：时间"。即写明实现计划分几个步骤或几个阶段。

应注意：以上三层可分开写，也可措施和步骤程序放在一起写。

3）结语　写法方面，可以说明计划的执行要求或提出希望和号召。也有一些计划不专门写结语。

3. 署名

正文右下方写制订计划的单位名称。如果在标题中已经出现过，就不必再署名，个人计划一般在正文右下方署名。

4. 日期

写明制订计划的时间。

（三）撰写计划的注意事项

1）制订计划要讲科学性　计划的科学性体现在两个方面：一是制订时要考虑它的科学性，二是执行时考虑它的科学性。前者是前提，如果制订时就忽略它的科学性，脱离客观条件，盲目定出高目标，最后就会使计划落空。

2）计划的内容要具体、明确　计划中所提出的目标和任务、措施、步骤和方法等都要写得明确具体，这样便于执行和检查。

3）计划的措施要具有可行性　制订计划要把创新性和可行性密切结合起来。不能盲目追求高指标，要求真务实。把指标定得既能充分发挥潜能，又切实可行。

三、范文赏鉴

【例文】

××县二○一○年春季义务植树造林工作计划

为深入贯彻《关于开展全民义务植树运动的决议》精神，进一步加强我县生态文明建设，切实提高我县森林覆盖率，现将我县春季植树造林工作安排如下：

一、任务与要求

1. 我县今年春季计划造林面积××亩，植树××株。要求每人平均 3～5 株，栽下后要有人管理，保证成活，植树不要只用好地。春季植树造林要在植树节前基本完成。

2. 植树造林工作具体要求：

（1）各机关、团体的领导要带头，并指定专人负责此项工作；

（2）充分发动群众组织好力量，采取分片包干的办法；

（3）要因地制宜，根据气候、土壤等不同条件，栽植不同品种的树；

（4）各苗圃要及时做好挖苗备运工作；

（5）加强各环节工作的检查，2 月中旬做一次全面检查。

二、措施

1. 于 2 月下旬召开一次植树造林工作会议，参加人员：本县机关、团体、学校、工厂的有关负责人及乡镇以上的主要负责人等。重点研究植树造林的各项准备工作，采取必要措施予以落实。

2. 加强各单位各部门的植树造林的领导工作，认真解决各单位存在的问题。

3. 抽调××名干部到植树造林第一线做具体指导工作。

××县人民政府

二○一○年×月×日

【赏鉴】

这是一份关于春季义务植树造林的工作计划。导言部分先写明制订计划的依据和目的；然后分成任务与要求、措施两大部分：任务与要求部分从数量、质量和完成时间方面做了明确，又从 5 个方面提出具体要求；在措施部分从活动组织方式和工作方法上进行安排，初步拟定时间和人员。内容层次清楚，格式规范，可操作性强。

四、实训提升

（1）分析下面计划存在的问题。

关于审计××公司的计划

制订计划是开展工作的前提，又是保证这项工作顺利进行的首要条件之一，没有计划，就好像无头的苍蝇，不免到处碰壁。有了计划，才能成竹在胸，工作起来也就方便多了。于是我们制订了这个计划。

我们这个计划是经过群策群力制订的。俗话说：三个臭皮匠，抵上个诸葛亮。群众的力量是无穷的，是推动工作的根本动力。因此，我们广泛地发动群众，实行充分的民主，使这个计划落实到实处。比如说，我们这次审计的主要内容——现金超库存情况、坐支情况、多头开户情况等就是大家集思广益的结果。当然，这也是市审计局对我们的要求。正是为了进一步贯彻现金管理条例，根据市局的要求，我们才决定进行这项审计。

为了完成这次工作，我们应尽量在一个月或两三个月左右的时间里干完，要干净利落，不拖泥带水。但是，如果问题复杂，就要一直查下去，一个月不行就查两个月，一年不行就查两年。不达目的，绝不收兵。当然准备工作必须充分，不能打无准备之仗。什么时候准备好，什么时候再开始工作。希望大家严格按本计划执行。

××审计局

××××年××月××日

（2）请以班委的名义，草拟一份班级工作计划。

任务二　写作总结

一、案例导引

××学校要求毕业班学生毕业实习后，每人要交一份实习总结。张明是文秘专业的学生，他到了××单位的办公室实习。实习结束后，按学校要求写了下面这份总结。

实习总结

毕业实习是每个大学生必须拥有的一段经历，它使我们在实践中了解社会，让我们学到了很多在课堂上根本就学不到的知识，受益匪浅，也打开了视野，增长了见识，为我们以后进一步走向社会打下坚实的基础。我于今年×月到×月到××单位进行实习，现在就这个实习的机遇做一个小结。

在实习期间，我主要负责的工作内容是办公室文秘。在这一过程中，我采用了看、问、学等方式，初步了解了公司文秘工作中的具体业务知识，拓展了所学的专业知识。为以后正常工作的展开奠定了坚实的基础，从个人发展方面说，对我影响最大的应该是，作为一个社会人，工作作风以及在工作过程中专业知识对工作的重要作用；因为这些都是我在校学习中不曾接触过的方面。所以我认为做好文秘工作要体现在以下几个方面：

1.较好的文秘的素质修养;2.讲究秘书工作中的艺术性;3.具备必要的专业知识;4.意识到秘书应当是一位非常出色的公关人员;5.调整好心态,坦然面对文秘工作中的挫折。我坚信在将来的工作岗位中我会更加努力,做一名优秀的职业工作者。

请评析这份总结:①是不是一份规范合格的总结? ②是否符合总结的写作要求?

二、知识点击

(一) 总结的概念和种类

1. 概念

总结是单位、部门或个人对前一段的实践活动进行回顾、检查、分析和研究,从中找出规律性的认识,以指导今后工作而写成的文书。

2. 种类

根据不同的分类标准,可将总结分为许多不同的类型:

(1) 按范围分,有个人总结、班组总结、单位总结、行业总结、地区总结等。

(2) 按性质分,有工作总结、教学总结、学习总结、科研总结、思想总结、项目总结等。

(3) 按时间分,有月份总结、季度总结、半年总结、年度总结等。

(4) 按内容分,有全面总结、专题总结等。

(5) 按总结的性质分,有综合性总结、专题总结等。

区分以上总结的种类,目的在于明确重心,把握界限,为构思写作提供方便。但上述分类不是绝对的,相互之间可以交叉。如《××公司 2016 年度工作总结》,按性质讲是工作总结,按范围讲是单位总结,按时间讲是年度总结,按内容讲是全面总结。这说明在总结的分类上,应灵活掌握,不必过于拘泥。

为了便于教学,按总结的性质将其划分为综合性总结、专题性总结。

综合性总结,又叫全面总结。内容包括基本情况、过程、成绩、经验、缺点、教训等诸多方面,是单位、部门对一定时限内所做的各方面的工作进行的综合性分析、总结。

专题性总结,是对某方面的单项工作进行的总结。一般偏重工作中的成绩和经验。专题性总结比综合性总结使用广,频率高。

(二) 总结的结构及写作

总结一般由标题、正文、署名和日期组成。

1. 标题

标题常见形式有以下三种:

1) 公文式标题　由单位名称、时限、事由、文种构成。如《××学校关于 2010 年度的工作总结》。

2) 文章式标题　概括主要经验、成绩或基本观点。标题中不出现文种。如《深化体制改革,提高经营水平》。

3) 双标题　正题揭示主题或概括经验体会,副题标明单位、时限等。如《提高教学质量突出办学特色——××大学教学改革经验》。

2. 正文

正文由开头、主体和结尾三部分组成。

1）开头　开头一般写工作依据，工作背景，主要成绩，存在的主要问题。常用于综合性总结。专题性总结一般不写存在的主要问题。

2）主体　主体是总结的核心部分。一般包括以下几方面内容：基本情况、成绩和经验，存在的问题与教训和今后努力的方向。不同的总结，可以有不同的侧重。常规工作总结，要写出存在的主要问题。典型经验总结，这部分可以不写；也可以把这部分内容合并到"努力方向"中去写。

由于总结的类型不同，其结构也有区别。

（1）综合性总结的结构。一般是采用"基本情况—成绩、经验—问题和今后的方向"几个部分，每部分用序码，或序码加小标题的写作形式。

（2）专题性总结的结构。一般是采用阶段式或观点式"做法—经验、体会"，阶段式是按时间顺序写，观点式是按总结内容的性质分几个观点用上序码的写作形式。

3）结尾　用简短结语，或点明问题，或展望未来，或表决心。有的总结不单独写结尾，全文自然收束。

3. 署名和日期

在总结的右下方写明总结单位，如果标题中已有，或在标题下已署名，则只写日期。

（三）撰写总结的注意事项

1）要坚持实事求是原则　实事求是、一切从实际出发，这是总结写作的基本原则，在总结中忌夸大成绩，隐瞒缺点，只报喜，不报忧。

2）要突出个性、写出特色　总结不能千篇一律、缺乏个性。总结要写独到的发现、独有的体会。

3）要详略得当、突出重点　要根据实际情况和总结的目的，把那些既能显示本单位、本地区特点，又有一定普遍性的材料作为重点选用，写得详细、具体。而一般性的材料则要略写或舍弃。

三、范文赏鉴

【例文】

××公司财务部 2015 年财务工作总结

2015 年是集团公司推进行业改革、拓展市场、持续发展的关键年，也是财务部创新思路、规范管理的一年。财务部坚持"以市场为导向，以效益为中心"的行业发展思路，紧紧围绕集团公司整体工作部署和财务工作重点，团结奋进，真抓实干，完成了部门职责和公司领导交办的任务，取得一定的成绩。为了总结经验教训，更好地完成 2016 年的各项工作任务，现将本部一年的工作情况总结如下：

一、2015 年财务工作回顾

（一）增强财务服务意识

2015 年，我们一如既往地按"科学、严格、规范、透明、效益"的原则，加强财务管理，优化资源配置，提高资金使用效益，切实为集团公司做好服务工作。

为了适应新形势下的发展，财务审计部建立健全和完善落实了各项财务规章制度。由于公司的性质发生改变，要求公司的财务规章制度要进行重新修订和完善。

根据市局（公司）的财务制度，结合集团公司的实际情况，组织汇编了集团的财务制度。

为了更好地发挥财务职能，我们加强了对会计基础工作的规范力度，提高会计信息质量，保证会计信息的真实、准确、完整；强化财务的预测、分析及筹资功能，加强对重大投资资金的管理，为领导决策提供有效的、及时的数据与技术支持。

（二）预算管理得到稳步推进

一是细化预算内容。根据各分、子公司2015年明细账详细分析了收入、成本与期间费用的执行情况，按科目进行了分类统计，为各分、子公司的2016年全面预算奠定基础。二是提高预算透明度。预算方案根据各分、子公司反馈回来的意见适当调整后，经总经理审议通过后形成正式文件下发至各分、子公司，使各单位对本公司的预算有一个全面的了解，增强了预算的透明度。三是增加预算的刚性。我们注重了预算执行中存在的问题和有关情况，不定期地向预算委员会反馈情况，对于超预算等问题严格审批程序，对申请调整的事项，经过专门的论证分析后，按规定的程序批准后执行。一年以来，预算的总体执行情况良好，各分、子公司的预算观念也较以前大为提高和增强，为做好2016年全面预算工作积累了经验。

（三）充分利用税收政策（略）

（四）切实加强财务管理（略）

根据集团公司规范财务管理、优化财务审核程序、提升财务服务质量和发挥职能部门更好地参与企业管理的要求，财务审计部将财务集权管理调整为财务人员试行委派制，并按"统一管理，分级负责"的原则进行管理。财务审计部主要具体负责集团公司各类资产的财务监督、财务分析及财务报告和各分、子公司的财务管理和财务内部会计凭证的稽核等业务，充分发挥财务审计部的职能作用。

（五）强力整顿财经秩序（略）

（六）加强资金管理的作用（略）

二、存在的问题

2015年，我部财会工作在许多方面均有了明显的进步，但仍然存在着较为突出的问题，主要表现在：

1. 制度建设的力度不够。（略）

2. 对分、子公司的财务管理有疏漏。（略）

3. 财会人员的整体业务水平仍有待提高。（略）

4. 财会人员的政治素质和工作作风尚需改进。（略）

三、今后的努力方向

在即将过去的一年中，经过全部同志的共同努力，我们取得了一定的经济效益和社会效益，财务部的工作也得到了领导的认可和支持，取得了单位同事的信任。但是随着改革的纵深推进，我们将面临许多问题。财务制度有待进一步完善，财务工作方法需要进一步改进。面对这些挑战，在以后的工作中，我们将按照公司领导的总体部署，结合公司实际，工作中勇于开创，努力使财务工作再上新台阶。

2015 年 12 月 20 日

【赏鉴】

这是一份年终工作总结。总结的内容全面,结构非常完整。开头概括介绍工作的背景,主要成绩。正文具体写成绩和经验、存在的问题以及今后的努力方向。本文把成绩和经验作为重点来写,叙议结合,有理有据,中心突出,条理清楚,符合总结的写作要求。

四、实训提升

(一) 判断题(对的打"√",错的打"×")

(1) 综合总结是对某一阶段各项工作的全面回顾、分析和评价。(　　　)

(2)《××省煤炭厅 2000 年度工作总结》是一个专题总结的标题。(　　　)

(3) 专题经验总结的内容一般不包括存在的问题或教训。(　　　)

(4) 写总结一定要按时间顺序来安排结构。(　　　)

(二) 根据总结写作要求,分析下面的总结,指出问题所在

××学院青年志愿者协会年度工作总结

一学期接近尾声了。回首展望,青协在漫长的前进道路上又增添了一段辉煌。组委会没有了上学期的稚嫩,多了更多的成熟。在改进以往的缺点和不足的同时,每位志愿者都全身心地投入到青协发展事业中来,立足校园的同时向校外发展,服务师生的同时,服务全社会。

青年志愿者活动倡导团结友爱、助人为乐、见义勇为的社会风气,是当代中国社会主义一项十分高尚的事业。体现了中华民族助人为乐、扶贫济困的传统美德,是大有希望的事业。努力做好这项事业,有利于全社会树立奉献、友爱、互助、进步的时代新风范。这是当代大学生的行动指南,是当代青年志愿者肩负的使命。我院青年志愿者活动已开展多年,自活动开展以来,在校团委的正确领导下,在院总支的精心组织下,取得了辉煌的成绩。

一、宣传组织成立青年志愿者服务队。针对新生进行志愿活动的宣传,让更多的人加入到这个队伍中来。并对加入的学生每人下发青年志愿者证书以及号码。让活动系统化,正规化,人性化。

二、针对我们院的实际情况,开展了以下活动:骑自行车环太湖,让志愿者们感受到大自然的美丽和低碳环保的意义所在;扫墓,敬仰先烈的同时,感受到如今社会的进步,让他们进一步学习到奉献的精神;社会在进步,可是素质还是有待提高,志愿者到惠山进行了环保行动;寒冬来临了,但是还有那么一群人无冬衣过冬,志愿者用自己的行动去关爱了那么一群人;书画艺术具有悠久的历史,它贯穿了整个中华文明史,为展现我院学生的青春风采和精神面貌,营造积极向上、清新高雅、健康文明的校园以及我系的文化氛围,为培养同学们高雅的兴趣爱好,我校举办了书画设计大赛。

三、几点认识。大学阶段,是我们人生的重要里程碑,我们不仅应该努力学习书本知识,更应投身社会实践。组织青年志愿者,积极参加社会服务,是提高自我,锻炼自我的有效途径。从社会需要上来讲,社会需要我们的奉献,需要友爱,这是当代大学生肩负的历史使命,

也是起码应具备的素质。

为人民服务是每一个公民应尽的义务，更应该是当代大学生应有的道德观念，作为一名青年志愿者，尤其要有清醒的认识，本着为人民服务，为社会服务的宗旨，增强责任感和使命感。坚定信念，开拓进取，发奋成才，建功立业，为实现中华民族的伟大复兴做出更大贡献。

青年志愿者活动的开展增强了大学生的实践能力和创造能力，实质上反映了当代青年助人为乐、甘愿奉献的时代风貌和精神风貌，全院的志愿者在校团委和院领导的带领下，发扬助人为乐的优良品质，使我院的志愿者活动走向新的辉煌。

任务三　　制作简报

一、案例导引

2016 年 4 月××单位工会组织乒乓球比赛，比赛是集体项目，组队方式以分工会为单位，总共 12 个队，经过一周的比赛，圆满结束。请你以工会的名义发一期简报。

二、知识点击

（一）简报的概念、特点和种类

1. 概念

简报是党政机关、人民团体、企事业单位内部传递某方面信息的简短的小报，是具有汇报性、交流性和指导性的简短、灵活、快捷的事务文书。简报又称"动态""简讯""摘报""工作通讯""情况反映""情况交流""内部参考"等。

2. 特点

1）简　内容简明扼要，文字简洁。

2）新　反映新情况、新问题、新动态。

3）快　行文快、编排快、送发快。

4）实　材料要真实，不能虚构。

3. 种类

从性质上可划分为工作简报、会议简报、动态简报等。

1）工作简报　主要反映本单位的各种工作和业务活动情况。便于上级了解下情，平级沟通交流。

2）会议简报　用来反映会议进展情况，主要用于重要会议或大型会议。便于向上报告会议情况以及与会人员了解会议全部情况。

3）动态简报　反映本单位的新情况、新问题等，有助于有关部门了解掌握新情况。

（二）简报的结构及写作

一份简报分为三部分：报头、报体和报尾，见下图。

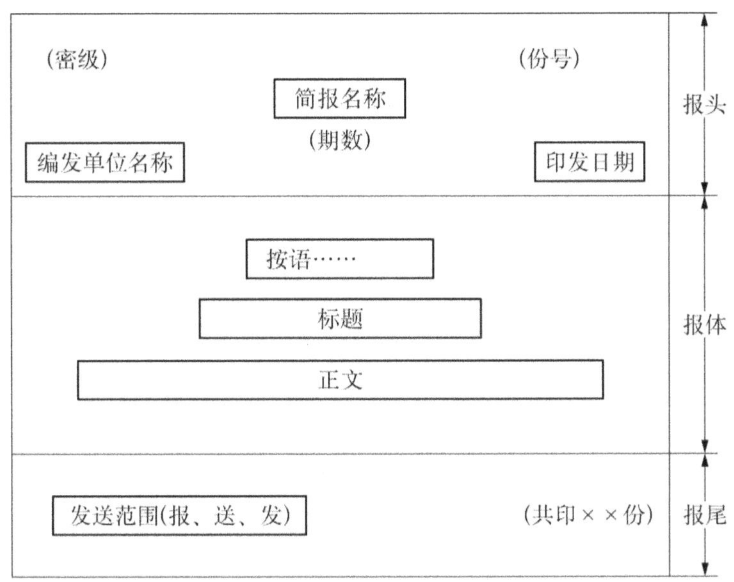

1. 报头部分

报头又称版头。一般占首页的三分之一版面,并用间隔红线与报体部分隔开。

报头应写上简报名称、期数、编发单位、印发日期、密级和份号。

2. 报体部分

报体部分内容包括按语、标题、正文和署名。

1）按语　一般有三种写法。

（1）说明性按语。介绍稿件的来源、编发原因和发放范围。

（2）提示性按语。提示稿件内容,帮助读者理解稿件的精神。

（3）批示性按语。也叫要求性按语。主要写在具有典型意义或指导作用的稿件前面。

2）标题　标题要求确切、醒目、简短,且富有吸引力。简报标题形式多样,可采用单行式,也可用双行或三行式。

例如：××省行政执法监督 30 年（单行式）

×市重视政协委员提案

——提案落实率达 95％（双行式）

适应高等教育发展趋势

——××完成首批高校合并

×年内将完成第二批合并（三行式）

3）正文　一般包括导语和主体。

（1）导语。一般用一句话或一段话概括最重要的内容,给读者一个总的印象。

写法一般有叙述式、提问式、结论式等。概括文章的主题或主要事实（含时、地、人、事、因、果六要素）。

（2）主体。对导语展开,用具体、充实、丰富的材料对事实进行报道、说明。

4）署名　写明提供材料的单位或个人姓名（正文右下方加上小括号）。如果作者即编发单位,则可不署名。

3. 报尾部分

报尾内容包括主送单位、抄送单位、印刷份数等。

（三）制作简报的注意事项

（1）要抓住热点问题、新问题报道。

（2）报道要实事求是，不能笔下生花。

（3）文字要简洁。一份简报字数控制在千字左右。

（4）编发要及时快速。时过境迁就失去简报的价值、意义。

三、范文赏鉴

【例文】

××学院工会工作简报

第三期

××学院工会办公室　　　　　　　　　　　　　　　　　2017 年 6 月 5 日

我校举办第一届教职工趣味运动会

5 月 11 日下午，由校体育运动委员会主办，校工会、体育教研部承办的第一届教职工趣味运动会在××校区田径场拉开帷幕。校党委副书记李××、副校长张××、副校长刘××、校工会主席王×出席开幕式，48 名裁判员、700 余名教职工运动员参加了开幕式。

校工会主席王×在开幕式上致辞。他指出，本次教职工趣味运动会是深入推动全民健身计划的创新举措，是进一步丰富教职工文体生活的重要途径，也是推进我校精神文明建设的有效方法。希望各分工会赛出风格、赛出水平、赛出团结，共同以昂扬的精神为学校融合发展拼搏奉献。体育教研部教师李涛、党群分工会教师张爱美分别代表裁判员、运动员宣誓。

本次运动会设有 10 个比赛项目，集体项目和个人项目各 5 个，来自 35 个分工会的 1 400 多人次参加比赛。运动会集趣味性、娱乐性、协作性和竞争性于一体，既是力量的角逐，又是智慧的较量；既是个人体育竞技水平的展示，又是对团队协作能力的检验。其中，跳大绳、螃蟹赛跑、10 米盲人敲锣、20 米袋鼠跳、30 米三人四足等项目，深受教职工们青睐。

运动会上，各分工会精心组织，积极参与，展示了良好的团队意识和精神风貌。不少分工会主席、副主席及党政部门负责同志都亲自率队，或积极参战，或加油助威，大大激发了运动员们的热情和斗志。在校办、宣传部、团委、网络中心、保卫处、后勤处、校医院等部门的大力支持下，整场运动会有条不紊，进展顺利。下午 5 点多，各个比赛项目顺利完成，运动会圆满落幕。

本次运动会为广大教职工搭建了良好的沟通、交流与协作平台，比赛过程中，他们团结协作，相互鼓励，激情拼搏，在各个项目中取得了不俗成绩。

【赏鉴】

这是一份工作简报，格式标准规范。导语写得简洁概括，正文中具体介绍了趣味运动会的主要项目和运动会组织开展的情况。

四、实训提升

根据简报的特点和写作要求，分析评价下面这份简报。

督导简报

〔2016—2017 学年第二学期第 4 期〕

××工业学院教务处　　　　　　　　　　　　　　　　2017 年 5 月 2 日

教务处组织召开教学督导工作交流会

为不断完善"四位一体"教学质量监控体系,加强教学督导在教学质量监控中的作用,确保校级教学督导委员工作的质和量,3 月 24 日和 4 月 20 日,教务处分校区组织召开教学督导工作交流会,邀请××财经政法大学教学督导委员会副主任委员王××教授来校交流。全体校级教学督导委员参加交流会,会议由学校督导委员会副主任委员李××和陈××主持。

首先,王××教授介绍了××财经政法大学教学督导委员会的工作职能、内容和方式,重点分享了她从事教学督导工作十余年的工作体会和经验。××财经政法大学校级教学督导委员 18 人,其中专职教学督导委员 12 人,主要工作有:参加学校的教学管理工作会议;深入教学一线,巡视、听课、检查、监控教学运行;根据学校教学工作重点,开展专项检查;参与评定教学质量奖、青年教师课堂教学奖、教学奉献奖等"三大奖项";参与实施"范式改革"(课堂教学改革)、外出考察交流等。教学督导委员会在对教学运行的关键环节进行监控的基础上,重点是在提升教学质量的过程中发挥引导、助力和智囊团的作用。

接着,我校教学督导委员与王××教授进行了深入交流。大家紧紧围绕教学督导委员会"督教、评管、促学"三大职能,就教学督导工作的着力点、原则、方式方法的准确把握,跨专业听课、课堂教学效果评价、"翻转课堂"等教学改革的有效落实等进行研讨和交流。大家真挚友好、畅所欲言、相互借鉴、取长补短。

与会人员一致认为,这样的工作交流很有必要,很有意义。通过交流和研讨,将有效促进教学督导工作的深入开展,不断提高教学质量监控效能,强化教学运行规范,保障人才培养质量。

任务四　写作调查报告

一、案例导引

××班在上次的英语四级考试中,过级率不高,与其他班相比有差距,英语老师对这个班的班干部说,"我带了两个班的英语课,教学内容和教法一样,但效果不一样,我想请你做个调查,写个书面的东西交给我,让我了解一下具体情况,以便调整今后的教学方法"。你若是班干部,请你考虑一下,拟一个调查提纲,设计一个调查表对班上同学进行调查,最后形成报告。

二、知识点击

(一)调查报告的概念及种类

1. 概念

调查报告是在对特定对象进行深入了解的基础上,经过准确的归纳整理、科学的分析研究,进而揭示事物的本质,得出符合实际的结论,由此形成的汇报性应用文书。

2. 种类

调查报告按照不同的分类标准可以分成不同的类型:

(1)按性质可分为新生事物调查报告、典型经验调查报告、反映情况调查报告、揭露问题调查报告。

(2)按调查报告所反映的基本内容可分为综合调查报告和专题调查报告。

(二)调查报告的结构及写作

调查报告行文灵活,写法多样,没有固定格式。其内容一般由标题、正文、落款三部分构成。

1. 标题

调查报告的标题有单标题和双标题两种写法。

调查报告的标题不论采用哪种写法都要写得醒目、具体、明确。如《××市蔬菜市场价格调查》是单标题,它由"调查对象＋调查内容＋文种"组成。再如《此风不刹,祸患无穷——××市非法书刊印刷与流通情况的调查》是双标题:正标题,概括了文章的主要观点;副标题,补充说明了调查的范围和内容。

2. 正文

调查报告的正文分为前言、主体和结束语三部分。

1)前言　也称引言或导语。这一部分简明扼要地介绍基本情况。如介绍调查的目的、对象、经过等。一些特别重要的调查报告,还要说明调查的时间、范围、方式、方法和结果等。有些调查报告还在这部分简要地提示全篇的主要内容,使读者先形成一个总的印象,以便迅速地把握全文的中心。调查报告前言常用的写作方法有说明式、叙述式、议论式和提问式等。

2)主体　也称主文。这一部分是调查报告的核心,主要是对调查的过程和结果作具体的叙述和说明,并通过阐述剖析,揭示规律,然后将文章的中心内容归纳、提炼成几个观点,以典型的事例和确凿的数据对这几个观点进行论述。这一部分内容的安排应该做到先后有序、主次分明、详略得当、联系密切、层层深入。有些调查报告常常把具体内容分成几个小部分,每个小部分加上一个小标题或序号。调查报告主体部分的写法不是固定不变、千篇一律的,应该根据调查报告的不同类型和写作目的精心安排内容顺序和结构形式。

从内容安排上看,不同类型的调查报告,其表达顺序不同:

(1)新生事物调查报告主要反映社会主义建设中涌现出来的能体现时代精神的新人、新事、新发明、新创造、新经验,要比较完整地介绍其产生、发展的过程,揭示其成长的规律,以及说明其意义和作用。其内容表达顺序是"产生过程—具体做法—意义作用"。

(2)典型经验的调查报告重点是介绍有代表性、科学性及能对工作起到推动和指导作用的典型经验,这就必须说明先进经验的思想基础、创造过程、具体做法和实际效果等方面。其内容的表达顺序是"成果—做法—经验"或"做法—经验—成果"。

(3)反映情况的调查报告的内容比较广泛、全面,篇幅比较长,叙述比较详尽。这一类调查报告对正确制定党的路线和各项方针政策有重要意义。其内容的表达顺序是"情况—成果—问题—建议"。

(4)揭露问题的调查报告要具体阐明存在问题的真实情况,分析产生问题的原因,揭露问题的实质,以引起人们的注意和重视,从而提高认识、吸取教训、推动工作,同时也为领导机关了解情况、解决问题提供依据。这类调查报告的内容表达顺序是"问题—原因—意见—建议"。

3）结束语　也称结尾。调查报告的结束语多以结论和建议结束全文。有的调查报告已在每个部分进行小结。有的调查报告，虽然在每个部分进行了小结，但若需要，也可以在结束语部分表示决心，或提出意见和建议，或点拨深化主题，展望发展远景。有的介绍典型经验的调查报告的结尾，可以补充说明一下存在问题和不足之处。有的调查报告的结束语意味深长，充满热情和信心，能给人以鼓舞的力量。还有的在结尾提出新的问题，指明努力方向，启发人们更进一步去探索和开拓。总之，调查报告的结束语要简短有力，有话则长，无话则短。

3. 落款

落款包括署名和日期。署名可写在标题或副标题的正下方，也可以写在正文的右下方。日期则应写在正文的右下方，也可以不写。

（三）撰拟调查报告的注意事项

1）深入调查，掌握第一手材料　动笔前，拟出调查提纲，进行深入的调查，掌握充分的数据和材料，并对其分析，才能找出规律性的东西，为报告的写作打下基础。

2）突出各部分的逻辑关系　在调查报告中，事实是基础，分析是手段，做出结论是目的。三者的逻辑关系非常密切。

3）语言要准确、严谨　只有这样，才能保证调查报告的客观性。调查报告的客观性不仅取决于材料、分析、结论的真实正确，同时也在很大程度上取决于语言的准确、客观。调查报告忌用带有褒贬色彩的语言陈述事实。

三、范文赏鉴

【例文】

当代大学生恋爱观调查报告

注：本文请登录 www. sstp. cn 阅读。

【赏鉴】

这是一篇专题调查报告，前言简要说明高校大学生恋爱已成为一种正常现象。接着交代本文所探讨的内容是大学生恋爱观的特点、成因和造成的影响。目的在于引导在校大学生要树立积极、健康的恋爱观。正文从四方面分别对大学生恋爱观、存在问题及树立合理恋爱观进行了分析研究，选取对象面宽，并有数据，较客观，因此，结论具有较强的说服力。正文结尾提出的大学生应如何对待恋爱，既有高度又符合实际。本调查报告结构也完整，语言朴实、准确，值得大家学习借鉴。

四、实训提升

根据调查报告的写作要求，分析下面的调查报告，指出其优点及不足。

××市城市居民食品安全满意度调查报告

注：本文请登录 www. sstp. cn 阅读。

任务五　写作规章制度

一、案例导引

学校为进一步增强学生以校为家的意识,美化学生学习生活环境,学生处、校团委联合开展了"文明班级""卫生文明宿舍"的评选活动。在评选活动中,对学生宿舍卫生进行综合检查评比。×系201宿舍准备在这次活动中争当卫生文明宿舍。为了实现目标,宿舍全体成员商量决定,先制定一个宿舍卫生管理制度。你认为这个制度应该涉及哪些内容? 这些内容应该怎样形成书面文字呢? 请大家进行讨论,并说出自己的意见。

二、知识点击

(一) 规章制度的概念

规章制度是个总称。它是指国家机关、企事业单位、社会团体,为了维护正常的工作、学习、生活秩序,保证国家各项政策的顺利执行和各项工作的正常开展,依据法律、法令、政策而制定的具有法规性、指导性和约束力的应用文书。

(二) 规章制度的种类

规章制度按性质、作用不同可分为行政法规、章程、制度、公约四大类。行政法规又包括条例、规定、办法、细则等。制度又分为制度、规则、规程、守则、须知等。

1. 行政法规类

1) 条例　指具有法律性质的文件,是对有关法律、法令作辅助性、阐释性的说明和规定;是对国家或某一地区政治、经济、科技等领域的某些重大事项的管理和处置做出比较全面、系统的规定;是对某机关、组织的机构设置、组织办法、人员配备、任务职权、工作原则、工作秩序和法律责任做出规定或对某类专门人员的任务、职责、义务权利、奖惩做出系统的规定。它的制发者是国家最高权力机关、最高行政机关。如《中华人民共和国道路运输条例》。

2) 规定　为实施贯彻有关法律、法令和条例,根据其规定和授权,对有关工作或事项做出局部的具体的规定。它是法律、政策、方针的具体化形式,是处理问题的法则。主要用于明确提出对国家或某一地区的政治经济和社会发展的某一方面或某些重大事故的管理或限制。规定重在强制约束性。它的制发者是国务院各部委、各级人民政府及所属机构。如《女职工劳动保护规定》。

3) 办法　指对有关法令、条例、规章提出具体可行的实施措施;是对国家或某一地区政治、经济和社会发展的有关工作、有关事项的具体办理、实施提出切实可行的措施。办法重在可操作性。它的制发者是国务院各部委、各级人民政府及所属机构。如《党政机关公文处理工作条例》《××大学兼职教师聘用、管理、考核暂行办法》。

4) 细则　指为实施"条例""规定""办法"作详细、具体或补充的规定,对贯彻方针、政策起具体说明和指导的作用。它的制发者是国务院各部委、各级人民政府及所属机关。如《中华人民共和国税收征收管理法实施细则》。

2. 章程类

章程是政府或社会团体用以说明该组织的宗旨、性质、组织原则、机构设置、职责范围等的纲领性文件，具有准则性与约束性的作用。它的制发者是政党或社会团体。如《中国共产党章程》《××公司章程》。

3. 制度类

1）制度　有关单位和部门制定的要求所属人员共同遵守的准则，是机关单位对某项具体工作、具体事项制定的必须遵守的行为规范。它的制发者是机关团体、企事业单位及其部门。如《考勤制度》《财务管理制度》。

2）规则　机关单位为维护劳动纪律和公共利益而制定的要求大家遵守的关于工作原则、方法和手续等的条规。它的制发者是机关团体、企事业单位及其部门。如《足球比赛规则》《××市图书馆借书规则》。

3）规程　生产单位或科研机构为了保证质量，使工作、试验、生产按程序进行而制定的一些具体规定。它的制发者是机关团体、企事业单位及其部门。如《土地增值税清算管理规程》。

4）守则　机关团体、企事业单位要求其成员遵守的行为准则，它倡导有关人员遵守一定的行为、品德规范。它的制发者是机关团体、企事业单位及其部门。如《员工守则》《裁判员守则》《大学生守则》。

5）须知　有关单位、部门为了维护正常秩序，搞好某项具体活动，完成某项工作而制定的具有指导性、规定性的守则。它的制发者是有关单位、部门。如《参观须知》《投稿须知》。

4. 公约类

公约是人民群众或社会团体经协商决议而制定出的共同遵守的准则，是人们为了维护公共秩序，经集体讨论，把约定要做到的事情或不应做的事情，应该宣传的事情或必须反对的事情明确写成条文，作为共同遵守的事项。它的制发者是人民群众、社会团体。如《××市文明市民公约》《全国青少年网络文明公约》。

（三）规章制度的结构及写作

规章制度一般由标题、正文和时间组成。

1. 标题

有四种写法：

（1）单位名称、内容范围和文种；

（2）单位名称和文种；

（3）单位名称、内容范围、成熟程度和文种，如《中华人民共和国计算机信息网络国际联网管理暂行规定》；

（4）单位名称、内容范围、文种和成熟程度，如《中华人民共和国社会保险法（草案）》。

2. 正文

规章制度的正文有两种写法：

1）分章列条法　全文分若干章，章下又分条。第一章称总则，一般说明缘由、依据、对象、意义等；从第二章到倒数第二章是主体部分，即规定的具体事项，也称分则；最后一章是附则，主要对主体部分进行补充、说明。采用这种方法，要注意章与章是分开的，但每章中的条是连续排列下来的。

2）逐条贯通法　全文从头至尾，以分条或分项来写，这种写法一般适用于制定内容较简单的规章制度。

3. 时间

有的规章制度是由会议通过或部门批准，通过和批准的时间写在标题的正下方，并且要用圆括号括起来。

（四）写作规章制度的注意事项

1）规章制度所写的内容要合法　不管是哪一种规章制度，其内容都必须符合国家的法律、法令、方针和政策。不能出现与其相抵触的规定。

2）规章制度所写的内容要可行　涉及的规定不符合客观现实，缺乏针对性，即使定得再多再细，也无济于事，形同虚设。

3）规章制度层次要符合逻辑　所做的规定前后不能包含，不要矛盾，层次要分明。

4）规章制度内容要周全　只有这样执行时，才能有法可依，有章可循。

三、范文赏鉴

【例文1】

事业单位人事管理条例

第一章　总　　则

第一条　为了规范事业单位的人事管理，保障事业单位工作人员的合法权益，建设高素质的事业单位工作人员队伍，促进公共服务发展，制定本条例。

第二条　事业单位人事管理，坚持党管干部、党管人才原则，全面准确贯彻民主、公开、竞争、择优方针。

国家对事业单位工作人员实行分级分类管理。

第三条　中央事业单位人事综合管理部门负责全国事业单位人事综合管理工作。

县级以上地方各级事业单位人事综合管理部门负责本辖区事业单位人事综合管理工作。

事业单位主管部门具体负责所属事业单位人事管理工作。

第四条　事业单位应当建立健全人事管理制度。

事业单位制定或者修改人事管理制度，应当通过职工代表大会或者其他形式听取工作人员意见。

第二章　岗位设置

第五条　国家建立事业单位岗位管理制度，明确岗位类别和等级。

第六条　事业单位根据职责任务和工作需要，按照国家有关规定设置岗位。

岗位应当具有明确的名称、职责任务、工作标准和任职条件。

第七条　事业单位拟订岗位设置方案，应当报人事综合管理部门备案。

第三章　公开招聘和竞聘上岗

第八条　事业单位新聘用工作人员，应当面向社会公开招聘。但是，国家政策性安置、按照人事管理权限由上级任命、涉密岗位等人员除外。

第九条　事业单位公开招聘工作人员按照下列程序进行：

（一）制定公开招聘方案；

（二）公布招聘岗位、资格条件等招聘信息；

（三）审查应聘人员资格条件；

（四）考试、考察；

（五）体检；

（六）公示拟聘人员名单；

（七）订立聘用合同，办理聘用手续。

第十条　事业单位内部产生岗位人选，需要竞聘上岗的，按照下列程序进行：

（一）制定竞聘上岗方案；

（二）在本单位公布竞聘岗位、资格条件、聘期等信息；

（三）审查竞聘人员资格条件；

（四）考评；

（五）在本单位公示拟聘人员名单；

（六）办理聘任手续。

第十一条　事业单位工作人员可以按照国家有关规定进行交流。

第四章　聘用合同

第十二条　事业单位与工作人员订立的聘用合同，期限一般不低于 3 年。

第十三条　初次就业的工作人员与事业单位订立的聘用合同期限 3 年以上的，试用期为 12 个月。

第十四条　事业单位工作人员在本单位连续工作满 10 年且距法定退休年龄不足 10 年，提出订立聘用至退休的合同的，事业单位应当与其订立聘用至退休的合同。

第十五条　事业单位工作人员连续旷工超过 15 个工作日，或者 1 年内累计旷工超过 30 个工作日的，事业单位可以解除聘用合同。

第十六条　事业单位工作人员年度考核不合格且不同意调整工作岗位，或者连续两年年度考核不合格的，事业单位提前 30 日书面通知，可以解除聘用合同。

第十七条　事业单位工作人员提前 30 日书面通知事业单位，可以解除聘用合同。但是，双方对解除聘用合同另有约定的除外。

第十八条　事业单位工作人员受到开除处分的，解除聘用合同。

第十九条　自聘用合同依法解除、终止之日起，事业单位与被解除、终止聘用合同人员的人事关系终止。

第五章　考核和培训（略）

第六章　奖励和处分（略）

第七章　工资福利和社会保险（略）

第八章　人事争议处理（略）

第九章　法律责任

第四十一条　事业单位违反本条例规定的，由县级以上事业单位人事综合管理部门或者主管部门责令限期改正；逾期不改正的，对直接负责的主管人员和其他直接责任人员依法给予处分。

第四十二条　对事业单位工作人员的人事处理违反本条例规定给当事人造成名誉损害的，应当赔礼道歉、恢复名誉、消除影响；造成经济损失的，依法给予赔偿。

第四十三条　事业单位人事综合管理部门和主管部门的工作人员在事业单位人事管理

工作中滥用职权、玩忽职守、徇私舞弊的，依法给予处分；构成犯罪的，依法追究刑事责任。

第十章　附　则

第四十四条　本条例自 2014 年 7 月 1 日起施行。

【赏鉴】

本条例的标题由内容范围"事业单位人事管理"和文种"条例"构成。第一章总则说明制定的目的、原则、管理责任分工等。第二章～第九章分则对岗位设置、公开招聘和竞聘上岗、聘用合同等做了具体规定。第十章附则对事业单位人事管理条例实施时间进行补充说明。本条例内容具体，层次清晰，用语准确、简洁，格式规范，结构完整。

【例文 2】

天津市民文明公约

爱党爱国	敬业创新	遵规守法	明礼诚信
崇尚科学	重德修身	友善助人	和家睦邻
理性上网	文明出行	节俭环保	平和包容

【赏鉴】

这份公约，由大到小，从内到外，对如何做文明市民做了规范化的倡导，涉及思想、道德、品质、行为、风俗等，语言简洁、押韵，朗朗上口，便于诵读，利于记忆。

四、实训提升

（1）指出下面这篇规章制度写作上的问题。

健身房管理规则

为了增加本单位职工体育活动的内容，促进身体健康，提高工作效率，开设健身房，并制定本规则。

一、开放时间：每天早上 6:30—7:30，晚上 7:30—9:30，星期六休息，星期天照常开放。

二、凭工会发给的健身卡入场。每场只限 30 人，因为场地不大，器材有限。

三、注意操作安全，按规程操作，违者后果自负。

四、保持室内卫生清洁，不准吸烟、随地吐痰、乱丢果皮纸屑。

五、爱护器材，用完放回原处。

六、服从管理人员安排，违抗者管理人员有权将其驱出。本规定从本日起执行。

办公室
××××年×月×日

（2）请以寝室为单位拟定一份寝室公约。

任务六　写作述职报告

一、案例导引

下面是××单位领导的述职报告，无论是内容还是结构都存在问题，请试着分析并指出其不足。

述职报告

　　大家好！现在我把自己 2015 年的工作情况给大家作一汇报，不对的地方请大家指正。本人自 2015 年 1 月任副主任一职至今，在将近一年的副主任工作岗位上，各个方面都取得了一定的成绩。

　　一、履行岗位职责情况

　　强化学习更好地服务于工作

　　遵循规律提高管理水平

　　协助主任做好助手

　　二、思想修养方面

　　政治理论学习……

　　专业技术学习……

　　三、集体活动方面……

述职人：××

2015 年 12 月 29 日

二、知识点击

（一）述职报告的概念和种类

1. 概念

　　述职报告是各级各类机关工作人员，向上级、主管部门和下级及群众陈述任职情况，包括履行岗位职责，完成工作任务的成绩、存在的问题、今后如何做，进行自我回顾、评价、鉴定的应用文书。

2. 种类

　　（1）从内容上划分为综合性述职报告、专题性述职报告。

　　（2）从时间角度划分为任期述职报告、年度述职报告、临时性述职报告。

（二）述职报告的结构及写作

　　一篇述职报告一般由标题、称谓、正文、署名和日期组成。

1. 标题

　　一般有两种写法：一种由述职人和文种构成，如《我的述职报告》；另一种直接用文种做标题，如《述职报告》。

2. 称谓

　　称谓是报告者对听众的称呼，称谓要根据会议性质及听众对象而定。如"各位领导""各位代表""各位评委""组织人事部"等。

3. 正文

　　1）开头　概述现任职务、任职时间、岗位职责、工作目标及对自己工作的总体评价。

　　2）主体　即履行岗位职责的情况。其内容包括：①履行职责的基本情况。采用平实、概括、简洁的语言介绍，如所任岗位、时间、地点等。②任职期间的工作指导思想、工作成效及经验。③存在的主要问题及今后努力方向。

3）结尾　一般有这几种写法："以上报告不当之处，请领导和同志们批评指正""以上是我的述职报告，谢谢各位""以上述职报告妥否，请予审议。谢谢大家"。

（三）写作注意事项

1）实事求是地评价自己履职期间的成绩　既不夸大，也不缩小，既能摆成绩，又敢讲存在的问题。用语要准确、恰当、有分寸。

2）要抓住重点，突出个性，写出特色　突出自己独有的作风、独有的贡献，重点叙述自己在具体工作中所起的作用。

三、范文赏鉴

【例文】

述职报告

各位领导：

按照市委的统一安排，现在我就党建工作履行职责情况向各位领导做如下汇报：

××乡总人口××××人，下设××个党支部，有党员×××名。一年来，在上级党委的正确领导和关心支持下，乡党委坚持以"十七大"精神为指导，以"抓班子、强队伍、求发展、促和谐"为党建工作思路抓好基层组织建设。作为党委书记，我以"抓好党建是本职，抓不好党建是失职"为准则，认真履行党建"第一责任人"职责，努力抓党建、强班子、带队伍，各项工作取得了一定成效。

一、以提高执政能力为重点，集中精力抓好领导班子和干部队伍建设

2013年我场党委紧紧围绕发展农村经济、增加农牧民收入、维护农村稳定、建设社会主义新农村的大局，将基层组织建设与壮大经济相结合，与增加农牧民收入相结合，与新农村建设相结合，努力实现与当前农村目标任务、党委工作目标任务和广大人民群众的愿望及要求相统一。

1. 发挥政治核心作用，内强素质，外树形象，加强自身建设。

我作为一班之长深刻体会到，班子建设是党建工作中最关键、最核心的内容，建设一支强有力的班子是能否实现各项工作上台阶的重要保证，在具体工作中，一是加强班子思想政治建设。建立党委中心组学习制度、学习考评制度，经常开展集中学习、经验交流活动，不断加强领导干部五种能力建设。二是加强民主集中制建设。在班子内部大兴"民主、团结"之风，对重大事项坚持民主集中制，努力协调好和班子成员之间的工作关系，打造一支团结的、有战斗力的、能够切实为人民服务的领导班子。三是加强制度建设。对现行的干部管理制度进行了修订，完善了车辆管理制度，加强了财务管理。同时加强制度教育，领导干部身体力行率先垂范带头执行制度。四是创造条件、优化环境，营造拴心留人的良好氛围。今年场党委在上级党委的大力支持下着力改善了机关办公和干部住宿环境，营造了安心留人的良好工作环境。

2. 加强村队组织建设，增强党支部的战斗堡垒作用。

一是选好村队党支部书记，建好支部班子。为充分体现党支部书记的核心作用，今年对5个村队实行了书记、队长"一肩挑"。建立了岗位工资加绩效工资提高村队干部工作报酬、

提高养老统筹交费基数等激励关爱机制,激发村队干部干工作的积极性。二是加强党员干部教育培训。举办村队两委班子培训班,进一步提高思想认识、知识层次和领导水平。三是抓好"党员示范户"建设,深入开展"三级联创"活动,发挥党员干部的先锋模范和示范带头作用。四是着重抓好村队后备干部队伍建设。从政治强、懂经营、会管理、肯奉献的优秀青年中选拔了后备干部23人,经过培养已有6名后备干部走上了村队领导岗位。五是以远程教育基地为平台,加强实用技术培训,增强农民致富的本领。

3. 加强村队办公阵地建设,提高党支部凝聚力和向心力。

今年筹措资金将机关及老年活动中心进行了装修,并将机关取暖由土暖改造为水暖,党委统一为每个活动阵地配备了两套火炉,统一供应燃煤3吨,保证阵地热起来。选配责任心强的党员担任义务管理员进行阵地日常管理,使活动阵地真正成为各队制定发展大计、倾听群众呼声、解决邻里纠纷、密切干群关系、扶贫解忧帮困的主要平台。

二、以保持党的先进性为宗旨,加强和改进党员教育管理(略)

三、抓好党建,增添动力,促进经济和社会全面发展(略)

四、党建工作存在的问题和不足,及今后的工作思路

虽然工作取得一定的成绩,但仍然存在基层组织阵地建设相对滞后、村队干部队伍素质还需要进一步提高、牧业村队党员教育和管理比较薄弱等不足。

今后在市委、市政府的正确领导下,以加强执政能力和党员先进性为突破口,以实现全场"三个文明"协调发展为根本目的,抓好2014年的党建工作。一是找准差距、理清思路、精心谋划抓部署,做到心中有数;二是转变作风、沉下身子、主攻重点抓提高,抓好"党员示范户"建设,继续发挥党员干部的先锋模范和示范带头作用;三是积极探索、大胆实践、立足创新抓特色,把特色体现在工作优势、工作重点和典型培育上;四是强化责任、加强领导、精心组织抓落实,使党建工作的效果体现在踏踏实实的工作之中。

我的述职汇报完毕,不当之处,请批评指正。谢谢大家!

述职人:×××
2014 年 1 月 15 日

【赏鉴】

这是一位乡党委书记就党建工作履行职责情况的述职报告。标题用"述职报告"方式写作。正文开头概述本乡党建的基本情况及工作依据、工作思路、工作职责和工作成绩。主体部分分四部分具体介绍了工作所取得的成绩和经验及存在的问题和不足,以及今后的工作思路。这些内容写出了自己在工作中所取得的成绩以及特有的工作思路、方法,体现出工作具有创新性。叙述成绩用数字说话,非常有说服力。本文语言朴实、简洁,有分寸,层次清晰,结构完整,是一篇规范的述职报告。

四、实训提升

(一) 判断题(对的打"√",错的打"×")

(1) 述职报告一般由标题、前言、主体和结尾组成。(　　　)

(2) 述职报告和总结的区别在于:总结者既可以是个人,也可以是单位,述职者只能是个人。(　　　)

(3) 述职报告要求侧重写干部个人在任职期间履行职责的有关情况,一般不与本单位的

总体工作业绩、问题相掺杂，而要用写实性的语言突出述职报告的自我评述性。（　　　）

（二）简答题

（1）什么是述职报告？

（2）述职报告的正文主体内容有哪些？

总体工作业绩、问题相掺杂，而要用写实性的语言突出述职报告的自我评述性。（　　　）

（二）简答题

（1）什么是述职报告？

（2）述职报告的正文主体内容有哪些？

项目四　会议文书写作

任务一　写作会议方案

一、案例导引

王×是办公室新来的大学生，单位最近要召开职代会，领导交给他一个任务，让他起草一份会议方案，王×接受了任务，但心里没底。因为王×在大学时没有学习过如何写会议方案，你如果是他的朋友能给他提供一些帮助吗？请简要说明会议方案应该怎么写。

二、知识点击

（一）会议方案的概念

方案是一种计划性公文，主要用于对比较复杂的工作做出全面的部署，因而也可以说是较为繁复的计划之一。

方案根据其内容和性质，可以分为不同种类，如用于工作的"工作方案"、用于会议的"会议方案"、带有综合性的"总体方案"和专就某项工作而制定的"单项方案"。不论属于哪种方案，其结构和写法基本是相同的。

会议方案是一种为大型的或重要的会议所做的预设方案。会议方案要在会议召开前，对会议预期效果、整个日程做出安排，使会议能顺利进行，取得完满的结果。

会议方案有时还需要送达上级部门核准，带有某种请示的性质；有时还发挥着通知通告的作用，向其他联办、与会部门通报会议筹备情况，告知其做好准备。

（二）会议方案的特点

1) 全面性　会议方案在制定时，所涉及的方方面面都要考虑进去，如果有的事项缺少事先的计划安排，临时安排就会出乱，从而影响会议的效果。

2）指导性　会议方案对日程、预设的效果进行安排,因此对整个会议的实施、进行具有指导作用。

3）日程合理性　方案中的日程安排要科学、合理,每天安排的事项既不能太少,又不能太多。太少,效率低下;太多,时间仓促,影响会议的质量。

（三）会议方案的结构及写作

会议方案通常由标题、正文、署名等几部分组成。

1）标题　一般由召开单位、会议名称、文种名称(如方案、计划、筹备方案)三部分组成,有时召开单位可省略。如《××省 2018 年工作会议筹备方案》《全县教育工作会议筹备方案》。

2）正文　通常由开头、主体和结尾三部分构成。在开头之前,如果属于要送上级机关批准的,要写明方案的报送机关。如果属于要下级知晓的、发给与会机关或个人的,则写明下级机关、与会机关或个人的名称。开头部分应写明开会的缘由、单位、会议名称、会议时间、地点、会期等。会议方案的主体部分,要写出会议的宗旨、规模(与会人员)、主题、议程、做法、组织分工、材料、经费和筹备情况等。结尾部分的写作,要根据会议方案的性质而定,属下级机关请示上级机关的,可写上类似请示结尾的用语,如"以上方案,当否,请批示"。

3）署名　写上发文机关名称,并加盖公章。如果发文机关在标题中标明,则不另外落款。

4）日期　写明发文时间。属上级机关的"指导性"方案,多将日期标示在标题下。

（四）写作会议方案的注意事项

（1）会议方案的议题多少要适中。一次会议不可能把所有的议题都拿出来研究,制定方案要根据问题的轻重缓急,提出安排议题的意见,交领导定夺。

（2）会议方案中提出参加会议人员的建议名单考虑要全面,选择要恰当,列席人员宽严要适度。

（3）注意留有弹性时间,同时为一些突发状况预留时间,以便机动处理。

三、范文赏鉴

【例文】

××大学人才工作会议筹备方案

为深入学习贯彻习近平总书记关于人才工作重要指示精神和中央有关会议精神,总结我校的人才建设现状,进一步优化我校引才聚才环境,为推进"两个跨越"提供有力的人才保障,校党委决定召开 2017 年人才工作会议。特制定方案如下。

一、会议时间

2017 年 7 月 10 日 8:30—12:00,2:30—5:30。

二、会议地点

××大学学术报告厅一楼会议室。

三、参会人员

1. 校领导。

2. 各院系正处级干部,教务处、科研处、人事处、人才办、发展规划处等职能部门负责人。

3. 具有正高级职称教师代表及校内各科研院所负责人。

4. 已获博士学位(学历)教师代表、在职攻读博士学位(学历)教师代表。

四、会议主持

校党委副书记、副校长×××。

五、会议议程

1. 请校党委书记×××做重要讲话。

2. 请分管人才工作的副校长×××做工作报告。

3. 调整、充实现有的人才管理工作相关制度,讨论、通过《××大学教职工攻读博士学历学位、研修访学的管理办法》《××大学教师教学效果考核评价与认定办法》。

4. 研究制定出台我校中长期人才发展规划,讨论、完善《××大学高层次人才引进实施办法》。

5. 研究解决人才发展资金的相关问题,建立"××人才奖"专项基金,讨论、修订《××大学科研资助奖励实施办法》。

6. 会议表彰:

宣布科研教研工作先进集体表彰决定;

宣布科研教研突出贡献奖、学术带头人、学术新秀表彰决定;

宣布人才引进、培养工作先进集体、先进个人表彰决定。

7. 为获奖者颁发奖状、证书。

8. 请校长×××做会议总结并发表重要讲话。

六、工作分工(下设三个工作组)

1. 文秘组:负责会议文件的起草、收集。

校领导讲话稿、主持语由×××负责起草,会议文件由人事处、人才办、教务处、科研处等相关处室起草,×××负责收集。所有文件,需在6月30日前拿出初稿,7月2日提交校党委会讨论。

2. 会务组:负责会议的通知,文件的打印、装袋、分发,会议签到、会场布置、设备调试、会议录音录像、新闻报道、茶水服务等。负责人:×××;成员:×××、×××、×××等。

3. 协调及后勤组:负责经费、会议用餐安排,会议安全保卫工作等。负责人:×××;成员:×××等。

七、经费预算

会议费、资料费约1 000元;奖品费3 000元;会议午餐由教工餐厅统一供应(25元/人)。会议所需所有开支的审批、管理均需遵照《中央和国家机关会议费管理办法》财行〔2016〕214号执行。

【赏鉴】

这份会议方案结构完整,格式规范,内容全面。标题由单位名称、会议名称和文种组成。

正文从七个方面做了安排,事项全面,程序规范,职责具体明确,任务落实到人。语言简洁、明白,值得我们学习借鉴。

四、实训提升

(1) 分析题:从格式和写法上分析下面的会议方案。

××有限公司 2016 年度工作总结会议方案

2016 年,公司在各方面做出了突出业绩。为了更好地将一年来的各项工作进行全面系统、翔实准确的总结,共同分享团队的成长与经验,并为 2017 年能更好地发展奠定基础,公司决定组织召开 2016 年度工作总结会议。特制定如下筹备方案:

一、会议主题

××有限公司 2016 年度工作总结会议。

二、会议时间

2016 年 12 月 30 日。

三、会议地点

公司一楼多功能厅。

四、参会人员

公司全体员工。

五、会议议程

1. 主持人宣读到会人员名单,宣布大会开始,奏国歌。

2. 董事长致辞。

3. 市场销售部年度销售明星×××、市场开拓明星×××与大家分享成功经验,并由董事会成员颁发各项个人荣誉奖。

4. 技术服务中心技术总监×××代表公司就目前最高审核技术主题进行发言。

5. 各部门主管就本部门 2016 年整体情况和经验教训做详细全面的总结,进行述职报告准备;顺序依次为项目开发部、财务部、人力资源部、综合部、市场销售部、技术服务中心。

6. 总经理就 2016 年整体情况和经验教训做详细全面的总结,进行述职报告,并对公司 2017 年发展规划作重要部署。

六、会议准备及相关注意事项

会议的通知与宣传:综合部负责对本次会议活动进行公示和宣传,达到全员知悉、参与。

物品的采购准备:笔记本电脑 2 台,电子翻页笔 2 支,笔记本 30 册,签字笔 10 盒,水果若干,咖啡 5 盒,纸杯 5 袋。

物品准备:投影仪、台签、签到表。

七、会议筹办任务

任务分工	责任人	拟完成时间
会议总策划	×××	12 月 20 日
主持人主持词	×××、×××	12 月 27 日
会场布置、设备准备	××、×××	
总经理讲话稿	×××	12 月 27 日
拍照、录像	×××、×××	
音响调试、音控	×××	
背景音乐	×××	12 月 28 日

（2）以××社团的名义组织召开一次社团联谊会，请拟订一个联谊会的方案。

任务二　写作开幕词、闭幕词

Ⅰ　写作开幕词

一、案例导引

××公司拟召开 2016 年职工代表大会，会议将听取总经理的《工作报告》和工会主席的《工会工作报告》，审议《总公司 2017 年度综合经营计划》《总公司 2016 年度财务工作报告》《总公司 2016 年度职工教育培训计划》，审议和通过《总公司工会财务工作报告》《总公司工会经费审查委员会工作报告》，审议《总公司十届三次职工代表提案落实情况的报告》，审议和通过《公司帮扶互助基金会》章程。

请根据上述材料拟写一份开幕词。

二、知识点击

（一）开幕词的概念

开幕词是党政机关、企事业单位、社会团体在召开大型会议，由组织召开会议的机关的主要领导人宣布会议开始，向大会全体代表阐述会议的指导思想、宗旨、重要意义，并向与会者提出开好会议的要求，或对会议的成功表示祝愿所发表的讲话。

（二）开幕词的特点

1）宣告性　无论召开、组织什么重要会议或活动，一般都由主要领导人在会议开始时致开幕词，这是大会正式开始的标志。

2）重要性　会议主办单位的主要领导人亲临现场并在会议开始时发表讲话，足以显示组织者对大会的重视及大会召开的重要性。

3）指导性　开幕词所提出的会议宗旨，对于会议有着重要的指导作用。会议结束之后，与会者传达会议精神时，开幕词也是其重要的依据之一

4）期望性　开幕词中有对会议的美好祝愿和对与会者的期望，有利于调动与会者的积极情绪，充分发挥会议的作用。

（三）开幕词的结构及写作

开幕词由标题、称谓、正文几部分组成。

1. 标题

开幕词的标题，有四种写法：一是由大会名称加文种组成，如《中国共产党第十一次全国代表大会开幕词》；二是由致辞人姓名、大会名称、文种组成，如《×××同志在××××大会上的开幕词》；三是采用复式标题，主标题揭示会议的宗旨、中心内容，副标题与前两种标题的构成形式相同，如《两个中国之命运——毛泽东致七大开幕词》；四是只写文种，如《开幕

词》。标题正下方,应用括号注明会议开幕的具体时间。

2. 称谓

称谓是对与会者的统称。如果是各类代表会议,称谓一般用"各位代表、同志们",后加冒号。如果是国际会议,要按照国际惯例来排列顺序,较常见的是:"各位嘉宾,女士们,先生们",后加冒号。

3. 正文

正文包括开头、主体、结尾三部分。

1) 开头　包括以下几项:宣布大会开幕。对会议的规模及与会者的身份等作简要介绍,对会议的召开及对与会人员表示祝贺。开头部分要单独列为一个自然段,与主体部分分开。

2) 主体　开幕词的核心部分。主要包括以下几个方面的内容:阐明会议的重要意义(会议召开的背景,会议将要讨论解决的问题,会议将达到的目的等);说明会议的主要议程(阐明会议的指导思想,提出大会任务,说明会议主要议程和安排,向与会者提出会议的要求等)。

3) 结尾　提出会议任务、要求和希望。结束语要简洁有力,具有号召性。一般可用祝颂语结束全文。

(四)写作开幕词的注意事项

1) 称谓要恰当,顺序要符合惯例　开幕词一般用于大型重要的会议,与会人员由于身份不同,称谓一定要恰当,而且要符合惯例。一般可以称"各位代表""同志们""女士们、先生们",如有特邀嘉宾,应写"尊敬的××先生,各位代表"等。

2) 语言风格,热烈又不失庄重　开幕词所体现出的情绪既要热烈,又要把握好分寸,防止过头,影响会议的严肃性和庄重感。

3) 文字简练,篇幅不宜太长　开幕词的语言要简练精悍,通俗明快。只须对会议的有关内容进行提示,不必说得太细,不要旁征博引长篇发挥,特别是不要大段大段地重复与摘录"工作报告"的内容,使得开幕词的内容过于冗长。

三、范文赏鉴

【例文】

构建创新、活力、联动、包容的世界经济——在二十国集团领导人杭州峰会上的开幕词

习近平

各位同事:

我宣布,二十国集团领导人杭州峰会开幕!

很高兴同大家相聚杭州。首先,我谨对各位同事的到来,表示热烈欢迎!

去年,二十国集团领导人安塔利亚峰会开得很成功。我也愿借此机会,再次感谢去年主席国土耳其的出色工作和取得的积极成果。土耳其以"共同行动以实现包容和稳健增长"作为峰会主题,从"包容、落实、投资"三方面推动产生成果,中国一直积极评价土耳其在担任主席国期间开展的各项工作。

去年11月,我在安塔利亚向大家介绍,上有天堂,下有苏杭,相信杭州峰会将给大家呈现一种历史和现实交汇的独特韵味。今天，当时的邀请已经变成现实。在座的有老朋友，也有新朋友，大家齐聚杭州，共商世界经济发展大计。

未来两天，我们将围绕峰会主题，就加强宏观政策协调、创新增长方式，更高效的全球经济金融治理，强劲的国际贸易和投资，包容和联动式发展，影响世界经济的其他突出问题等议题展开讨论。

8年前，在国际金融危机最紧要关头，二十国集团临危受命，秉持同舟共济的伙伴精神，把正在滑向悬崖的世界经济拉回到稳定和复苏轨道。这是一次创举，团结战胜了分歧，共赢取代了私利。这场危机，让人们记住了二十国集团，也确立了二十国集团作为国际经济合作主要论坛的地位。

8年后的今天，世界经济又走到一个关键当口。科技进步、人口增长、经济全球化等过去数十年推动世界经济增长的主要引擎都先后进入换挡期，对世界经济的拉动作用明显减弱。上一轮科技进步带来的增长动能逐渐衰减，新一轮科技和产业革命尚未形成势头。主要经济体先后进入老龄化社会，人口增长率下降，给各国经济社会带来压力。经济全球化出现波折，保护主义、内顾倾向抬头，多边贸易体制受到冲击。金融监管改革虽有明显进展，但高杠杆、高泡沫等风险仍在积聚。如何让金融市场在保持稳定的同时有效服务实体经济，仍然是各国需要解决的重要课题。

在这些因素综合作用下，世界经济虽然总体保持复苏态势，但面临增长动力不足、需求不振、金融市场反复动荡、国际贸易和投资持续低迷等多重风险和挑战。

二十国集团聚集了世界主要经济体，影响和作用举足轻重，也身处应对风险挑战、开拓增长空间的最前沿。国际社会对二十国集团充满期待，对这次峰会寄予厚望。我们需要通过各自行动和集体合力，直面问题，共寻答案。希望杭州峰会能够在以往的基础上，为世界经济开出一剂标本兼治、综合施策的药方，让世界经济走上强劲、可持续、平衡、包容增长之路。

第一，面对当前挑战，我们应该加强宏观经济政策协调，合力促进全球经济增长、维护金融稳定。二十国集团成员应该结合本国实际，采取更加全面的宏观经济政策，使用多种有效政策工具，统筹兼顾财政、货币、结构性改革政策，努力扩大全球总需求，全面改善供给质量，巩固经济增长基础。应该结合制定和落实《杭州行动计划》，继续加强政策协调，减少负面外溢效应，共同维护金融稳定，提振市场信心。

第二，面对当前挑战，我们应该创新发展方式，挖掘增长动能。二十国集团应该调整政策思路，做到短期政策和中长期政策并重，需求侧管理和供给侧改革并重。今年，我们已经就《二十国集团创新增长蓝图》达成共识，一致决定通过创新、结构性改革、新工业革命、数字经济等新方式，为世界经济开辟新道路，拓展新边界。要沿着这一方向坚定走下去，帮助世界经济彻底摆脱复苏乏力、增长脆弱的局面，为世界经济迎来新一轮增长和繁荣打下坚实基础。

第三，面对当前挑战，我们应该完善全球经济治理，夯实机制保障。二十国集团应该不断完善国际货币金融体系，优化国际金融机构治理结构，充分发挥国际货币基金组织特别提款权作用。应该完善全球金融安全网，加强在金融监管、国际税收、反腐败领域合作，提高世界经济抗风险能力。今年，我们重启了二十国集团国际金融架构工作组，希望继续向前推进，不断提高有效性。

第四，面对当前挑战，我们应该建设开放型世界经济，继续推动贸易和投资自由化便利化。保护主义政策如饮鸩止渴，看似短期内能缓解一国内部压力，但从长期看将给自身和世界经济造成难以弥补的伤害。二十国集团应该坚决避免以邻为壑，做开放型世界经济的倡导者和推动者，恪守不采取新的保护主义措施的承诺，加强投资政策协调合作，采取切实行动促进贸易增长。我们应该发挥基础设施互联互通的辐射效应和带动作用，帮助发展中国家和中小企业深入参与全球价值链，推动全球经济进一步开放、交流、融合。

第五，面对当前挑战，我们应该落实2030年可持续发展议程，促进包容性发展。实现共同发展是各国人民特别是发展中国家人民的普遍愿望。据有关统计，现在世界基尼系数已经达到0.7左右，超过了公认的0.6"危险线"，必须引起我们的高度关注。今年，我们把发展置于二十国集团议程的突出位置，共同承诺积极落实2030年可持续发展议程，并制定了行动计划。同时，我们还将通过支持非洲和最不发达国家工业化、提高能源可及性、提高能效、加强清洁能源和可再生能源利用、发展普惠金融、鼓励青年创业等方式，减少全球发展不平等和不平衡，使各国人民共享世界经济增长成果。

各位同事！

二十国集团承载着世界各国期待，使命重大。我们要努力把二十国集团建设好，为世界经济繁荣稳定把握好大方向。

第一，与时俱进，发挥引领作用。二十国集团应该根据世界经济需要，调整自身发展方向，进一步从危机应对向长效治理机制转型。面对重大突出问题，二十国集团有责任发挥领导作用，展现战略视野，为世界经济指明方向，开拓路径。

第二，知行合一，采取务实行动。承诺一千，不如落实一件。我们应该让二十国集团成为行动队，而不是清谈馆。今年，我们在可持续发展、绿色金融、提高能效、反腐败等诸多领域制定了行动计划，要把每一项行动落到实处。

第三，共建共享，打造合作平台。我们应该继续加强二十国集团机制建设，确保合作延续和深入。广纳良言，充分倾听世界各国特别是发展中国家声音，使二十国集团工作更具包容性，更好回应各国人民诉求。

第四，同舟共济，发扬伙伴精神。伙伴精神是二十国集团最宝贵的财富。我们虽然国情不同、发展阶段不同、面临的现实挑战不同，但推动经济增长的愿望相同，应对危机挑战的利益相同，实现共同发展的憧憬相同。只要我们坚持同舟共济的伙伴精神，就能够克服世界经济的惊涛骇浪，开辟未来增长的崭新航程。

各位同事！

在杭州峰会筹备过程中，中国始终秉持开放、透明、包容的办会理念，同各成员保持密切沟通和协调。我们还举办了各种形式的外围对话，走进联合国，走进非盟总部，走进七十七国集团，走进最不发达国家、内陆国、小岛国，向世界各国，以及所有关心二十国集团的人们介绍杭州峰会筹备情况，倾听各方利益诉求。各方提出的意见和建议对这次峰会的筹备都发挥了重要作用。

我期待在接下来两天的讨论中，我们能够集众智、聚合力，努力让杭州峰会实现促进世界经济增长、加强国际经济合作、推动二十国集团发展的目标。

让我们以杭州为新起点，引领世界经济的航船，从钱塘江畔再次扬帆起航，驶向更加广阔的大海！

谢谢大家。

（摘自新华网，2016－09－04）

【赏鉴】

这份开幕词结构完整，格式规范，语言明快流畅，感情饱满，富有鼓舞力量。致辞的称呼"各位同事"富有亮点，体现出习主席务实、亲切的行事风格。致辞开头内容在回顾了上届G20会议成就的基础上，简单介绍本届G20会议的主要议题。紧接着分析当前面临的形势，接连用5个"面对当前挑战，我们应该……"的句式，提出应对挑战的主张，并针对G20的发展提出4点希望。致辞最后以会议举办地杭州的地理位置作起兴，十分形象且富有感染力地发出号召："让我们以杭州为新起点，引领世界经济的航船，从钱塘江畔再次扬帆起航，驶向更加广阔的大海！"

四、实训提升

(一) 判断题(对的打"√"，错的打"×")

(1) 开幕词是承办会议单位的主要负责人在会议开幕式上的讲话。(　　　)

(2) 开幕词是所有会议的必不可少的重要一环。(　　　)

(3) 开幕词写作时一定要突出其热烈，其他内容可以忽略。(　　　)

(4) 开幕词的结束语一般用一些表达感谢之意的语言。(　　　)

(二) 分析题

运用所学知识分析下面这份开幕词的写作特点。

××信息产业职业教育集团首届产品(项目)展示洽谈会开幕词

各位来宾、女士们、先生们、新闻界的朋友们：

上午好！

经过紧张的筹划，今天，××信息产业职业教育集团首届产品(项目)展示洽谈会即将开幕。在此，我代表××信息职业技术学院10 000余名师生员工，对会议的胜利召开表示热烈的祝贺，对各位的到来表示热烈的欢迎！

高职教育的使命就是培养能制作和开发产品(项目)的技能型人才。产品(项目)是联结大学和企业的桥梁和纽带。我们学院牵头来组织这次会议的主要目的，就是希望通过产品(项目)的展示洽谈，搭建一个交流与合作平台，建立一种长效的对话与商谈机制。在这次会议上，我们组织了一批产品(项目)的展示推介、成果转让与合作签约、技术成果交易洽谈，以此来推动校企合作，推动××信息产业职教集团健康持续地发展，改进和完善职业教育与市场的结合。

我们认为，由高职院校牵头举办产品(项目)展示洽谈会议，是高职教育发展的首创，也是实践国家和省政府关于发展职业教育、走校企合作的有益尝试。这将为职业院校和中小企业搭建一个团结协作、公平竞争、互利互惠、共同发展的平台，为产品研发或专利发明人提供一个展示洽谈和推广应用的窗口；同时，对于促进学院与各企事业单位的交流与合作，加大区域经济合作与发展、深入促进我省高职教育集团化办学等方面都具有特别重要的意义。

女士们、先生们、朋友们，我院将竭尽全力为各参展单位和代表做好服务工作，当好东道主。让我们共同预祝××信息产业职业教育集团首届产品(项目)展示洽谈会取得圆满成功！

祝各位领导、来宾和新闻界的朋友们在我院度过温馨愉悦的时光，身体健康，事业有成！

谢谢大家！

Ⅱ　写作闭幕词

一、案例导引

吴×是职代会秘书组的成员，两天的会议即将结束，秘书组的组长让他起草一份闭幕词。请你协助吴×起草这份职代会闭幕词。

二、知识点击

（一）闭幕词的概念

闭幕词是会议结束时由主要领导人代表会议举办单位向全体会议代表所做的总结性讲话。闭幕词是对会议做概括性的评价和总结，并向与会者提出贯彻落实大会精神的要求，向与会单位提出奋斗目标和希望。

闭幕词的种类与开幕词相同，在重要会议或重大活动上与开幕词相对应，是一道不可或缺的程序，它宣告了整个会议或活动的结束。

（二）闭幕词的特点

1）客观性　闭幕词要紧紧针对会议的实际情况去写，不能离开会议主观地另搞一套；要针对会议上的主要问题，予以阐述和肯定；要与会议的开幕词、日程、议题相对应。

2）补充性　针对会议中虽未涉及但在会议期间已认识到，而且又确应加以强调和阐述的问题，应在闭幕词中予以反映，作为会议整体架构的补充。

3）评估性　闭幕词要对会议的内容、精神做出客观恰当的评价，对会议成果及意义予以肯定，突出会议的深远影响。

4）概括性　闭幕词应将会议的进展情况、成果及会议举办意义准确地归纳整理出来，使与会人员获得清楚深刻的认识。因此语言上要力求简洁有力。

5）号召性　闭幕词用鼓舞性的语言发出号召，以调动各方面的积极性，激发与会者的斗志，增强他们的信念与信心，使会议气氛达到高潮而圆满结束。

（三）闭幕词的结构及写作

一篇闭幕词一般由标题、称谓、正文、结束语组成。

1. 标题和称谓

标题跟开幕词的写法类似，常见的写法是《××××大会闭幕词》（如《中国共产党第十二次全国代表大会闭幕词》）或《×××在××大会上的闭幕词》。偶尔也有主副标题的写法，将主要内容或主要观点概括成一句话做标题，再用"××大会闭幕词"做副标题。

时间在标题之下正中，加括号注明会议闭幕的年、月、日。

称谓一般也跟开幕词相一致。

2. 正文

1）开头　闭幕词的开头，一般要用简洁的语言，说明大会胜利地完成使命，有的还在这之前简要地概述会议议程顺利进行的情况。写作这部分时，要把握好分寸，准确地评价会议成绩和意义。

2）主体　闭幕词的主体主要是对大会进行概括总结，并提出贯彻大会精神的要求和希望。其中概括总结的部分，要列举会议完成的任务和取得的成果，不能过于空泛笼统。提出要求和希望的部分，也要突出会议精神，体现会议宗旨。这一部分也是闭幕词的重点。它要求一方面层次清楚、重点突出地总结会议讨论通过的各类重要事项、文件和总的精神，另一方面提出对这次会议的文件和会议精神如何进行贯彻执行的具体意见和要求。但闭幕词的主体部分也不是上述内容的简单罗列，而要求从理论的高度提纲挈领地进行概括总结。

3）结尾　闭幕词的结尾通常比较简短，这部分用生动、形象、明快、坚定的话语，简要地提出号召、希望和祝愿，使大家感到鼓舞和振奋，或以热情的语言对为大会成功的召开而辛勤工作的人们表示感谢。最常见的说法是"现在，我宣布，××××大会胜利闭幕"。

3. 结束语

有的闭幕词没有专门的结束语，有的则另起一行写上一些祝颂语和感谢语。如："祝大家身体健康！谢谢！"

（四）写作闭幕词的注意事项

1）总结会议成绩、肯定会议成果时要实事求是　闭幕词也往往陈述会议所达到的目的，肯定会议中提出的合理化建议与正确意见，这有利于与会人员进一步把握会议精神。

2）提出会议希望发出号召不能缺少　闭幕词要对与会人员和与会议精神有关的人员提出希望，发出号召，这有助于会议精神的贯彻执行和发扬光大。

（五）开幕词与闭幕词的异同

（1）开幕词与闭幕词既各有侧重又遥相呼应，联成一个有机的整体，是会议的重要组成部分。开幕词重在给予会议的指导，主要阐述会议的宗旨与议程。闭幕词重在对会议进行总结，主要归纳会议的精神与成果。

（2）开幕词与闭幕词的写作都重在概括。开幕词在于概括会议的任务、目的，而闭幕词则是概括会议的精神、成果。

（3）开幕词与闭幕词都以鼓动性为特点。开幕词以鼓励与会人员投入会议为目的，而闭幕词则以鼓动与会人员为实现会议的任务而努力为目的。

（4）开幕词与闭幕词都不是会议的主体，篇幅都宜短小。

三、范文赏鉴

【例文】

教代会闭幕词

各位领导、各位代表：

　　××学校第七届四次教代会在上级领导的亲切关怀与大力支持下，在主席团全体同志的通力合作、精心组织下，在与会代表的共同努力下，顺利地完成了各项议程，圆满地完成了各项工作任务，达到了预期的目的，收到了理想的效果，在此，我谨代表大会主席团，向各位与会代表表示崇高的敬意和衷心的感谢！

这次教代会具有承前启后、继往开来的重要意义。全体与会代表按照会议既定议程，认真听取并审议了×××同志所做的《学校工作报告》、×××同志所做的《财务工作报告》，讨论并通过了×××同志所做的《提案审理工作报告》。会议期间，全体与会代表畅所欲言，开诚布公，对学校工作提出了积极的、有建设性的、可行性的宝贵意见。对于调动全体教职工的积极性，推动学校在新时期走改革之路、规范之路，将起到较大的推动作用。可以说，本次大会开出了气氛、开出了水平、开出了成果，是一次团结、民主、务实、奋进的大会，它对于动员、鼓舞全校职工进一步解放思想，团结一致，推动学校的各项改革，加快学校的发展步伐，必将产生重大影响！

参与学校民主管理是教师法赋予广大教职工的民主权利，管理好、建设好学校是广大教职工义不容辞的责任。学校荣辱，与我并存，我们应以主人翁姿态积极参加到学校民主管理的实践中去，提高自身的政治素质和业务素质，提高参政议政的水平，正确认识民主与集中的关系，正确处理国家、学校与个人之间的利益关系，大力提倡顾全大局、勤奋敬业、先人后己、公而忘私的奉献精神。作为教师的代表，更应在树师表形象、创文明校风、育时代新人的教育教学工作实践中，做我校跨越发展、弯道超车的楷模与典范！

各位代表，我们肩负着历史和时代赋予我们的神圣职责，让我们高举中国特色社会主义伟大旗帜，全面贯彻党的十九大精神，以马克思列宁主义、毛泽东思想、邓小平理论、"三个代表"重要思想、科学发展观、习近平新时代中国特色社会主义思想为指导，坚持全面建成小康社会、全面深化改革、全面依法治国、全面从严治党的战略布局，全面贯彻党的教育方针，坚持社会主义办学方向，抓住学校发展的大好机遇，捋起袖子加油干，落实好我校教育事业"十三五"发展规划的总方案，团结奋进，矢志拼搏，共铸××学校新的辉煌！

现在，我宣布，××学校第七届四次教代会胜利闭幕！

【赏鉴】

本标题由会议名称和文种组成。称谓"各位领导、各位代表"，因为是教职工代表大会，称谓恰当、对象涵盖全面。正文概括了会议的成果和精神，结尾提出要求、发出号召。最后宣布会议闭幕。这篇闭幕词结构完整，格式规范，语言简洁、明快，层次清楚，是一篇示范性的闭幕词。

四、实训提升

（一）简答题

（1）开幕词和闭幕词的区别是什么？

（2）闭幕词的正文包括哪些内容？

（二）根据材料写作

××大学第五届职代会历时两天，会议审议通过了校长的学校工作报告、工会主席的工会工作报告、财务处长的 2016 年财务执行情况和 2017 年财务预算草案报告，听取了提案委员会关于提案办理情况的报告。会议议程完成，即将闭幕，请你代拟一篇闭幕词。

任务三　写作讲话稿

一、案例导引

马克思十七岁中学毕业时写的毕业论文是《青年在选择职业时的考虑》。马克思在文中说:"在选择职业时,我们应该遵循的主要指针是人类的幸福和我们自身的完美。不应认为,这两种利益是敌对的,相互冲突的,一种利益必须消灭另一种的。人类的天性本来就是这样的:人们只有为同时代人的完美、为他们的幸福而工作,才能使自己也达到完美。"请你以此为主题,代为系主任起草一篇在全校学生职业生涯规划研讨会上的讲话稿。

二、知识点击

(一) 讲话稿的概念

讲话稿是领导在各种会议或一定场合讲话时所用的带有表态性、指导性、宣传性和鼓动性的文稿。

(二) 讲话稿的特点

1) 限定性　一份讲话稿要针对某个会议或某种场合下某些听众而写,因此讲话稿的结构和内容就有所限定。不能不分场合,不看对象,文不对题,乱讲一通。应当说什么,不该说什么,体现了限定性原则。同时,讲话稿的篇幅也应有所限制,不能不分情况地长篇大论。尤其是在表彰大会、庆典等场合,提纲挈领深化主题即可,切忌喧宾夺主。

2) 针对性　领导在一定的会议和场合要讲的内容具有针对性,讲话稿要根据会议的宗旨、领导的指示、听众关心的问题去写,做到有的放矢,不能不考虑会议内容,不顾听众的需求,信口开河。

3) 独特性　讲话稿的写作者要想使讲话者的讲话打动别人,首先要打动自己。因此,写作讲话稿时就要突出讲话者的个性特征,形成鲜明的语言风格,从而最大限度地赢得听众。千篇一律,一种声音,一个腔调,会让听众产生厌倦,影响讲话的效果。

(三) 讲话稿的结构及写作

一篇讲话稿一般由标题、日期、署名、称谓和正文组成。

1) 标题　讲话稿的标题一般有两种方式:一是直接式,通常由姓名、会议(活动)名称、文种(即讲话)构成,如《×××同志在 2017 年省派挂职锻炼干部迎春座谈会上的讲话》;二是复式,即由一个正题和一个副标题组成,如《加快提升科技创新能力　开创我省高校科技工作新局面——在××省高校科技评审工作会议上的讲话》。

2) 日期　讲话稿发表时间,在标题正下方或署名正下方,加上圆括号。

3) 署名　日期正下方或正上方。

4) 称谓　与开幕词相同,根据不同对象,用上合适的称呼,如"同志们""各位来宾"。

5) 正文　由开头、主体和结尾组成。①开头又称导语或引语,一般是对讲话的内容作简要概括或直接提起下文。②主体部分是讲话稿的核心部分,是对开头的展开。它的任务是正确、全面和鲜明地论述主题。③结尾一般是用简洁、明快富有号召的语言，或揭示主题，或展望未来，或发出号召，或提出希望、要求等。

（四）写作讲话稿的注意事项

1）讲话稿写作时要重视视听的转换关系　它既要把有声语言变为无声文字，又要通过讲话者把文字还原回有声语言，因此，在写作时语句不能太长，不能太书面化。

2）讲话稿内容一定要体现出现实的指导性　讲话稿是领导人针对现实情况，在一定场合宣传贯彻党和国家的方针、政策及上级的指示精神，部署本单位的工作，对下级工作提出要求或答复工作中出现的实际问题的解决意见，因此写作时一定把握好正确的指导方向，与党和国家的政策不能相悖。

（五）讲话稿与演讲稿、发言稿的异同

（1）三者都是在特定的公开场合内进行，因此在行文中都应具有口语化特点，都是口头表达的附属性文字材料，因此应通俗易懂，雅俗共赏，简洁生动。

（2）语言方面，演讲稿的鼓动性、号召性更强，较讲话稿和发言稿而言，更为正式。

（3）对象方面，讲话稿一般体现的是上级领导的想法和意见，演讲稿和发言稿则可从个人的角度出发，体现平级或下级的观点看法。

三、范文赏鉴

【例文】

记　忆

——华中科技大学校长李培根在 2010 届毕业典礼上的致辞

亲爱的 2010 届毕业生同学们：

你们好！

首先，为你们完成学业并即将踏上新的征途送上最美好的祝愿。

同学们，在华中科技大学的这几年里，你们一定有很多珍贵的记忆！

你们真幸运，国家的盛世如此集中相伴在你们大学的记忆中。08 奥运留下的记忆，不仅是金牌数的第一，不仅是开幕式的华丽，更是中华文化的魅力和民族向心力的显示；六十年大庆留下的记忆，不仅是领袖的挥手，不仅是自主研制的先进武器，不仅是女兵的微笑，不仅是队伍的威武整齐，更是改革开放的历史和旗帜的威力；世博会留下的记忆，不仅是世博之夜水火相容的神奇，不仅是中国馆的宏伟，不仅是异国场馆的浪漫，更是中华的崛起，世界的惊异；你们一定记得某国总统的傲慢与无礼，你们也让他记忆了你们的不屑与蔑视；同学们，伴随着你们大学记忆的一定还有"什锦八宝饭"等新词，它将永远成为世界新的记忆。

近几年，国家频发的灾难一定给你们留下深刻的记忆。汶川的颤抖，没能抖落中国人民的坚强与刚毅；玉树的摇动，没能撼动汉藏人民的齐心与合力。留给你们记忆的不仅是大悲的哭泣，更是大爱的洗礼；西南的干旱或许使你们一样感受渴与饥，留给你们记忆的，不仅是大地的喘息，更是自然需要和谐、发展需要科学的道理。

在华中大的这几年，你们会留下一生中特殊的记忆。……

可是，你是否还记得强磁场和光电国家实验室的建立？是否记得创新研究院和启明学

院的耸起？是否记得为你们领航的党旗？是否记得人文讲坛上精神矍铄的先生叔子？……

　　请相信我，日后你们或许会改变今天的某些记忆。瑜园的梧桐，年年飞絮成"雨"，今天或许让你觉得如淫雨霏霏，使你心情烦躁、郁闷。……

　　我知道，你们还有一些特别的记忆。你们一定记住了"俯卧撑""躲猫猫""喝开水"，从热闹和愚蠢中，你们记忆了正义；你们记住了"打酱油"和"妈妈喊你回家吃饭"，从麻木和好笑中，你们记忆了责任和良知；你们一定记住了姐的狂放，哥的犀利。未来有一天，或许当年的记忆会让你们问自己，曾经是姐的娱乐，还是哥的寂寞？

　　亲爱的同学们，你们在华中科技大学的几年给我留下了永恒的记忆。……

　　我记得，你们都是小青年。我记得"吉丫头"，那么平凡，却格外美丽；我记得你们中间的胡政在国际权威期刊上发表多篇高水平论文，创造了本科生参与研究的奇迹；我记得"校歌男"，记得"选修课王子"，同样是可爱的孩子。……

　　我记得你们的自行车和热水瓶常常被偷，记得你们为抢占座位而付出的艰辛；……

　　同学们，你们中的大多数人，即将背上你们的行李，甚至远离。请记住，最好不要再让你们的父母为你们送行。"面对岁月的侵蚀，你们的烦恼可能会越来越多，考虑的问题也可能会越来越现实，角色的转换可能会让你们感觉到有些措手不及"。也许你会选择"胶囊公寓"，或者不得不蜗居，成为蚁族之一员。没关系，成功更容易光顾磨难和艰辛，正如只有经过泥泞的道路才会留下脚印。请记住，未来你们大概不再有批评上级的随意，同事之间大概也不会有如同学之间简单的关系；请记住，别太多地抱怨，成功永远不属于整天抱怨的人，抱怨也无济于事；请记住，别沉迷于世界的虚拟，还得回到社会的现实；请记住，"敢于竞争，善于转化"，这是华中大的精神风貌，也许是你们未来成功的真谛；请记住，华中大，你的母校。"什么是母校？就是那个你一天骂她八遍却不许别人骂的地方"。

　　亲爱的同学们，也许你们难以有那么多的记忆。如果问你们关于一个字的记忆，那一定是"被"。我知道，你们不喜欢"被就业""被坚强"，那就挺直你们的脊梁，挺起你们的胸膛，自己去就业，坚强而勇敢地到社会中去闯荡。

　　亲爱的同学们，也许你们难以有那么多的记忆，也许你们很快就会忘记根叔的唠叨与琐细。尽管你们不喜欢"被"，根叔还是想强加给你们一个"被"：你们的未来"被"华中大记忆！

（摘自 http://wenku.baidu.com）

【赏鉴】

　　2010 年 6 月 23 日，华中科技大学 2010 年本科生毕业典礼暨学位授予仪式在光谷体育馆举行。校长李培根院士 16 分钟的演讲，被掌声打断 30 次。全场 7 700 余名学子起立高喊："根叔！根叔！"教育部原部长周济评价称，李培根的这次演讲受到广大青年学生的热烈欢迎，受到广大人民群众的广泛支持。他认为，演讲的精彩在于表达了老师对于学生的深切的爱、学校对于学生的深切的爱。讲话没有华丽的词语，有的只是一些大家熟悉的并且已经接受的词语，甚至是网络热词。校长李培根院士没有回避社会的种种不如意，也没有向同学们描述一个海市蜃楼的未来，相反他的讲话告诉大家将来的路不像在学校那么单纯，那么简单。但是他也没有忘记鼓励大家去迎接这些挑战。比一些官员口号式的、程序化的也有点夸张的对未来的描述，更真实、更可信。

四、实训提升

　　为进一步推进学校文化品牌建设，更好地发挥文化育人功能，××大学决定从 2017 年

10月开始，集中一个月的时间，开展"一院一品牌，我有我特色"系列活动。校团委专门制定了活动方案，并将于近日召开动员大会，对该活动进行全面动员和部署。动员会上，校团委书记要讲话，根据上述情况，请代写一份团委书记在动员会上的讲话稿。

任务四　写作会议记录

一、案例导引

校学生会要召开一次组织开展"讲文明、树新风"活动的分工会议，所有相关人员都要到会，校学生会宣传部长主持会议，学生会主席布置工作，各个部长有明确分工，请根据材料，模拟召开这次会议，并写出会议记录。

二、知识点击

（一）会议记录的概念

会议记录是在会议进行过程中，记录会议组织情况和具体内容的文字材料。

（二）会议记录的特点

1）客观性　会议记录是根据会议的实际情况作的记录，因此记录人员要忠于事实，真实客观地记录会议的内容和进程，不得随意删减，不得夹杂个人观点、情感。

2）保密性　重要的会议记录属于保密材料，必须妥善保管，因此作记录时，应用专用的会议记录本，由专人负责记录、保管，会后及时组卷归档。

3）参考性　会议记录是形成会议简报的重要依据和材料，是会后整理会议文件、开展下一步工作的重要参考资料。

（三）会议记录的结构及写作

一份会议记录一般由标题和正文组成。

1. 标题

一般有两种写法：一种是会议名称和文种组成，如《××会议记录》；一种是会议单位、会议名称和文种组成，如《××单位××会议记录》。

2. 正文

一般由会议组织情况、会议内容和结尾组成。会议组织情况包括开会时间、开会地点、出席人、列席人、缺席人、主持人、记录人等。会议内容是会议记录的主体部分，记录的内容包括领导讲话、与会人员发言、讨论的问题、提出的建议、形成的决议等。结尾另起一行，写上"散会"，右下方主持人和记录人签名。

对会议内容的记录，主要有三种写法：

1）详细式　重要会议或重要人发言主要采用这种方法。这种写法要求尽最大限度把会议情况全面、客观地记录下来，要求有言必录。能使用录音机的会议，可用录音机作详细记录；不能使用时，应用笔作详细记录。在重要的会议上，会议的重要发言、讨论的关键问题、有分歧的意见、争论的焦点、形成的决议、表决情况等通常都需要作详细记录。

2) 摘要式 一般会议采用这种方法，不要求有言必录，而要有选择性地记录，记要点、结论、决议。摘要记录要求记录人对发言内容快速判断，哪些应记，哪些不需要。适当归纳，扼要记录重点。

3) 简要式 日常会议或基层一般会议主要采用这种方法。这类会议内容简单，只是商量某项工作，发言互相交织，因此记录时只记实质性的意见即可。

上述三种记录方法各有优势，记录人应根据需要采用或交替使用，以便更好地完成会议记录的使命。

（四）写作会议记录的注意事项

1) 记录会议内容时选取方式要灵活 对会议内容的记录要根据需要，采取不同的记法。重要会议、重要发言作详细记录，一般会议作摘要记录，日常会议作简要记录。同时，对于一般会议和日常会议而言，可以使用一些简化语言，记录要点和中心思想，对语句中的附加部分和修饰语可省略。

2) 记录要准确、完整、迅速 记录要准确，不能断章取义，不能以偏概全。会议中的事项不能遗漏，记录时还要有速度，不然很多内容记不上、记不全，达不到会议记录的目的和写作要求。

（五）会议记录与纪要的区别

1) 性质不同 纪要是用于记载、传达会议情况和议定事项的公文。会议记录不是公文，而是一般书面材料。

2) 写作时间不同 纪要是会后对会议记录经过分析、归纳和筛选写成的。会议记录是在会议进行中完成的。

3) 写作格式不同 纪要按公文格式写作，会议记录属一般应用文，写作无须按公文规定格式。

三、范文赏鉴

【例文】

××市城南开发区管委会办公会议记录

时　　间：2015 年 4 月 6 日上午
地　　点：管委会会议室
主持人：李××（管委会主任）
出席者：杨××（管委会副主任）　　　　　周××（管委会副主任，分管城建）
　　　　李×（市建委副主任）　　　　　　张××（市工商局副局长）
　　　　陈××（市建委城建科科长）　　　　建委、工商局有关科室人员
列席者：管委会全体干部
记录人：邹××（管委会办公室秘书）
会议议题：

1. 如何整顿城市市场秩序？

2. 如何治理违章建筑，维护市容市貌？

一、主持人李××发言

今天会议的议题是讨论整顿市场秩序，治理市容市貌。首先请杨主任汇报前期对上述问题调研的情况，然后大家讨论看如何解决问题。

二、杨主任报告市场秩序现状

我区过去在开发区党委领导下，各职能单位齐心协力，齐抓共管，在创建文明卫生城市方面取得了一定成绩，相应的城市市场秩序有一定进步，市场街道面貌也有一定改观。可近几个月来，市场秩序倒退了，街道上小商贩逐渐多了起来，水果摊、菜摊、小百货满街乱摆……一些建筑施工单位沿街违章搭棚、乱堆放材料，搬运泥土洒落大街……这些情况严重破坏了市容市貌，使大街变得又乱又脏，社会各界反应强烈。因此今天请大家来研究：如何整顿市场秩序？如何治理违章建筑、违章作业，维护市容？……

三、讨论发言

杨××（管委会副主任）：个体商贩不按规定到指定市场经营，管理不力，处理不坚决，我们有责任。这件事我们坚决抓落实：重新宣传市场有关规定，坐商收店，小贩收市，农民卖蔬菜副食到专门的农贸市场……工商局全面出动抓，也希望街道居委会配合，具体行动我们再考虑。

罗××（工商局市管科科长）：市场是到了非整治不可的地步了。我们的方针、办法都有了，过去实行过，都是行之有效的，现在的问题是要有人抓，敢于抓，落到实处……只要大家齐心协力，问题是能够解决的。

秦××（居委会主任）：整顿市场纪律居委会也有责任。我们一定发动居民配合好，制止乱摆摊、乱叫卖的现象。

李×（建委副主任）：去年上半年创建文明卫生城市时，市里出了个7号文件。其中，施工单位不能乱摆"战场"。工场、工棚不得临街设置，更不准侵占人行道。沿街面施工要有安全防护措施……今年有些施工单位不顾市里文件，在人行道上搭工棚、堆器材。这些违章作业严重影响了街道整齐、美观，也影响了行人安全。基建取出的泥土，拖斗车装得过多，外运时沿街散落，到处有泥沙，破坏了街道整洁。希望管委会召集施工单位召开一次会议，重申市政府7号文件，要求他们限期改正。否则按文件规定惩处。态度要明确、坚决。

陈××（市建委城建科科长）：对犯规者一是教育，二是严肃处理，我们先宣传教育，如果施工单位仍我行我素不执行，将按文件严肃处理。

周××（管委会副主任，分管城建）：城市管理我们都有文件，有办法，现在是贵在执行，职能部门是主力军，着重抓，其他部门配合抓。居委会把居民特别是"执勤老人"都发动起来，按7号文件办事，我们市区就会文明整洁美观。

四、形成的决议

1. 由工商局牵头，居委会及其他部门配合，第一周宣传，第二周行动，监督落实，做到坐商归店，摊贩归点，农贸归市，彻底改变市场混乱状况。

2. 由管委会牵头，城建委等单位配合，对全区建筑工地进行一次彻查，然后召开一次施工单位会议，对违章建筑、违章工场限期整改。一个月内改变面貌，过时不改者坚决照章处理。

散会。

主持人：（签名盖章）

记录人（签名盖章）

2015 年 4 月 6 日

【赏鉴】

这份会议记录结构完整，格式符合要求，内容记录清楚，能够反映会议的基本情况。标题采用会议单位、会议名称和文种组成的写法，正文先写会议组织情况，会议内容记录了主持人讲话、与会人员的发言和会议形成的决议。结尾写上"散会"，主持人和记录人签名。

四、实训提升

（1）简述会议记录与纪要的主要区别。

（2）下面是一份病文，试指出其存在的毛病。

××厂××会议记录

时　　间：2017 年 12 月 3 日

地　　点：会议室

出　　席：×××　××　×××　×××　×××

记录人：××

主持人：×××

首先由厂长发言。

×××传达了上级的文件。

接着分别谈了对文件的认识，大家一致认为这个文件发得及时，对我厂的下一步工作有指导意义，主持人宣布散会。

项目五　新闻文体写作

【知识目标】

1. 了解新闻的本源、新闻的定义、新闻的价值、新闻的审美特性及散文化倾向。
2. 了解消息、通讯的概念、特点和种类。掌握消息、通讯的格式、结构及写法。
3. 掌握新媒体写作的含义、特征、类型，理解新媒体之"新"。

【能力目标】

1. 能根据消息和通讯的写作要求，撰写出各种合乎规范的消息和通讯。
2. 能鉴别出消息、通讯作品的优劣，指出新闻作品中存在的问题。
3. 能根据新媒体写作的基本要求，创作多种新媒体写作类型的文本。

任务一　认知新闻

一、案例导引

中文系毕业的李×凭着良好的文字功底，顺利地得到了一份文秘工作，时间久了便对办公室工作产生了倦意，便央求她当记者的表哥引荐她到某知名网站做新闻编辑："我会写散文，也会写公文，网络新闻编辑自然也不在话下……"表哥急忙打断了她的话："会写散文，会写公文，但并不等于你能胜任网络新闻编辑的工作。暂且不谈网络操作技术，你要做的第一个功课是先要对新闻做一个全面的认知。"那么，新闻的认知包括哪些内容呢？

二、知识点击

（一）新闻的本源

新闻的本源是什么？曾经长期担任中共中央宣传部领导的陆定一对这个问题做了深刻的阐述："新闻是什么？对于这个问题，有两种回答。由于对于新闻的本源理解不同，一种人对于新闻是什么，做了唯物论的解决，另一种人则做了唯心论的解决。唯物论者认为，新闻的本源乃是物质的东西，乃是事实，就是人类在与自然斗争中和在经济社会发展中所发生的事实。因此，新闻的定义，就是新近发生的事实的报道。新闻的本源是事实，新闻是事实的报道，事实是第一性的，新闻是第二性的，事实在前，新闻（报道）在后。这是唯物论者的观点。"（《我们对于新闻学的基本观点》1943 年 9 月 1 日，延安《解放日报》）

新闻是客观事物的反映，事实是构成新闻的根本因素。有了事实的发生、变化，才有新闻。没有事实，就没有新闻。新闻工作者应该坚持唯物论的新闻本源观，尊重事实，坚持每一条新闻都以可靠、准确的事实为依据，在采访、写作、编辑中，都要力求符合客观事物的本来面目。新闻写作者要正确处理新闻与事实的关系，应努力做到以下几点：第一，坚持事实第一性，事实对新闻具有决定性的作用。没有事实就写不出新闻，事实发生了才能有新闻报道，否则就成了编造虚假新闻。第二，承认客观事实是不依赖人的主观意志而独立存在的，要了解尊重客观事实，恰如其分地进行报道。第三，新闻是被事实决定的、派生的，是第二性的。新闻写作要按照事实的本来面目去报道，严禁任何的曲解、添加或减损。第四，新闻含有的各种性质，如政治性和趣味性等也同样是被事实所决定的。正确处理事实与新闻的关系是一个根本性的问题，两者之间的关系不可颠倒。

新闻的本源是客观存在着的事实，那么我们如何界定新闻呢？

"新闻"在近代和现代新闻事业中有三种含义：一是指"新闻纸""新闻业"，如日本的《朝日新闻》，这里的"新闻"就是报纸的意思；二是指报纸、通讯社、广播、电视、新闻网站、手机新闻客户端等媒介每天发布的消息；三是指新闻报道体裁。广义的"新闻"包括消息、通讯、特写、录音报道、电视报道、新闻纪录影片和电视新闻纪录片等各种纪实性的体裁和形式。

以上是对新闻的外部表现形式所做的解释，而不是新闻定义。那么新闻究竟是什么？其实至今新闻也没有一个统一的定义，而是存在很多不一样的说法。但是综观这些说法，无非是判定一个信息是否是新闻的某些约定，那么决定一个信息是否是新闻的主要因素有哪些呢？以下三点应该是这些说法共有的认识：首先是事实，其次是必须要有新意，第三报道必须要及时。

从以上的分析中我们得出新闻的定义：新闻是新近发生的事实的报道，它以报刊、广播、电视、网络等为主要传播媒介，具有真实性、新鲜性、舆论性、导向性等特点。这一定义比较明确简洁地概括了新闻的特征，它强调事实、新鲜、时效这三个构成新闻最基本的因素，既有利于分清新闻同文艺、哲学、历史等意识形式的区别，也有利于指导新闻工作实践，因而是比较科学的。

（二）新闻的价值

1. 新闻价值理论的产生

新闻价值是新闻工作者用以衡量客观事实是否能构成新闻的标准。新闻价值这个概念最早形成于美国。1833 年 9 月 3 日美国大众化报纸《太阳报》创刊，推动了面向全社会的"便士报"的迅速发展。在报业竞争中，各报社老板和主编为扩大报纸发行量，十分重视对新闻事实的选择。美国著名报人 J. 普利策要求记者采访"与众不同的、有特色的、戏剧性的、浪漫的、动人心魄的、独一无二的、奇妙的、幽默的、别出心裁的"新闻，认为符合上述要求的，是有价值的新闻。20 世纪初，美国、日本的一些新闻学者，把新闻事实的选择标准，统一到新闻价值这一概念上。1903 年出版的美国新闻学专著《实用新闻学》，提出"新闻必是以动社会全体之兴趣者，当注意新闻价值"。到 20 世纪 20 年代，美国和日本的新闻学著作对新闻价值已有较完整的论述。

在中国新闻界，新闻价值这一概念由徐宝璜从美国、邵飘萍从日本引进。1918 年，他们在北京大学新闻学研究会上各自讲述了新闻价值问题。从 20 世纪 30 年代起，这一概念在中国新闻界得到普遍应用。1957 年，新闻价值曾被认为是资产阶级新闻学观点而遭到批判。

1978 年中国共产党第十一届三中全会以后,中国新闻界重新讨论新闻价值问题,并确认按新闻价值来选择新闻事实是新闻工作的客观规律。

2. 新闻价值定义的界定

那么,到底什么是真正的新闻价值呢? 一般认为"价值"是指对人的有用性,即满足人的需要。价值是客体对主体的意义,也就是客体对主体的作用、效用。所以新闻价值就是新闻满足某些主体的需要,但是相对于新闻来讲,什么是它的主体呢,很显然,新闻的传播主体和接受主体是必定包括在内的,但是作为两个主体生活的存在的环境——社会,也应该是新闻价值的主体,因为没有社会这个大的环境的好转,任何奢谈个人利益的努力都是徒劳的。我们的新闻价值的定义应该体现人的关怀和价值,也就是说,新闻的价值应该是对个人和社会价值的总和,而不是只谈其中的一个方面。它的"有用性"应该是对整个主体和社会的有用性。基于这个分析,我们可以将新闻价值定义为:所谓新闻价值就是对传播主体和接受主体有益的新闻客体对社会所产生的积极效应。这里包含以下几个关系:

首先,新闻客体必须是对传播主体有益的。因为如果新闻对传播主体没有利益,那么它很难进入传播渠道,新闻价值也就发挥不出来,这是前提,我们所要谈的新闻就是要考虑到传播主体的利益的新闻,这是一个新闻单位的立命之本。

其次,新闻客体必须适合接受主体的需要。如果新闻单位孤芳自赏,报道一些读者不感兴趣的新闻,那么这个新闻的生命力是值得怀疑的,它的价值也就很难实现。对于一个新闻单位来说,读者就是它的上帝。新闻单位在报道新闻的时候,必须要考虑读者的兴趣,只有这样,它的利益才能实现,新闻价值才能实现。新闻价值就是对传播者的价值,一旦失去了读者的支持,这种价值就是不长久的,最终新闻单位的价值也难以实现。

最后,这个新闻必须是对社会产生积极的效应的。如果一则新闻产生的社会效应是负面的话,那么即使它为传播主体带来了再大的经济效应,满足了读者再大的个人需求,它的价值也是没有意义的,因为,这种负面的社会效应有损于全体民众的利益。所以新闻价值的关键是对社会的价值,这个是新闻价值的立命之本。

3. 新闻价值的构成要素

新闻价值作为选择报道事实的标准,包含下列要素:

1) 时新性　报道及时,内容新鲜。事件发生和公开报道之间的时间差越短,新闻价值越大;内容越新鲜,新闻价值越大。

2) 重要性　对国计民生的影响越大,就越重要,新闻价值也越大。

3) 接近性　包括地理上的接近,利害上的接近,思想上的接近,感情上的接近。凡是具有接近性的事实,读者关心,新闻价值就大。

4) 显著性　新闻报道对象(包括人物、团体、地点等)的知名度越高,新闻价值越大。

5) 趣味性　指读者对新闻感兴趣的程度。具有趣味性的事实,往往有新闻价值。

新闻价值对于采访、制作、编辑等新闻业务有直接的作用。在采访前,记者依据新闻价值判断某一新闻线索有无采访的必要;在采访中,记者依据新闻价值估量获得的各种事实,以便抓住要点,深入采访;在制作中,记者依据新闻价值选取、组织、体现材料;编辑依据新闻价值审视新闻稿,决定稿件的取舍、修改以及版面设计或节目的安排。新闻事实能否及时传播出去,除了考虑事实的新闻价值外,还要受到新闻政策、新闻法的制约。

（三）新闻的审美性

新闻作为一种特殊的精神文化创造活动，与美息息相关。它既要遵循美学规律来进行，又具有多方面的审美价值。新闻的审美特征，一方面体现在内容上，即新闻作品有时代感、有思想深度、有深邃意境、有阅读震撼力，能感染人、塑造人、引导人、鼓舞人；另一方面体现在形式上，即运用各种手法写出新闻的美，用各种大众传媒传达出美的新闻，受众听着悦耳、读着欣喜，在接受现实的信息的同时，伴随着一种审美享受。新闻的审美性包括以下三个方面：

1. 新闻信息的真实美

新闻作为一种信息承载体，追求客观、真实、准确，真实是新闻的生命。所写的人必须实有其人，所写的事必须真有其事，所表达的感情必须是真情实感，唯有真，它才美，失去了真，也就失去了美。新闻的真实是一种原生态真实，虽然它也借用文学的表现手段使其更加形象可感，但它拒绝文学那种自由配合、夸张变形的处理方式。新闻的散文化充其量是新闻的诚实和文学笔调相联姻的尝试。新闻之所以能打动人、吸引那么多人去关注，关键就是以真实取胜，靠的是真实的力量！唯其真，方能尽显其美。只有真实的东西，才能感染人、令人敬佩、令人感动，从而产生美的感觉。新闻传播失去了真实，就失去了最本质的美。

2. 新闻传播的形式美

新闻传播的形式美表现为充分发挥新闻媒体的各自优势，使新闻在传播中更好地被受众愉悦地接受。

1）电视新闻声像并茂　电视新闻集声音、表情、色彩、动作于一体，播音员不仅气质超群、衣着美观、表情丰富，而且声音甜美、字正腔圆、形象生动、很有亲和力。另外电视新闻还有现场感强、可信度高的特点，所有这些都大大增强了新闻传播的感染力。所以《新闻联播》成为金牌栏目，收视率超过任何节目。

2）广播新闻声情并茂　广播新闻早在电视诞生之前就已经成为人们生活中不可或缺的一个元素。它虽在可视性上不及电视，但它向来充分发挥声音的优势，用声音塑造形象。播音员的声音生动、甜美，悦耳可人，而且广播传播信息最快，迅速及时，时效性强、渗透性强、群众性强。

3）报纸新闻图文并茂　报纸版面排版追求整齐美，参差美，韵律美。文字的美表现为简洁、生动、形象、活泼。另外在组织材料、安排人物、布置场面、处理情节、开头结尾、连接呼应等方面都匠心独运。

4）网络新闻视听感俱全　网络新闻以前所未有的时效性、通过超链接实现的层次性和多通道化的全覆盖性给使用者带来了视、听、感多维度的全新体验。同时也把新闻传播的受众方式从单向的被动接收带入互动、共动的参与协作中。

3. 新闻主题的崇高美

新闻是影响中国民众的一个重要舆论力量，所以它必须承担起弘扬我们民族主旋律的使命：崇尚真善美，抨击假丑恶。积极报道群众在振兴中华的宏伟实践中不断创造的丰功伟绩，奏响激昂慷慨、催人奋进的时代旋律，使大众在精神上、品格上得到进一步升华，调动和发挥群众中蕴藏的巨大热情和精神力量，为争取早日实现美好的愿望而努力奋斗，是新闻传播的神圣职责。新闻主题要大力歌颂人民群众在改革开放的宏伟实践中，或壮烈，或从容，或刚毅，或勇猛等闪现着崇高美的感人行为，唤起受众的崇高感，借以对广大受众进行审美教育与引导，这是时代对新闻工作者的必然要求。

总之，在新的时代、新的环境下，新闻的美就是用来表现出新闻的亮点，提高新闻报道的事实价值，让人们在获得新闻的同时被生动、鲜活、形象的具体事实所感染，在美的享受中受到教育，受到鼓舞，最终实现新闻想要达到的社会效果。

（四）新闻的散文化

早在 20 世纪 60 年代，作为新华社主要领导、著名记者的穆青同志就提倡尝试用散文笔法来写新闻，主张新闻报道的形式和结构打破旧框框，突破传统的写作规范，要"向自由的活泼的散文式方向发展"。近年来，新闻写作日趋散文化，即新闻报道借助散文笔法，使其以鲜活的面孔呈现在读者面前，日益为广大读者所接受和欢迎。新闻写作的散文化主要体现在以下方面：

1) 语言优美，可读性强　新闻应有文采，给人以美感，活泼轻松，才能以强烈的视觉冲击力吸引读者，使读者在阅读过程中就能获得精神上的愉悦感，从而使阅读行为在饶有兴致中持续下去。内容是靠语言来表达的，有声有色、有情有理地再现新闻内容全貌，使读者在美的享受中轻松自如地获得新闻信息。因此，在新闻写作中，要讲究词语的选择、句式的运用、修辞的变化、表达方式的变换，行文轻松自如，营造美的氛围，使笔下的新闻有一种形象美，富有吸引力，增强可读性。

2) 结构自由，灵活多变　散文最基本的特质在于形散神不散，即主题明确，结构根据内容可灵活自由安排，没有固定的格式，写作手法灵活多变。或回忆，或即景，或议论，或漫谈，或抒怀……写起来洒脱自由，意到笔随，犹如行云流水，舒卷自如。它是所有文学样式中最活泼、最自由的写作文体。新闻借鉴散文灵活多样的结构特征，可以突破"倒金字塔""三段式""排浪式"等传统结构模式，使文章形式新颖，生动活泼，给读者以全新的感觉。

3) 形象生动，现场感强　散文是讲究形象性的，生动的形象是散文的魅力。借鉴散文表现手法的新闻报道，也宜讲究形象，以生动的形象来表现客观的新闻事实。散文离不开画面，因此，散文式报道也必须抓好画面，即要善于挑选有意义且富于形象的材料，用活生生的形象说话，创造叙事如画的意境。新闻界人士把形象化干脆解释为镜头化，即在描写新闻事件和新闻人物时，要将其像电视、电影的特写镜头一样，展现在读者面前，可使读者透过文字描述获得立体的形象。

4) 情感热烈，真挚感人　唐朝诗人白居易有句名言："感人心者，莫先乎情。"说明情感在文章中的重要性。作者写作应当用情感去吸引读者，征服读者。饱含情感的新闻作品在报道人物或事件时，字里行间便会流露出真情。而这正是作品赢得读者的重要条件。不能矫揉造作，无病呻吟，光靠漂亮的文字来粉饰或空发感慨。记者应努力抒写健康向上之情、真挚自然之情、生动具体之情，以情感人，使新闻达到理想的效果。

新闻散文化观点的提出，有助于改革新闻写作中的死板、老套、枯燥和充满政治术语等八股现象，活跃了新闻报道方式。但借鉴散文手法写新闻应把握住一些基本原则：我们必须在坚持真实性、时效性的基础上追求散文化的表达形式，必须始终把新闻价值放在第一位，新闻必须以传播信息为己任。所以，新闻的散文化写作必须把握一个"度"，只能适度，不能过度。反之，就失去了新闻的本质特征。

三、范文赏鉴

【例文】

全球最大汽车玻璃单体工厂在美投产
由福耀集团投资 6 亿美元建设

本报讯　记者昨日从福清市获悉，美国俄亥俄州代顿市当地时间 10 月 7 日，由福耀集团投资的全球最大汽车玻璃单体工厂正式竣工投产，计划年产逾 450 万套汽车玻璃，可满足美国汽车市场四分之一的玻璃配套需求。

位于代顿市的福耀汽车玻璃生产基地成立于 2014 年 3 月，总占地 675 亩，厂房约 17 万平方米，具有夹层玻璃、钢化玻璃、包边等生产能力，目前已雇佣 2 000 多名员工。

福耀集团董事长曹德旺在竣工庆典上表示，俄亥俄州是美国汽车生产走廊的重要组成部分，通过代顿工厂，福耀将成为美国汽车产业链上的重要一环。通过进一步加强与当地企业的合作，福耀将为美国汽车产业提供更加优质的玻璃配套服务，并助力深化中美经贸合作。

俄亥俄州州长约翰·卡西奇说，代顿工厂的竣工投产，对当地的就业和经济意义重大，2 000 多个家庭的生活将因为福耀的投资决定得到改善，当地的制造业也将因此受益。

据介绍，福耀对代顿工厂的总投资约为 6 亿美元。此外，福耀还在伊利诺伊州及底特律建设了浮法玻璃制造基地和汽车包边工厂，未来整体投资将达到 10 亿美元，提供 5 000 个就业岗位。这是中国制造业对美最大投资之一。

目前，福耀集团已成为全球最大的汽车玻璃专业制造商，为奔驰、宝马、宾利、奥迪、通用、克莱斯勒、大众、丰田、本田、路虎等全球几乎所有汽车制造商提供汽车玻璃及产品解决方案。

（摘自 2016 年 10 月 9 日《福州日报》）

【赏鉴】

近年来，随着我国经济发展的转型升级，中国企业"走出去"的步伐越发加快。从福州本土成长起来的福耀集团，目前已是全球最大的汽车玻璃专业制造商。公司在美国俄亥俄州竣工投产的新厂，是全球最大的汽车玻璃单体工厂，可满足美国汽车市场四分之一的玻璃配套需求，对当地的就业和经济意义重大。本文记者借助地缘优势，紧跟项目进展，抓住福耀集团美国新厂竣工投产这一节点，第一时间写下了这一具有重要价值的新闻作品。语言精练，却击中热点，直截了当；篇幅短小，却以小见大，意义深远；逻辑严密，用具体数据作支撑，真实可信。

任务二　写作消息

一、案例导引

刚从学校毕业的秘书张×，接受老总布置的任务，搞一次公关赞助活动，然后写个消息，在省报刊登出来。报社接到稿子后，认为稿子不合格，不合乎消息的要求。那么，怎么才能写出合格的消息呢？请看下面的内容。

二、知识点击

（一）消息的定义

消息是一种用概括叙述的方式和简明扼要的文字，尽快报道国内外新近发生的具有一定典型意义的客观事实的新闻体裁。消息是最常用的一种新闻文体，也是当今世界上时效性最强的一种传播方式。

（二）消息的特点

消息既具有新闻的一般特点，又有自己的个性特征，其特点概括起来有以下几点：

1）内容真实准确　真实是新闻报道的生命，消息报道的内容务必完全真实，要用事实说话。真实准确在具体写作中的体现主要有：其一，构成消息的要素必须真实，即时间、事件、人物、地点、原因、经过、结果等必须与事实相符，不能有任何虚构。其二，引用材料和数据要核实准确，不得有误。其三，消息报道要客观全面，不得主观夸大渲染，更不能为迎合某些人的需要而扭曲事实。否则，既会影响媒体的声誉，也会对社会产生不良影响，造成社会秩序的混乱。

2）报道迅速及时　常言道："今天的新闻是金子，昨天的新闻是银子，前天的新闻是垃圾。"所以，新闻报道要迅速及时。快速报道是对新闻文体的共同要求，相比之下，消息的时效性更强，尤其是动态消息，一般要求当天播发，当天见报。所以制作消息更要惜时如金，和时间赛跑，因为速度能够影响到消息的新闻价值和社会政治意义。社会生活瞬息万变，只有迅速及时地报道最新信息，才能有效地为民众服务。新闻贵"新"，唯有快，才显示其新。

3）文体简短明快　由于消息求新、求快，由此形成了消息简短明快的文体特征：其一，篇幅要求短小精悍，通常，消息的表现方式灵活，一则消息只有几百字，简讯甚至只有几十字，被称为新闻的"轻骑兵"。其二，消息的语言要求精练、简洁，多用概要叙述的方式，言简意赅地讲明事实，显出精神，概括而不失抽象，简短而不失疏漏。文字虽少，但最重要的事实清楚明了；篇幅虽短，但最重要的内容却无一遗漏。当然，简短这一要求也不是千篇一律，要以文章要表达的内容来确定篇幅长短。

（三）消息的种类

根据不同的分类标准，可以把消息分成若干类别。按报道内容分，有政治新闻、经济新闻、社会新闻、文教新闻等；按反映对象分，有人物消息、事件消息；按篇幅长短分，有长消息、短消息等。目前，较为通行的方法是按写作特点将消息大致分为以下四类：

1）动态消息　动态消息是报道国内外新近发生的或进行中的重大事件和活动的消息，是报社、通讯社、广播电台、电视台、新闻网站、手机新闻客户端等最常用的、最基本的消息类型。这类消息往往抓住刚刚发生的一个事实、一种情况，简明扼要地写成稿子，迅速及时地告诉受众。通过报道，及时地将各种信息汇集起来，沟通各方面情况。动态消息的特点是：主题集中，一事一报，篇幅短小，文字简练。它只报道发生了什么事而不解释为什么。多数短新闻，尤其是简讯、简明新闻、标题新闻等均属于动态消息。有些动态消息具有连续性，要求作者密切关注事态发展，随时将最新情况报告给受众。

2）综合消息　综合消息是以综合反映全局性情况为内容的一种消息报道，它常常把不同地区、不同单位的若干事实围绕一个中心组合起来，进行鸟瞰式的报道。综合消息反映的面较宽，要求作者掌握充分材料，挖掘材料本质；既了解全局概貌，又拥有典型事例，做到有点有面，点面结合，准确深刻反映事实。写作上既有"面"的概括，又有"点"的典型材料的叙述，做到总揽全局，点面结合，同时还常用纵横对比、夹叙夹议的方法来报道事实。相对于动态消息来说，这种新闻一般侧重于事实的思想性，时效性相对较弱。

3）经验消息　经验消息也称典型报道，它是报道某一单位或某一部门工作中取得的最新经验的消息。这类消息在行文中往往侧重于交代情况，叙述做法，反映变化，用具体的事实反映规律性的东西，供人借鉴、学习。它一般能比较集中而典型地体现党和国家的方针政策，反映事物的普遍规律，为解决当前实际工作存在的问题提供直接或间接的经验。这类消息指导性强，常能够以点带面，促进全局工作，故须有较强的针对性和说服力。与其他消息相比，经验消息内容更为细致全面，常常在提出问题的同时讲清解决办法和具体做法，并进一步总结出带有普遍指导意义的经验。

4）述评消息　述评消息也称新闻述评，通常对国内外的重大事件和各行各业的成就或教训边叙边评，兼有新闻和评论两种功能。写作上采用夹叙夹议的方法，阐明事物的意义，揭示事物发展的规律，传递信息，指导工作。这类消息的依据是事实，着眼点却是评论，因此，事实的叙述比较概括，评论则要一针见血，鞭辟入里。述评消息可分为形势述评、事件述评、经验述评等，均在报道新闻事实的同时，进行扼要的分析和评论，以揭示事件的本质意义，指明事件的发展趋势，提高读者的思想认识。

（四）消息的写作

1. 消息写作的基本要求

1）交代要素　消息一般包括"Who""How""Where""What""Why""When"等六方面的内容，即事件的主人公，事件发生的时间、地点，事件的起因、经过、结果。这些是一篇消息的基本构成部分，又称消息要素。一般来讲，一篇消息就是由这些要素的不同组合而成的，短消息有时可以省略某些要素，但要以读者或听众明白无误为前提。

2）确定主题　消息的主题是新闻事实本身所具有的思想意义，也是选择和组织材料的依据。确定主题应区别两种情况：一是新闻事实比较单纯，思想意义比较显豁。这类题材本身就体现了明确的主题，无须再作进一步的提炼和升华。二是新闻事实比较复杂，具有多侧面内容，包括多种含义的。对待这一新闻事实须仔细分析，精心提炼，才能揭示其深刻意义。

3）选择角度　所谓角度是指作者报道同一则新闻事实时不同的着眼点。在新闻写作中，选择最佳的报道角度是为了提炼恰当而深刻的主题，最大限度地体现新闻事实的价值。选择好的报道角度可以从以下三方面考虑：一是贴近读者，凸现人文关系；二是大处着眼，小处着手，做到以小见大；三是独辟蹊径，敢于标新立异。

4）安排结构　消息大体有三种结构形式：

（1）"倒金字塔"式结构。即以重要性递减的顺序来安排新闻中的多项事实，把最重要、最新鲜的事实或结论放在开头，比较重要的随后安排，再次的再向后排，依此类推，像一座倒置的金字塔。其优点是：既吸引了读者的注意力，又便于编辑由后向前修改删减，不必将文章打乱重写。

（2）"金字塔"式结构。即按事件发展的时间顺序安排材料的时序结构。其优点是首尾完整，脉络清楚，能紧紧地吸引读者，比较适合故事性强、情节曲折的新闻事件。

（3）"倒金字塔"和"金字塔"相结合结构。第一段按倒金字塔的导语要求来写，即概括写出最重要的事实，导语之后的内容则按事件发展的时间顺序——道来。这种结构，既开门见山地道出了新闻的重要事实，又交代了事情发展的来龙去脉，点面结合、首尾呼应。动态消息、综合消息常用这一结构。

5）斟酌语言　消息的语言不仅要求简明扼要，而且还要通俗易懂、用词准确。另外，可依据新闻事实恰当运用各种表达方式和相宜的修辞手法。总之，消息的语言应该是朴实而不单调，优美而不花哨，概括而不枯燥，只有这样才能吸引读者，收到更好的效果。

2. 消息写作的内容要素

消息的内容，包括标题、导语、主体、背景材料、结语五个部分。只有写好每一部分，才能组成一篇既生动有趣又有重要价值的消息。

1）标题　消息的标题是对内容最鲜明、最精炼的概括，能揭示消息主旨，对消息起画龙点睛作用，故有"消息的眼睛"之称。常言道："看书先看皮，看文先看题。"读者往往从标题的好坏来考虑哪些消息先看、可看或不看。一个好的标题往往可在一瞥之间吸引读者，使之爱不释手地读完全文；相反，若标题平庸乏味，即使消息再重要、内容再精彩，也容易为读者所忽视。所以，标题的功能不仅能体现消息的主要内容，显露作者的倾向，引领读者领悟消息的主旨，而且还能吸引读者注意，激发抢先阅读的兴趣。因此消息标题的拟定是十分重要的。

从形式上看，消息的标题有多行、双行和单行三种。

（1）单行标题。单行式标题既无引题，也无副题，只有正题。单行标题要简洁明快地反映消息的中心内容，语言要鲜明、醒目、易记。单行标题一般用实标或虚实结合。所谓实标就是指标题必须涉及消息要素中的若干项，令读者一看就知道所写何事；所谓虚标，就是内容较为含蓄抽象，通过对新闻事实的特征的渲染和烘托来吸引读者，多通过修辞来实现。

例1

上海叫停"共享睡眠舱"　　　　　　　　　　——（实标）

例2

河南"四大天王"作家解读中原文化"密码"　　　——（虚实结合）

（2）双行标题。双行标题一般有"引题＋正题"和"正题＋副题"两类。引题也叫眉标、眉题、肩题，位于正题的上方，是正题的基础和先导，主要用来交代形势、背景，说明主题的由来、意义，起一种引发、烘托、提挈主题的作用。副题也称子题，位于主标题之后，是对正题的补充或诠释，应提要式说明消息的重要事实或事件结果。不管何种类型，其中必须要有一个标题是实标，另一个可实标也可虚标。

例1

"肥水"流入"外人田"　　　　　　　　　——（引题　虚标）

我省一批医药科研成果被省外企业买走　　　——（正题　实标）

例2

中国 E-mail：值而立之年却未老先衰　　　——（引题　虚实结合）

互联网产业发展 30 年回眸　　　　　　　　——（正题　实标）

例3

偷偷用父母账号充值，动辄花数千元买"装备"　——（引题　实标）

手游成瘾的"熊孩子"谁来管　　　　　　　——（正题　实标）

应注意,有时一个消息标题较长,书写甚至发表时便分行排列,但没有明显的层次区别,这种标题不属于我们这里讲的双行标题,仍算单行标题。

(3) 三行标题。三行标题是由"引题＋正题＋副题"三部分组成。引题的字号小于正题而大于副题,字数通常少于副题。正题位于引题与副题之间,字号最大,是标题的中心,要对消息的主要内容作简洁、鲜明的标示,没有正题,新闻标题就不能成立。副题字号最小,位于主标题后,对正题主要起补充、注释作用。三行标题中,必须有一个是实标,其余的可实标也可虚标。但一般来说,引题多为虚标,正标题可实可虚,副标题多为实标。三行标题多用于重大活动、重要成果或专访要闻等。

例1

知否？知否？应是贱"肥"贵"瘦"　　　——（引题　虚标）

爱吃瘦肉者　请您多付钱　　　——（正题　实标）

本省十几个县市调整猪肉各品种之间的差价　　　——（副题　实标）

例2

大漠雄师　黄沙百战穿金甲　塞上列阵　大风起兮云飞扬　　——（引题　虚标）

峥嵘九十载　沙场今点兵　　　——（正题　实标）

习近平上午在朱日和训练基地检阅部队并发表重要讲话　　——（副题　实标）

在制作新闻标题时,要注意两点:第一,要能够突出新闻性。新闻标题应从新闻事实中抽筋取髓,把新闻事实中最精彩的部分呈现给读者,使读者望题知文意。第二,要简练生动。新闻标题要求简洁、明晰、传神,最好能使人一见即为之怦然心动,激发起阅读兴趣。

2) **消息头**　报纸上刊登的消息,其开头部分往往冠以"本报讯"或"××社××地×月×日电"的字样,这就是"消息头"。消息头是消息的标志,目的是交代稿件的来源及相关信息,其形式主要有"讯"与"电"两大类。

(1)"讯",主要指通过邮寄或书面递交或网络的方式向报社传递的新闻报道。报社通过自身的新闻渠道所获得的本埠消息,一般都标"本报讯"。若稿件是从外埠寄来的,应该标明发布新闻的时间和地点:例如"本报上海3月10日讯"。

(2)"电",主要指通过电报、电传、电话、网络等形式向报社传递的新闻报道。一般由"传递者＋地点＋时间＋电"构成。例如:"新华社北京2月21日电",通过该电头,我们可知道这则新闻的传递者是"新华社",新闻事实发生地点是"北京",发生时间是"2月21日",其传递方式是"电"。

消息头对于消息来说具有重要意义。第一,它是"版权所有"的标志。表明所发布消息是本报独家采发,其他新闻媒介不得任意转载、抄袭。报社在采用通讯社新闻稿时,必须标明其电头。第二,它表明新闻来源,以利读者判断。读者通过消息头可了解不同新闻媒体、不同国家和政府对待同一新闻事实的不同态度,判明消息的真实性和权威性。第三,它迫使新闻单位谨慎对待每一条新闻,力求客观、翔实、生动。因为消息头和新闻单位的声誉紧密相连,新闻报道一旦失实,读者就可以了解是哪一家新闻单位的责任。第四,它是消息的独有标志,可以使读者很容易将消息与其他文体区别开来。

3) **导语**　导语即新闻的开头,是消息的第一句话或第一段,是新闻的独有结构成分。它用极其简要而生动的文句,概括新闻的精华,揭示新闻主题,唤起读者的兴趣和注意,使之不得不继续看下去。

　　新闻导语最先出现于 19 世纪中叶美国南北战争时期。当时,电报已经投入商用,电讯新闻也应运而生,但电报技术尚不过关,经常出现中断情况。如果按部就班地报道战役,那么人们最关心的战役的胜败有可能因电报故障传不出去。鉴于此,战地记者就把战争最重要的事实概括表述并放在第一段,后文再详细叙述战争的经过。采用这种写作策略,即使电报出现故障,人们最关心的战争胜负也已传出,这就是新闻导语的雏形。后来,电报技术改进,电报中断已成为历史的记忆,但这种写法一直沿用至今,而且日臻完善,出现了灵活多样的导语写法,常用的有以下几种。

　　(1) 叙述型导语。即直接叙述新闻事实,简明扼要地反映出新闻中最重要、最新鲜的事实,给人一个总的印象,以促其阅读全文。其特点是概括性强,能突出消息的主要内容。例如:

　　建立在菲律宾共和国阿基诺三世政府非法行为和诉求基础上的南海仲裁案仲裁庭 12 日就涉及领土主权及海洋划界等仲裁庭本无管辖权的事项做出了非法无效的所谓最终裁决。对此,中国政府多次郑重声明,菲律宾单方面提起仲裁违背国际法,仲裁庭对此案没有管辖权。仲裁庭裁决是非法无效的,中国不接受,不承认。(选自新华社 2016 年 7 月 12 日《菲南海仲裁案所谓最终裁决公布　中方强调不接受不承认》,作者刘芳、甘春)

　　(2) 描写型导语。即用形象性语言对新闻事实中的突出细节进行描绘,给读者以现场感或生动感,给读者留下强烈的印象,吸引读者读下去。描写型导语有场景式和特写式两种,场景式一般用于记叙、描绘比较大的场面,以叙事为主,穿插形象描写;特写式导语则抓住某一形象的特征或事情的某一局部细加描绘,给人留下特写镜头般的印象,使人身临其境,如见其人。例如:

例 1

　　悠长安宁的《春江花月夜》、华丽婉转的《牡丹亭·寻梦》、异域风情满满的里拉琴演奏《第一首德尔蜚赞歌》……19 日,故宫畅音阁戏曲馆经过提升改造后正式开馆。月色下,中外艺术家们携手在古老的戏台上进行着不同形式的艺术表演,让观众们感受到中华传统文化的深厚魅力。(选自新华社 2017 年 9 月 19 日《故宫畅音阁戏曲馆"粉墨登场"完整再现清代宫廷"大戏院"》,作者施雨岑)

例 2

　　12 日下午,特邀列席大会的安徽省政协委员何宗文用好腿拖拉着残腿,一瘸一拐地走到话筒前,做了本次政协大会最后一个发言。(选自《人民政协报》2016 年 3 月 13 日《何宗文把"温暖的火焰"带进人民大会堂》,作者秦志勇)

　　(3) 评议式导语。夹叙夹议、有述有评的导语。往往采用夹叙夹议的方式,通过极有节制、极有分寸的评论,引出新闻事实。一般有评论式和引语式。例如:

　　11 月 21 日,江苏省第三届十大法治人物(事件)评选结果揭晓,徐州市人民检察院提起的全国首例环境污染民事公益诉讼荣获十大法治事件提名奖。这不仅是我市检察机关作为公益诉讼人提起诉讼的有益尝试,更是一次向环境污染的庄严"亮剑"。(选自《徐州日报》2016 年 12 月 15 日《全国首例环境污染民事公益诉讼获奖》,作者王枚、孙盈)

　　(4) 设问式导语。故意在消息的开头提出某个引人注目的问题,然后加以解答。设问时,要注意抓住读者有共同兴趣的问题;要有疑问性,针对性;设问后要立即用事实做出回答;不要连续设问。例如:

　　明明为了干事创业，却遭人诬告陷害，怎么办？别担心！根据济南市出台的《诬告陷害信访举报行为查核处理办法（试行）》，如果清白好干部遭诬告陷害，有关方面不仅要对诬告陷害人依纪依法处理，还会及时为受害者正名澄清。（选自《济南日报》2016 年 10 月 9 日《为清白正派"撑腰"向诬告陷害"亮剑"》，作者王端鹏）

　　（5）引语式导语。适当引用新闻中主要人物的精彩语言，给人以强烈印象。所引用的话，必须在一定程度上反映出报道的主题；必须生动、精彩、富有新意；必须忠于原意；引语不要太长。例如：

　　"廖俊波同志心系群众、廉洁奉公，把毕生的奋斗与党的事业和人民的福祉连在一起，他不仅是县委书记的榜样，更是党员干部的一面旗帜。"吉林省辽源市东辽县委书记仇景锐动情地说。（选自新华社 2017 年 7 月 2 日《廖俊波同志先进事迹在社会各界引起强烈反响》，作者姜潇）

　　（6）对比式导语。用对比性材料和观点作导语，来引发读者兴味，给读者以鲜明、深刻的印象，引起思考和关注，并吸引他们读完全篇。例如：

　　与汉口建设大道上熙熙攘攘的车流相比，武汉电信营房村通信枢纽楼有些冷清，过去布满服务器的互联网数据中心（简称 IDC）机房，今年几乎搬空了。（选自《湖北日报》2016 年 4 月 25 日《湖北七成互联网企业服务器外迁邻省》，作者刘天纵）

　　（7）结论式导语。将新闻事实的结论和结果一开头就写出来，开门见山地反映事情的结果。

　　泰州设立"蜗牛奖"一事，在全国引发强烈反响。昨天，我市召开新闻发布会，正式公布首批"蜗牛奖"认定名单，12 个部门单位榜上有名。（选自《泰州日报》2016 年 4 月 14 日《我市公布首批 11 个"蜗牛奖"事项》，作者叶桂华）

　　无论哪种导语都要做到以下几点：出语不凡，巧于开篇，突出最具有新闻性的新闻要素；抓住事件的核心和精华，突出新闻本身所具有的特点；突出最新的内容和最新的时间概念；要清晰、简明和生动。

　　4）主体　主体指导语之后、结尾之前的这部分内容，是一篇消息的主干和核心部分，是新闻事实的展开部分。它主要有两方面的作用：一是解释和深化导语。就是对导语所涉及的内容更进一步提供细节和有关材料，使读者对新闻事实有更清楚而具体的了解。二是补充新的事实。导语一般只涉及最新鲜、最重要的新闻事实，通过新闻躯干补充导语中未涉及的新闻要素，使六要素得以完备。有时还要适当提供有关新闻背景，使读者对新闻事实的了解更全面更深刻。它紧承导语用比较鲜明的文字展开叙述新闻事实，用充足而典型的材料回答和印证导语中提出的问题，或者根据需要补充导语中未加提及的次要材料，使消息内容清晰完整，主旨鲜明突出。主体部分安排材料的方法有以下几种：

　　（1）主次顺序。即按事实重要性的顺序安排材料。这是一种倒金字塔结构，即导语阐述的是最重要、最新鲜的事实，主体以重要性递减的顺序来安排新闻中的多项事实，重要的往前排，比较重要的随后安排，再次的再向后排，依此类推，像一座倒置的金字塔。

　　（2）时间顺序。根据事件发生的先后顺序安排材料，这是一种倒叙式结构，即在导语部分突出概括了主要事实之后，主体部分则按事件发生、发展、结局先后顺序安排材料，清晰地反映出新闻事件的来龙去脉。这是动态消息常用的结构方式。

　　（3）逻辑顺序。按一定的逻辑关系来安排事实。这实际是一种总分式结构：即在导语中先把主要事实概括出来,在主体部分再分类论述,或者是因果关系、递进关系、并列关系,抑或是主从关系、点面关系、对比关系等。这种写法有利于反映出事物的内在规律,揭示出事物的本质和意义。

写作主体除了内容充实、材料具体、层次清楚、逻辑严密之外,还应注意做到以下两点:一是与导语保持一致,不得脱节错落;二是与导语详略有别,不得赘述。

5) 背景材料　指新闻事实产生的历史条件、环境条件,以及与其他事物之间的联系等。任何新闻事实都是在一定的环境和历史条件下产生的,所以有了好的新闻背景,新闻事实才会更加丰满,通过背景材料,新闻事实才能够得到更加深刻的意义。背景材料大体上有三类:

(1) 对比性材料。即对所报道的事物进行今昔、正反、彼此等方面的对比。从而在比较中突出报道对象的重要意义,深化新闻的主题。

(2) 注释性材料。即对新闻中涉及的不易为读者理解的内容或词语所作的解释。如人物的身份、年龄、住址,科技方面的名词、术语以及产品的性能、使用方法等。

(3) 说明性材料。即对与事件发生、发展有关的政治背景、经济背景、地理环境、历史状况、物质条件等材料的介绍。一些新闻报道所涉及的问题错综复杂,非一般读者所能通晓,就需要有一些分析说明性材料。

在文中应用背景材料时应灵活掌握,可以将它穿插于新闻导语、新闻躯干、新闻结尾等各个部分。它既可以穿插在段落中,也可以独立成段。无论放在何处,怎样使用,都要注意:紧扣主题,与报道内容相吻合,简繁适度。

6) 结尾　指消息的最后一段或最后一句,在新闻写作中具有重要的意义,它的写法根据内容的需要而定,其作用是呼应导语,收束全文,升华主旨,发人深思。其写作方式有多种多样,最常见的有以下几种:

(1) 自然结尾法。即根据新闻报道的内容,顺乎自然地将必要的新闻要素交代完毕,全文已具有水到渠成之势,就此戛然而止。

(2) 拾遗补缺法。即在结尾处补充其他新闻要素,使新闻报道完整、圆满;或者补充有关背景材料,使新闻报道更加充实、可信。

(3) 别开生面法。这种结尾往往别出一层,补完题蕴。从另外一个角度点明消息的作用和意义,使文章具有更深的价值。

(4) 卒章见义法。即在文章结尾处总括全篇,突出主旨,起到画龙点睛、卒章显志的作用。

消息结语宜实不宜虚,语言简短有力,力求精练。另外无论何种写法,消息的结尾应紧扣消息主题和新闻事实顺势而成,不画蛇添足。有些新闻事实在主体部分已写明白,就不必再加一个结尾。

三、范文赏鉴

【例文】

从受触动到行动　知识改变命运

629 户人的藏乡走出 359 名大学生

本报讯(记者　徐中成) "这两年,别人想在我们村寨娶走个媳妇都难。"3 月 25 日,记者在阿坝州若尔盖县求吉乡采访时,嘎哇村村委会主任仁卓的一句感慨引起了记者的注意。

为何难？原来，村里年轻人不少都出门上大学去了。全乡共 629 户人，近 7 年间已有 235 人从大学毕业，还有 124 名大学生在读。

求吉乡地处若尔盖县和甘肃省迭部县交界处，只有 7 个村、21 个自然寨，却是全县走出大学生最多的乡镇。乡党委书记张建荣说，乡里不少学生考进了中央民族大学、四川大学等知名大学，还出了全县第一个留学生。

一个偏远的藏区乡，为啥能培养出这么多大学生？

张建荣介绍，20 世纪末，求吉乡村民组建了潘州物流车队，走南闯北跑运输。眼界打开后，不少村民才发现，由于自己文化程度低，做事受限，于是空前地重视起子女教育问题来。

下黄寨村村民尼美多吉开货车已有 20 年，"我小学二年级都没读完，好多路牌认不到，找路很不方便"。同村的巴千学不认识几个字，跑运输时要记录饭店电话，就在电话本上画个碗和筷子，再记上数字。尼美多吉一家省吃俭用，支持独生女儿罗措考入了阿坝师范学院。巴千学的儿子多吉扎西已大学毕业，正在自己创业搞现代农业。

近年来，对国家和省里的"两免一补""9＋3"免费职业教育等政策，求吉乡党委、政府大力宣传，让家家知晓。每年 6 月 1 日，乡上召开群众大会，以藏族的最高礼仪，给尊师重教的好家长和爱岗敬业的好老师献上哈达，给品学兼优的好学生发放学习用品。连续多年，求吉乡的入学率、巩固率、升学率均保持在 100%。

求吉乡并不富裕，村民们千方百计筹措教育费用，有的不惜卖掉家中全部牦牛。

去年夏天，上黄寨村召开了一次村民会议，议题是：把重视教育列入村规民约。原来，比起邻近的苟哇村、下黄寨村，上黄寨村的大学生较少。村民们商定，凡是有人考上大学，村上给予 1 000 元奖励，每户村民还要各凑一两百元给他们当学费。

社会各界也伸出援手。由退休干部牵头成立的求吉乡教育助学协会，募集爱心资金 70 余万元，已对全乡所有在校大学生进行了资助。

据初步统计，求吉乡的大学生毕业后，少数去了成都等大城市，约 90% 的人回到了阿坝州工作，成为教师、医生、公务员、技术员，其中科级干部已近百人，求吉乡成为阿坝州双语干部的一个摇篮。

29 岁的更巴措是苟哇村人，她从绵阳师范学院毕业后主动回乡当了一名小学语文老师，"希望帮助更多孩子走出藏寨"。

（摘自《四川日报》2015 年 3 月 26 日）

【赏鉴】

这篇新闻荣获第 26 届"中国新闻奖"消息一等奖，反映了藏区发展中教育滞后、人才匮乏的现状，折射了发展教育、培育人才是兴藏建藏的重要基石。文章生动叙述了农牧民的命运起伏和人生感悟，同时，发表在与达赖集团分裂势力争夺藏区下一代的特殊背景下，具有鲜明导向和重大宣传教育意义，赢得了广大读者的欢迎和评奖专家的厚爱。从写作上来看，它还有以下几点特色值得肯定和赞赏：

其一，标题出奇制胜。这篇消息的主标题运用数字"629 户"与"359 名"制造悬念，这样一个在教育发达地区也算不错的数据，如何在相对落后的藏区实现，读者会被牢牢吸引住。标题无疑起到了言简意赅、画龙点睛、出奇制胜的作用。

其二，见解独特鲜明。新闻要有"独特性"，才能引人关注。消息运用偏远藏乡农牧民送子女上学的背后故事,说明了党中央正确决策对牧区群众春风化雨的效果,通过典型的事例传递了正能量,形成了良好的舆论导向。

其三,用心发现挖掘。据参评作品推荐材料介绍,本文记者发现该事件后,当即蹲点村寨,对农牧民送子女上大学背后的故事进行抽丝剥茧的调查,连夜成稿并于次日刊发在《四川日报》。文章有现实困境,有浓浓温情,有冲击,更有希望。这篇消息的成功再一次表明,发现和挖掘新闻的能力,是记者的一种基本素养,是记者政治水平、业务水平、感知力的集中表现。

四、实训提升

(1) 下面这篇新闻获"第 26 届中国新闻奖文字消息类二等奖",欣赏并分析为何能获此殊荣。

一次"拒绝"感动一座商城
600 家店铺为拾荒阿婆攒纸箱

本报 12 月 27 日讯(记者宋亮亮)　在海口 DC 商业城,商户们每天都会收集好自家的纸箱,等待一位拾荒阿婆上门来拿,这个习惯已经坚持了六年。

26 日下午 4 时,DC 商业城三楼,一位戴着草帽的驼背阿婆,左手拎一只大塑料袋在过道里穿梭。她每到一家商铺,都有人递上折叠好的纸箱或者几个饮料瓶,不到半小时,塑料袋就鼓了起来。

"上午给了阿婆一捆纸箱,刚才又给了她一捆。"3150 号商铺店长周培说。据他介绍,2010 年他刚来店里工作,就见到了这位阿婆,当时看她这么大年纪还在捡废品,心里很同情,此后就和同事每天攒下纸箱,等待阿婆上门来拿。"阿婆从不乱拿东西,取走纸箱前都会和我们确认。"

3158 号商铺销售员符定强说,阿婆几乎每天都来商城,大家都帮她攒纸箱,每次都让她"满载而归"。令他感动的是,一些商户觉得阿婆很辛苦,要买饭给她,可她总是摆摆手,只肯收下废品。

虽然阿婆是"老熟人",可商户们不了解她的个人情况,连她姓啥都不知道。记者几经努力,阿婆也没有提供任何信息,只是说商场的人对她很好。据海南 DC 商业城管理有限公司总经理助理刘育峰介绍,通过和阿婆平时交谈得知,她姓陈,琼山区人,今年 82 岁,老伴在家没有劳动能力,一个 40 多岁的女儿长年患病,家里就靠她维持生计。

"为了帮助阿婆,商城对她特别关照。"刘育峰说。六年前,刘育峰刚认识这位阿婆时,得知有商户要给她买饭被拒绝,为阿婆自食其力的精神所感动。出于管理和安全考虑,公司不允许外人进入商城拾荒,对阿婆却开了"绿灯"。公司多次要求保安和商户对阿婆要关爱照顾,还和大家"约法三章"——不准阻拦、不准驱赶、不准打骂。如今,整个商城 600 家店铺为阿婆攒纸箱已成为习惯,阿婆每天卖废品大概也有 30 元的收入。

刘育峰表示,商城的"绿灯",会一直为阿婆亮下去。

(摘自《海口日报》2015 年 12 月 28 日第 03 版)

(2) 采访本校最近发生的重要新闻事实,用两种形式的导语分别写作两条消息。

(3) 将下面的通讯改写成一篇结构为"倒金字塔"和"金字塔"相结合的动态消息,限定在 500 字之内。

"网红"手术笔记，折射坚守 40 年的工匠精神

注：本文请登录 www. sstp. cn 阅读。

任务三　写作通讯

一、案例导引

中文系的高材生王××到省报实习，师从名记者刘×，哪知第一篇实习稿就遭遇了"滑铁卢"。记者刘×看完王××写的一篇通讯，毫不客气地指出："这哪是通讯，充其量是一篇散文，重新再写。"王××傻眼了，一时闹不清通讯和散文在写法上的严格界限。不过，他已下决心把通讯吃透，成为一个合格的记者。那么，我们在写作中会不会犯同样的错误呢？下面请看通讯的文体规范和写作方法。

二、知识点击

（一）通讯的含义

通讯是以叙述、描写、抒情、议论为主要表达方式，将具有新闻价值的人物或事件及时、具体、生动地予以报道的新闻体裁。

通讯是比消息报道更详细、由消息演进而成的一种新闻写作体裁。随着新闻业的繁荣以及邮电交通业的发展，新闻受众的接受心理发生了变化：通过消息简单地了解新闻之后，还想"刨根问底"，了解新闻的详细情形与来龙去脉，要求读新闻报道有一种身临其境的现场感。这就需要有一种比消息更详尽生动的新闻体裁——通讯，应运而生。

通讯是我国新闻界写作中所运用的名词，最早称为"通信"。在 19 世纪 70 年代，电报传入我国，成为最迅速的新闻传播手段，因为价格昂贵，只能用来传递简明扼要的消息报道，详细的报道只能通过邮寄方式传递，当时称通过轮船寄递的新闻报道为"通信"，后来改由电报送发或航空邮寄后，新闻界便将"通信"改名为"通讯"。

（二）通讯与消息的区别

1）时效方面　两者都要求越快越好，但消息内容单纯，篇幅短小，可以更快。而通讯内容丰富，篇幅较长，采访和写作时间都比较长，因此不比消息迅速及时，对同一个新闻事件的报道常常是消息先于通讯。

2）内容方面　消息大都是一事一报，而且只报道新闻事件的大致情况；通讯可以一人一事，也可以涉及众多人物和事件，比较注重事件过程和细节刻画。同时，评论性较强，讲究新闻事件的思想内涵和主题挖掘。因此，通讯的内容比消息更丰富、更细致、更深入。

3）结构方面　消息有一定的格式，一般由标题、导语、主体、背景、结尾五部分组成，且标题和导语也常有一些固定模式。消息通常采用"倒金字塔"式结构，而通讯的结构跟一般记叙文相似，不拘一格，力求创新。由于题材和作者的不同，几乎每一篇通讯都可以有自己独特的结构形式。

4）技巧方面　消息较少使用衬托、对比、抑扬、虚实、呼应等表现手法以及比喻、排比、夸张、比拟、象征等修辞手法，而通讯则大量使用。因此消息显得凝重朴实，通讯则显得生动活泼而富有文采。消息的语言一般比较平实、朴素和简洁，主要用叙述，描写次之，抒情和议论较少使用；而通讯的表达方式多种多样，语言丰富多彩，不乏创造性。从叙述人称上看，消息一般采用第三人称口吻，而通讯既可采用第三人称口吻，也可采用第一人称口吻。

通讯和消息的实质性区别是所含信息的量和质。因为经过了一段时间的沉淀，通讯所含的信息较为沉稳，往往是间接的、折映式的，而消息所含的信息则新鲜、直接得多。通讯所含的信息丰富、生动，而消息所含的信息则较为简洁、明了。

那么，同一个新闻事实是写成消息还是写成通讯？一般来讲，材料丰富，故事情节完整，适宜写成通讯；要告诉读者详细过程，呈现某种场景，也适宜写成通讯。否则就只能写成消息。

通讯和消息也有相同点：都必须遵循材料真实、报道及时的新闻原则，即都具有新闻的真实性、新鲜性和时效性。正因为消息与通讯存在着这些本质联系，所以通讯往往就是消息的扩充，必然有消息的内核。如果没有消息的内核，不能还原为一条消息，就不能称之为通讯，就混同于小说、散文或一般的记叙文了。

（三）通讯的特点

通讯与消息都是新闻文体，两者都具有新闻性特点——真实性、时效性、导向性。但和消息相比，通讯还具有以下特点。

1）深入性　通讯的深入性表现在两个方面：其一，主题开掘深入。通讯取材严格，它一般只报道那些人们普遍关心的、有现实意义的题材。通讯的主题，应该是具有重要的思想性和时代性，要透过现象抓本质，抓住生活中、工作中带方向性的问题，及时回答现实生活中亟须解决的问题。其二，报道细致深入。较之消息，通讯要详细地报道事件的发生、发展及结果，不仅要展开情节，而且还要对有典型意义的场面进行绘声绘色的描述；对新闻事实及其产生的原因，要深入开掘，不能浅尝辄止；对于主要事实以及与主要事实相关的一些内容，要作适当的延伸和扩展，从而使内容显得丰富、深入。

2）生动性　消息的语言追求简洁、明快、准确，而通讯的表述要求生动形象，具有一定的文学色彩。在表达方式上，既能把叙述、描写、抒情、议论融为一体，也能把比喻、象征、拟人、通感等修辞手法运用得风生水起。通讯的结构灵活多样，不拘一格，它可以突出一个"活"字，通过巧妙的结构安排加强通讯的可读性。所以阅读通讯，能领悟到栩栩如生的人物、曲折生动的情节、自然传神的细节、清晰可见的场景、充满生活气息的对话等。所以，通讯较之消息，更能给人以具体生动、鲜明深刻的印象，更能收到近似文学作品的感人效果。

3）评论性　通讯在描述事实的过程中可以直接发表评论，抒发感情，以揭示其思想意义，表明作者的观点和倾向。这是通讯区别于消息的重要特点。消息是以事实说话，除述评消息以外一般不允许作者直接发表议论。通讯则在报道人物或事件的同时，表露记者的感情与倾向。然而通讯的评论不同于议论性文体的论证，它须时时紧扣人物或事件，依傍事实作适时的、恰到好处的评价点拨。因此这是一种通过描写、叙述、抒情等表达手段进行的议论，它的特点是以情感人、理在情中，而不能像议论文那样长篇大论层层推理，以免冲淡通讯的生动性和形象性。

（四）通讯的种类

根据通讯的内容和写法，一般将通讯分为人物通讯、事件通讯、工作通讯和概貌通讯等。

1）人物通讯　即以记述和描写现实生活中具有典型性人物的最新行动来反映时代特点和社会面貌的通讯。它通过各行各业的英雄模范人物、社会名流、平凡生活和工作中体现人生价值的普通人以及对社会有反面教育意义的人物的报道，主要表现其典型事迹或落后思想，展示其人格修养和精神境界。在取材上可写"全人全貌"，也可截取片断着重写人物的某个侧面或阶段，也可写人物群像。人物通讯要突出人物的个性，折射出时代精神。

2）事件通讯　即着重反映现实生活中典型事件的通讯。它较为具体、生动、完整地报道事件发生、发展过程，深入挖掘事件所包含的思想意义，使读者受到教育。事件通讯虽然不是以人物为中心，但不能见事不见人，要人以事显，事以人生。事件通讯的时效性较强，它围绕中心事件选材，虽不着力刻画人物，但往往通过典型事件表现一群人或一个集体。所以它通过较为详尽地展示事件的完整过程，挖掘其意义，揭示其本质，进而反映社会风尚，弘扬时代精神。

3）工作通讯　即以报道工作中的成就、经验，揭示和讨论工作中的问题为中心的通讯。它一般以介绍工作中取得的成就和经验为主，通过具体、生动的事例，形象地介绍某种典型经验，分析某项工作中的成败得失，概括出具有规律性的东西，指导并推动工作。工作通讯没有中心人物和中心事件，只有中心工作，要着眼于某项工作该怎样做或不该怎样做。文笔力求生动形象，饶有兴味。

4）概貌通讯　即报道某个地方、单位、部门的某种气象、今昔变化，或介绍地方风情特色、风俗习惯的一种通讯。它通过形象的描述，勾勒出基本面貌。它取材广泛，角度灵活，挥洒自如。常用点面结合、今昔对比、剪影取势的手法，捕捉对象的某种总体印象，具有强烈的现场感，读来有亲临其境的感觉。能开阔读者的视野，振奋读者的精神。报刊上常见的"见闻""纪行""巡礼""散记"均属此类。

5）新闻故事　新闻故事又叫小通讯，是一种通过篇幅短小、内容集中、情节生动的新闻事件，生动活泼地反映丰富复杂的人情世态、展现时代大潮的朵朵浪花的通讯，其特点是以小见大，平凡中见深刻。它往往通过一段片断、一个场景、一场冲突，生动、快捷地宣传新人新事新风尚。也有少数批评不正之风、陈规陋习等不良现象的。

（五）通讯的写作

1. 通讯的写作要求

1）提炼体现时代精神的主题　通讯的主题除要求正确、集中、深刻外，还要求能够体现时代精神。作者要站在时代的高度，凭着犀利的目光、敏锐的嗅觉、高度的责任感，认清时代发展的趋势，分析人物、事件的时代意义，确定富有时代精神的主题，如选择政治上重要的、为群众所注意的、目前最迫切的问题，或选择具有个性特征的典型人物、事件或工作经验的题材，挖掘出其包含的时代精神，通过写成通讯来回答人民群众关心的问题，反映人民群众的愿望。

2）选择具有典型意义的材料　具有典型意义的材料是指那些具体、最为感人、最能表现人物精神境界、最能突出主题的事实材料。典型材料是从采访来的大量素材中精心挑选出来，既具有代表性、有特点，能反映时代精神和本质的人物及情节，又要有生动感人的事迹和细节，还要有能说明人物和事件社会意义的背景材料。

3）灵活运用多种表达手法　通讯不仅要像消息那样用事实说话，而且要用形象说话，因而要运用多种表达手法：其一，叙述、描写、议论、抒情等多种表达方式穿插使用。其二，比喻、象征、拟人、排比、反复等修辞手法信手拈来。其三，巧妙运用细节，可以使事件活灵活现，真切感人，可以使人物形象血肉丰满，可以使景物真切可感。其四，善于运用群众语言。群众语言富于形象、清新活泼、朴实简洁，散发着浓郁的生活气息。

2. 通讯的结构形式

从结构上看，通讯一般有纵式结构、横式结构和纵横交叉式结构三种形态。

1）纵式结构　即通讯全文的层次与层次之间呈现纵深发展态势，它包括两种形式：一种是时间式，即按事件发生发展的时间顺序，沿着时间的长链，把事件的发生发展区分为若干个不同的步骤，每一个步骤形成一个大的层次，几个层次构成一篇完整的文章。另一种是递进式，即按材料的特点，从浅层到深层，从现象到本质，或从感性到理性，组织文章的结构。层次与层次之间呈现出逐层深入的态势。

2）横式结构　即通讯全文的层次与层次之间呈现相互并列的关系。它包括以下几种类型：一种是空间并列式，即把发生在不同地区或不同单位的具有相同性质的新闻事实组织在一起，形成一篇完整的通讯。每一空间的转换，就形成一个新的层次。另一种是人物并列式，即将报道的几个同类型人物分别一个个写来，使每个人物的事迹相对独立，各形成一个层次，若干个人物构成一篇，揭示一个深刻的主题。

3）纵横交叉式结构　即在一篇通讯中整体上采用纵式结构，局部采用横式结构，或整体上采用横式结构，局部采用纵式结构。它一般适用于内容复杂、篇幅较长的通讯。

不管采用哪种方式组织结构，都要注意两点：其一是突出主线，并且贯穿始终，这样通讯的主题才会鲜明突出；其二要精心安排高潮，使通讯有起有落，主题鲜明。

3. 写好标题、开头和结尾

1）标题　通讯的标题，从写法上看，或直接揭示新闻事实，或提出问题，引人思考，或用比喻等修辞手法，曲笔达意。从形式上看，可以是单标题，也可以是双标题，一般正标题揭示或提示新闻内容，副标题交代报道的对象或新闻来源等。如《开封缘何不"开封"》《跑断腿的二胎证》《一水激活万水流——吉林省"河湖连通"工程走笔》等。标题的写作，要求与主题相关，生动、醒目。

2）开头　通讯的开头要引人入胜，激起读者的阅读兴趣。开头的方法主要有以下几种：一是用比兴手法描绘特定场面，以渲染气氛，引出报道内容；二是用引人的情节、细节或新闻事件开头，起到如同电影、戏剧"序幕"的作用，让读者立即触及通讯所报道的人物和事件；三是开门见山，下笔点题，以节省篇幅，使主题明朗显豁；四是用名人或所报道的先进人物的语言开头，以统帅全文；五是用诗歌、民谣或历史典故开头，从而为通讯奠定基调；六是用与通讯内容有密切联系的童话或神话故事开头，以增强通讯的感染力量。当然，通讯的开头没有固定格式，可根据内容的需要采用灵活多样的方法，如悬念、设问、议论或抒情等。

3）结尾　通讯的结尾也没有固定的格式。一般来说，好的结尾应当加深作品的思想，增添文章的色彩，启发读者思考，加深读者印象。常见的结尾方法有：画龙点睛，深化主题；借用对话，点明主题；类比烘托，激发斗志；引用诗歌故事，抒情言志；寓理于事，余味无穷；首尾呼应,结构完整。但无论哪种结尾都要耐人寻味,言已尽而意无穷。

三、范文赏鉴

【例文】

一对 80 后"羊倌"的辩证人生观
——记晴隆草地中心畜牧师刘树军、伊亚莉夫妇

注:本文请登录 www. sstp. cn 阅读。

【赏鉴】

《一对 80 后"羊倌"的辩证人生观》获得 2016 年第 26 届中国新闻奖二等奖。文章结构编织得当,贴近生活,立意深刻,值得我们学习。

其一,它通过"苦与乐""远与近""高与低"的关系辩证,叙说了一对 80 后高学历青年夫妇服务偏远山区、实现自我价值的真实事迹,揭示了外人眼中"不等式"背后的价值意义所在。其二,主题以小见大,气势恢宏。国以才立,业以才兴。在全面建成小康社会的进程中,人才和技术的支撑尤为重要。然而,由于偏远山区基础条件差,经济水平低,导致人才匮乏和人才引进难的问题相当突出。如何摆脱人才制约的瓶颈,是当前区域发展中一个重要的课题。4 年来,刘树军夫妇在条件艰苦的山区书写芳华,为晴隆草地生态畜牧业的发展壮大甘于奉献,将自己的青春理想融入祖国发展中,在此过程中,他们也实现了人生价值。这一典型事件充满了正能量,对广大青年具有启迪和激励作用。其三,用平实生动、"接地气"的语言描绘出了新时期扎根农村、质朴可敬的青年形象。读时引人入胜,读后回味无穷。其四,文章融入了很多工作、生活细节,描写真实,令人信服。"一个好的细节,胜过千言万语,优秀的通讯无一不是用细节播种感动"。总之,这篇散文以其宏大深刻的立意、鲜明的主题、清晰的架构和生动的语言为典型报道吹来了一股新风,是反映我国青年新面貌、新气象的一篇上乘佳作,获奖当之无愧。

四、实训提升

(1) 学习通讯的写法,观察捕捉身边有新闻价值的人和事,写出两篇人物通讯和事件通讯。

(2) 2015 年 12 月 15 日,《楚天都市报》刊登了一篇人物通讯——《女环卫工 6 年拽回 5 名轻生者》。作者从一个微电影剧本中敏锐捕捉到了这位在武汉长江大桥上扫马路、救助轻生者的环卫工的故事,继而先后 3 次深入长江大桥进行采访,摸清事实。为了核实有关事例真伪,作者寻找了一个月之久,2 次找到武昌警方,从 500 多名同名同姓的人中查找。这篇通讯获得了第 26 届"中国新闻奖"通讯二等奖。

从内容和形式两方面进行分析论证:为什么这篇通讯能引起如此大的反响?

女环卫工 6 年拽回 5 名轻生者
记者　卢成汉　殷莉红

注:本文请登录 www. sstp. cn 阅读。

任务四　新媒体写作

一、案例导引

近年来，随着卫星通信、数字化、多媒体计算机网络等技术发展，出现了新媒体。新媒体带来的一系列便利及其自身的优势冲击着传统媒体的地位。就我国报刊行业而言，报纸广告市场自 2012 年进入负增长开始连续萎缩，2015 年广告经营额经历 35.4％的断崖式下跌，2016 年前三季度继续大幅下降 40.0％。从发行情况看，全国报纸发行种数、总印数及销售量等指标均呈下降态势。2016 年 12 月我国订销报纸份数同比下降 3.9％，全年累计订销数累计下降 4.3％。那么，新媒体究竟是什么？ 新媒体写作又有哪些足以冲击传统媒体的特点呢？

二、知识点击

（一）新媒体写作的含义

网络时代带给人类空前的文化变革，人们的思维模式、思想观念、语言叙述、审美取向和生存方式都在随着互联网的发展而变化，这其中就包含了写作方式。反过来看，每一种新媒介的出现，都开创了社会生活和社会行为的新方式，可以说，媒介是社会发展的动力之一。我们这里谈论的"新媒体"或者"新媒介"，并非是一个科学严格的概念限定，而是在与"旧媒体"的对比中产生的时间性概念。

新媒体写作是指写作主体以电脑、手机、数码照相机、数码摄像机、数字电视及其他电子设备等新兴媒介为载体，以文字、图片、音频、视频、符号等为写作手段，在网络、移动、户外虚拟平台上进行的交互式写作行为和活动过程。

（二）新媒体写作的特征

1. 与传统媒体相比新媒体的特征

1）数字性（digital）　新媒体是基于数字化技术来处理文本内容，通过数据压缩来存储和传输，传播速度快，传播距离远，处理方式简单易学。

2）交互性（interactive）　传统媒体采取的是"你传我收"模式，受众一方永远处于被动接受的地位；新媒体实现了传播者与受众方之间的互动和沟通，实现了用户与用户之间的个性化交流，传播者与接受者成为平等的交流主体。

3）超文本性（hypertextual）　新媒体采用超链接的方法，将各种不同空间的文字信息组织在一起。它们以电子文档的形式存在，包含着可以链接到其他位置或文档，可从当前阅读位置直接切换到超文本链接所指向的位置，快捷简便。其典型代表是数字图书馆和搜索引擎。

4）虚拟性（virtual）　网络世界是对现实社会的拟态模仿。新媒体的网络环境、社交空间、用户身份等各个方面无不体现着虚拟的特征。它的虚拟性和隐匿性，既能使观者有身临其境之感，有利于进一步开启人类创造力和拓展文化空间，又能使各种风俗时尚和社会热点不断发生演变，引发了网络恶搞、网络欺诈、网络暴力、侵害知识产权等一系列社会问题。

5）网络化工作（network）　随着互联网时代的到来，"互联网＋"的理念深入人心，网络化已经融入并改变了人们的生活和工作方式。互联网没有时空限制，工作的时间、地点更加灵活，突破了区域限制，自由度更高，大大冲击了传统媒体。

2. 新媒体独特、创新的特征

新媒体的以上五种特征，演化为三股力量，将新媒体写作推离了旧媒体：

1）可无线到达任何空间的自我传播能力　与传统媒体不同，新媒体写作赋予了人们极大的自由度，人们只要认为有话要说，有事要报道，有情要抒发，就可以独自完成个性化的表达，而不需要拘泥于传统的写作、编辑、印刷、出版方式。

2）促使写作形式发生变化　新媒体赋予了写作形式空前的灵活性和丰富性。各种形式的媒体都聚集在一起，文字、图像、声音、动态图片和动画都可以用来讲述同一个事件，这在旧媒体上是不可能实现的。因此，新媒体满足了人们不同的表达方式，也为新闻工作者开创了一条新的创作道路。

3）读者挑剔的眼光　网络的交互性使人们可以用前所未有的速度进行交流而不受地域的限制。持续的电子交流使新闻传播变成了双向道，也改变了传统新闻作者的职业道路。

3. 新媒体写作的特点

基于以上内容，总结出新媒体写作的特点如下：

1）交互性，平等性　新媒体使写作进入一个互动时代。读者不再是单纯地以读者身份参与文本接受，而是可以以写作者的身份介入文本创作。写作真正从单向传播转变为多向互动传播。对于写作者而言，发稿不再是写作工作的终点，而是平等沟通、合作、互动的开始。

2）超文本性　新媒体写作是一个突出的非线性书写系统，相当于一个组合的信息网状集合群，其链接的内容是多元化的。因此，它具有极强的包容性和扩展性。

3）融合多文本性　新媒体写作的产生与发展离不开新技术的革新。例如在许多新媒体小说里，已经可以根据情节和情感表达的需要，配以视频、音乐、音效、图像，甚至通感元素等。因此，在新媒体环境下，如何编辑、如何表达、如何写作，如何利用信息图片强化主题，如何使页面呈现多重审美，如何添加音频、视频、手写、手势等，以带给读者全方位的阅读体验，便成为新形势下写作者首先要解决的职业素养问题。

4）随时写作、随心写作　网络打破了时空限制，给予所有人在共时状态下相互交流沟通的机会。人们可以通过新媒体的写作形式，褪去现实身份的束缚，张扬个性，发挥才情，宣泄情绪，调侃消遣，真正做到"我手写我口，我手写我心"。

（三）新媒体写作的类型

1）电子邮件　电子邮件作为早期的新媒体写作主要类型，按内容及用途可以分为商务电子邮件、公务电子邮件和私人之间电子邮件；按形式可以分为电子贺卡、电子明信片和音频视频。基本结构包括信头、邮件正文和附件，写法和纸质书信相似。

2）博客　博客的正式名称是"网络日记"，是一种通常由个人管理、可随时张贴文章的社会媒体传播方式。通常结合有文字、图像、其他博客或网址的链接及其他与主题相关的媒体，能够让读者以互动的方式留下评论或意见。"博客"也指写作或拥有博客的人。

博客按使用的媒体形式可分为播客（分享声像元素）、威客（通过互联网把个人智慧、经验转换成实际收益）、换客（发帖以物换物）、影客（分享短片和真人秀）、闪客（制作 flash 进行传播）、移客（在智能手机上实现移动博客）等。

3）微博　即微型博客的简称。它是一种基于关注机制分享、传播、获取简短实时信息的社交网络平台。与博客注重梳理作者在一段时间内的所见所闻所感不同，微博更偏重于表达随时随地的思想动态。作为一种时下流行的交流平台，微博更具时效性、碎片化和随意性。

4）手机文学　媒体的发展突飞猛进，智能手机已经成为一个移动、便携的小型个人电脑。21世纪初的手机报、彩信、手机短信连载小说，都属于手机文学的范畴。它既有手机、网络赋予的灵活性、多样性、即时性优势，又囿于篇幅，具有限制性的特征。

5）电子杂志写作　电子杂志兼具平面与互联网两者的特点，且融入图像、文字、声音、视频、游戏等，相互动态结合来呈现给读者。此外，还有超链接、及时互动等网络元素，具有较强的延展性。

6）BBS帖子　BBS原本是一种电子信息服务系统，它为网络用户提供了一块电子公告牌，每个用户都可以在上面发布信息。因此，BBS便成为大众发表自由言论、交流沟通信息的公共电子空间。

7）微信公众号写作　开发者或商家在微信公众平台上申请应用账号，该账号与QQ账号互通，通过公众号，商家可在微信平台上推送文字、图片、语音、视频，实现和特定群体的全方位沟通、互动。如今，微信公众号已经成为一种主流的线上线下互动营销方式。

三、范文赏鉴

【例文1】

报刊新闻：

广西小伙脑死亡捐献心脏　众人千里接力4小时送心救人

一名脑死亡患者5月2日在位于广西桂林的一家医院捐献器官，所捐器官当天被紧急送往北京，植入一名严重心衰患者体内，上演一场感人至深的千里接力"换心"行动。

据介绍，器官捐献者系广西贺州市昭平县人小叶，现年21岁。小叶生前患有脑瘤，半个月前已处于昏迷状态。4月30日22时被确诊为脑死亡。5月1日11时，家属签字同意在其逝后捐献其器官，包括肾脏、肝脏、心脏、眼角膜。

5月2日16时，解放军第181医院在小叶离世后，手术取其所捐献器官。16时48分，他的心脏从该院出发送往桂林两江国际机场，并于17时30分到达该机场，经南航绿色通道登机。18时01分，飞机提前14分钟起飞，将小叶的器官紧急送往北京，为一名正在等待手术的12岁严重心衰患者进行器官移植。

移植心脏于20时30分送到北京，20时40分由停靠在停机坪的直升机送往医院，21时05分送达医院。21时20分，北京有关医院开始为12岁严重心衰患者小包进行移植手术。3日凌晨2时左右手术完成，手术过程很顺利。3日下午5时左右，小包苏醒，心脏跳动很好，其他脏器机能也很平稳。

据悉，小叶捐献的肝脏将移植给重庆市一名39岁患者，肾脏受体是广西贺州市一名51岁患者和江西省一名48岁患者，角膜被送往广州中山医院。

"我儿子为人善良，面对捐献我们一大家子都一致同意，希望延续他的生命帮助别人。"小叶的父亲轻轻地说。

（摘自《深圳晚报》2014年5月4日08版）

网页策划：

一颗心的千里生命传递

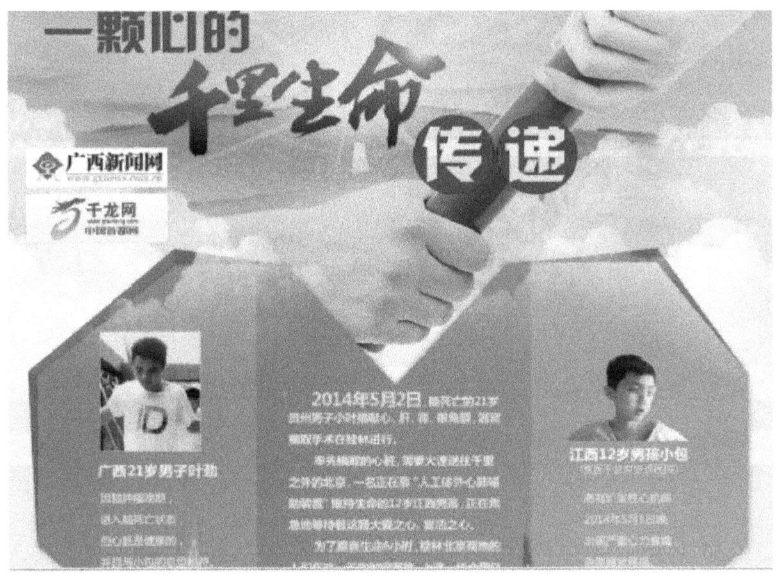

（网页链接地址 http://sub. gxnews. com. cn/subject/2014/sx/index. html）

【赏鉴】

2014年5月2日，脑死亡的21岁广西男子小叶捐献心等器官摘取手术在桂林进行。另一边，一名正在北京、靠"辅助装置"维持生命的12岁江西男孩小包，正在等待着这颗大爱之心。为了跑赢这场全国关注的生命接力战，桂林、北京两地的人们通力协作，千里传递。不到6小时，小叶捐献的心脏成功在小包体内跳动。各大媒体纷纷对此事进行报道，其中，就有《深圳晚报》记者在事件发生后的即时报道。新闻中对事件的前因后果和整个过程进行了叙述，语言精练，逻辑清晰，阅读后会对该事件有大致的了解。

与此同时，广西新闻网联合北京千龙网进行策划报道，对同一事件进行了全方位呈现。通过对比，我们可以明晰地感受到新媒体在事件报道中的快速、多渠道、互动性等优势。

（1）页面设计富有创意，展现正能量。整体以广西献心男孩"伤心""救心""安心"和在京男孩的"求心""配心""同心""连心"两条线索并行，最终汇成"爱心"版块，进行策划报道。整个页面的结构以"心"为创意点，布局合理，构图和谐，别出心裁，具有多重审美意义，充分展现正能量。

（2）页面以生命为主基调，凸显与时间赛跑的紧迫感和"爱心"背后的温馨感人。

（3）头图选择太阳作为背景，对于捐出心脏的小叶，意味着自己生命结束的同时，也是另一个生命的开始；而对得到心脏捐助的小包，则象征着新生的希望。

（4）页面主色调为粉红色，在色彩心理学中，粉红色象征着温柔、没有压力，可以安抚心灵，因此，在视觉上缓解了"爱心"接力过程中的紧迫感。

（5）沙漏作为装饰元素，表示千里生命传递的时间紧迫、分秒必争。

（6）以时间点和对应的人物事件"大图片＋图说"，简洁明了地表现事件发生过程，紧紧抓住读者眼球，令人仿如身临其境，感同身受。

（7）页面融入视频报道、滚动报道、话题链接、手机播报全媒体元素，全方位展现新闻事件，极大地延伸了新闻的广度和深度。网友热议作为互动环节，拉近了网友与事件的距离，体现了新媒体的互动性。

（8）该专题报道后，得到了来自全国各地网民的关注和评论。许多知名网站都进行了转载报道，赞颂了心脏捐献者对他人奉献大爱不求回报的情操，宣传了事件相关工作人员争分夺秒的"无缝对接"，弘扬了社会主义核心价值观。

【例文 2】

大众网全媒体纪实报道——回家

来源：大众网　作者：樊思思

注：本文请登录 www. sstp. cn 阅读。

【赏鉴】

这是一篇网络访谈。2016 年 7 月，感动中国人物"台湾老兵"高秉涵携家眷返乡寻根，大众网记者在全程跟踪追访后，又专程赴台对高老进行访谈，多角度丰富了这场寻根之旅背后的故事。

（1）事件以小见大，主题深刻厚重。访谈通过两岸盼团圆、血浓于水的故事，从小切口反映民意民声，引发了媒体和公众的共鸣。

（2）内容丰富立体。记者先后从山东、台北的多地进行采访、拍摄，行程近万里，从拍摄到后期制作总共历时近 4 个月。访谈围绕高老的家国情怀展开，分为"离家""心声""流浪""返乡""祭祖""朝圣""归根""尾声"等多个章节，结构清晰紧凑，人物对话与丰富的多现场镜头交织，极具画面冲击力，大大改善了以往纯对话式呈现访谈所带来的陈旧乏味。访谈还首度揭开了高老 25 年来护送大陆老兵骨灰回家的幕后故事，并在页面上辅以高老寻根全程的碎片化直播以及蒙太奇手法的长篇纪实报道，内容容量大，富有张力。

（3）访谈制作精良，充分体现了新媒体写作的优越性。作品综合运用了图文消息、纪实报道、直播、短视频、组图、访谈，并借鉴了电视访谈的后期制作手法，表现形式丰富；专题页面设计清新，开场伴有动画，并配以背景音乐，给观者以强烈的代入感，冲击力强。

四、实训提升

（1）请注册微博账号，并发一条和本节内容相关的信息。

（2）运用互联网，搜集博客、微博、电子杂志写作、微信公众号等各种新媒体写作类型，并比较其写作内容和形式的特点。

（3）下面这篇题为《中国女排，最是精神动人心》的网络评论一经发布，很快被多家知名媒体转载，成为弘扬新时期女排精神，激发网民爱国主义自豪感和自信心的"领头羊"评论。结合这篇文章，试分析新媒体写作的特点与新闻的本质。

中国女排，最是精神动人心

大众网评论员　朱德泉

今天上午，中国女排用一场惊心动魄的比赛 3∶1 淘汰劲旅荷兰队，这是继 3∶2 逆转击败东道主巴西队后，取得的又一场荡气回肠的史诗般胜利！

赛后，郎平与 12 个轮番上场的年轻队员一一紧紧相拥，任她们泪水恣意，她那有些苍老疲惫的脸上宠辱不惊的坚毅令人动容。

我们不知道，这一刻，这位伟大的体育人可曾从这些中国姑娘的汗水和泪水中，看到 35 年前自己作为"铁榔头"的影子，但我们能在扣人心弦的每一分搏杀中，感受到女排精神又回来了！

奖牌成色诚可贵，最是精神动人心。

由郎平参与创造并延续下来的女排精神，始自 1981 年首次夺得"世界级的胜利"。35 年来，中国女排风雨兼程，于起伏中前行，于坎坷中奋进，奏响了中国精神里壮怀激烈的英雄乐章。

这乐章，既是 20 世纪 80 年代中国社会奋斗激情的集中体现，又是"团结起来，振兴中华"的代代传承接力；既是永不服输、永不止步的上下求索，又是面对困难敢于胜利的复兴梦想进行时。

我们每一个人，或许都能被这种精神所感动并从中找到属于自己的精神动力，都能在这种精神中汲取更多砥砺前行的正能量，都能在这种精神的共振中找到爱国主义的自豪感和自信心。

在一个利益诉求愈发多元的时代，我们依然需要无私奉献的女排精神内核。

唯有公心才能打动人心，甘于奉献才能赢得更多点赞。公私分明，公而忘私，先公后私，是每个人义利之辨的哲思考问。

在一个崇尚自我不断强化的社会，我们依然需要团结协作的女排精神品质。

在现代社会里，任何一种技术进步的取得，都是一个集体合作的结果，学会合作，学会共处，是现代教育的基本理念。

在一个物质条件不断充盈的时代，我们依然需要艰苦训练的女排精神特征。

马克思曾经说过："在科学的道路上没有平坦的大路可走，只有在崎岖小路的攀登上不畏劳苦的人，才有希望到达光辉的顶点。"其实，在每一个人的事业追求上，何尝不是如此。

在中国梦的奋进征途中，我们依然需要自强不息的女排精神真谛。

无论是获得更好的教育、更稳定的工作、更满意的收入、更可靠的社会保障，还是更高水平的医疗卫生服务、更舒适的居住条件、更优美的环境，我们所有对美好生活的向往和获得感都需要自强不息，吃常人不能吃的苦，做常人不能做的事！

毛泽东说："人是要有一点精神的。"一个人是如此，一个国家的强盛、一个民族的进步，同样离不开精神的支撑和传承。

人人有精神，国家才有力量。

（摘自 http://www.dzwww.com/dzwpl/mspl/201608/t20160819_14799542.htm）

项目六　　专用信函写作

    1. 了解专用信函的基础知识，掌握专用信函的行文规则及格式要求。

    2. 了解求职、邀请、表扬、感谢、慰问等专用信函的概念与种类。

    3. 掌握求职、邀请、表扬、感谢、慰问等专用信函的格式、结构及写法。

【能力目标】

    1. 能根据行文规则及格式要素制作规范的专用信函及正确选择文种、处理行文关系。

    2. 能用规范的格式和情境，撰写求职、邀请、表扬、感谢、慰问等专用信函。

任务一　写作求职信

一、案例导引

吴×，女，××学院艺术设计专业，2017 年 6 月毕业。

吴×在校期间，积累了扎实的计算机知识并具有较好的计算机应用能力。2015 年获得了计算机资格证，2016 年通过湖南省模块考试。可以熟练进行 Windows 2007/XP 操作，并且能使用 asp、html 等语言进行编程；同时，能够灵活运用 Photoshop、CorelDRAW 等图像处理软件，熟悉广告制作程序，对印刷工序有深入的了解，主要负责广告设计、包装、企业形象、户外广告、宣传册、名片制作等设计工作。另外，参加了多次社会实践活动（详见简历），在生产、销售、管理方面积累了丰富的经验。

吴×四年来的耕耘收获颇丰，自信已具备了争取就业机会的实力，而未来的事业更要靠自己去探索和拼搏。

根据以上材料，参照求职信的格式，帮吴×写一封求职信。

二、知识点击

（一）求职信的概念

求职信，也称自荐信，是求职者为谋求职位向用人单位介绍自己情况、展示自己才能实力、获取面试和任用的一种祈使性的专用书信。

求职信的最大作用就是获得用人单位的好感，赢得面试机会。

（二）求职信的特点

1）目的鲜明突出　求职者写求职信的唯一目的就是让对方看过信后对自己有个良好印

象，为录用自己打好基础。

2）内容单一明了　为了达到被录用的唯一目的，内容一定要围绕目的简明扼要，使对方了解自己的水平、能力、才华即可，其他内容等面试时再酌情详谈。

3）语言中肯平和　求职信的表达方式是叙述和说明。要以中肯、平和而又谦恭、真挚的语言陈述情况，说明诚意，实事求是，彬彬有礼地展现自我。

（三）求职信的种类

求职者的身份大致有三种：一是应届毕业生，二是社会无（失）业人员，三是在职（寻求新职或兼职）者。这也就形成了求职信的三个种类。

身份不同，求职者写作的角度、预期、内容、重点就会有所不同。毕业生可遵循"先谋职业，再求发展"的原则进行写作，无（失）业人员可根据自己的工作经历、经验、特长及生活实际状况阐述对职业的理解和需求，在职者必须在不妨碍现有职业的前提下提出自己的求职愿望。

求职信的写作有两种情况：一种是在不知用人单位是否要人，要什么样的人的情况下写的，需要全面介绍自己的情况，信可以向多个单位、多个部门寄送；另一种则是针对用人单位的招聘广告，在已知用人单位要什么样的人的情况下写的，需有针对性地介绍自己的特长及应聘理由，只向该招聘单位发送。

（四）求职信的结构与写作

求职信在格式上一般包括标题、称呼、正文、落款及成文日期。

1. 标题

首行居中写，字体比正文要大些，最好用黑体。也有的求职信不写标题，有的也可以写作"自荐信"或"应聘信"。

2. 称呼

分两种情况。如果不知对方姓名，那就写"××企业总经理""××厂长"等；如果知道姓名，那就冠以"××先生或女士"，以示尊敬。位置在第一行顶格单独写，后加冒号，表示下面有话要说。

3. 正文

这是求职信的核心内容。它是求职者的个人情况精要概括和能力展示。主要由开头、主体、结尾和附件组成。

1）开头　首先冠以问候、寒暄之语，如"您好！感谢您在百忙之中阅读我这封求职信""真诚地感谢您在繁忙的公务中浏览这份求职信"等。然后介绍自己的基本情况，即姓名、性别、年龄、学历、特长、爱好、经验等。

求职信常用的开头有以下三种形式。

（1）介绍式。从自我介绍开始。如"我叫×××，是××大学××专业的学生，即将毕业，一直仰慕贵公司，并想在贵公司谋求××岗位工作"。

（2）信息式。从报刊、电视、招聘广告等途径获得信息写起。如"我从《××报》获悉贵单位招聘××人员，我已具备了上述应聘条件，特致信应聘"等。

（3）提问式。以提问的方式开头，以引起招聘单位的重视。如"贵公司不是想要一位有经验的财务主管吗？我很渴望成为贵公司中的一员"。总之，求职信的开头多种多样，没有固定不变的模式。

2）主体　主体部分要围绕用人单位招聘广告上的要求，着重介绍自己的优势。要针对不同职位的不同要求，重点介绍自己的专业技能、特长、获奖情况和社会实践情况。其中，对学习成果或工作成果及自己的思想品德、性格等情况，也可做简单介绍让对方了解，以便于用人单位考虑。主体要求条理清楚，不必面面俱到。

3）结尾　对招聘者花时间阅读自己的信表示感谢，并提出自己的愿望和要求，以及希望对方给自己一次面试机会的恳求。最后写上祝语，如"谨祝工作顺利，事业兴旺""此致敬礼"等。

4）附件　附件是正文的有机组成部分，写在正文祝语下一行空两格处。包括学历学位证书、职称证书、英语等级证书、计算机等级证书、有关获奖证书等复印件，能证明自己的学历和专业技能及思想品德，显示自己的竞争实力。如没有附件，就不写这项；如有附件，就在附件后加冒号，再写出附件名称。

（五）写作求职信的注意事项

1）内容要简短　切忌长篇大论，篇幅控制在 600 字左右。

2）措辞有分寸　做到不卑不亢。过于谦卑，会给人庸碌无为的不良感觉；过于高傲，会给人轻佻浮夸的印象。

3）投单位所好　善于换位思考，从用人单位的角度出发考虑问题，有针对性地提供自己的背景材料，表现出独到的智慧和才干。

4）字迹要工整　洁净秀丽的字体本身就是一封最好的"介绍信"，容易给人留下良好的第一印象。

5）留联系方式　求职信一定要写清联系方式。包括邮编、通讯住址、电话等。

（六）求职信的写作技巧

撰写一封得体的求职信可能是你在寻找工作的时候遇到的棘手问题之一。在求职的过程中，体现个人才智并且文辞精美的求职信，一定有助于你谋求到一份理想的工作。因此，写求职信，还须讲究写作技巧，力求做到"情""诚""美"兼备，以"情"感人，以"诚"动人，以"美"迷人。

1）以"情"感人　人际关系是人与人之间情感的凝结。在人们的相互交往过程中，有以血缘为基础的家庭式情感，有以志向或义气为基础的朋友式情感，有以地缘为基础的邻里和老乡式的情感，还有以利益为基础的互惠式情感。这种情感贯穿于人际交往活动中。作为求职者，在相互较为陌生的情况下，要以情感人，关键是两点，一是把握用人者的心理，投其所好；二是寻找共同点，引起共鸣。

2）以"诚"动人　求职信的"诚"主要表现在"诚意"和"诚实"两层含义。"诚意"就是要求态度诚恳，不能夸夸其谈。"诚实"就是要如实地写出你想从事某项工作所具备的条件，以及选择某项工作的原因，或者是为了发挥某项专长与特长，或者是为了照顾家里的老父老母，或者是受对方单位的某些优越条件的吸引，等等。诚实永远是人们所追求的最美好的品质，更是用人单位用来衡量求职者的重要标准。

3）以"美"迷人　一封文情并茂的求职信，往往会让人爱不释手。要使信写得"美"，应力求做到：语言要饱含感情，在求职信中，适当地选用一些谦词、敬词。如，"恳请""敬请""您"

“贵公司”等,以表达和谐、亲切、相互尊重之意。语言要富于生气,不要死板呆滞,翻来倒去的总是那么几个词语,让人看了厌烦。善于运用成语和口语,使语言表达更精湛、凝炼、精辟、形象、上口。

三、范文赏鉴

【例文1】

求职信

尊敬的领导:

您好!

真诚地感谢您在繁忙的公务中浏览这份求职信,这里有一颗热情而赤诚的心灵渴望得到您的了解、支持与帮助。在此,请允许我向您毛遂自荐。

我叫张××,毕业于××大学××系××专业。

在四年的学习期间,我深知理论知识与实践能力的重要性,所以我努力地系统地学习了计算机网络的相关专业课程的理论知识和基础、专科操作,各科学习成绩优良。现已懂得了一些计算机硬、软件的组装和维护,熟悉了办公软件操作、网络安全的管理、企业网站的开发,同时也尽可能地了解专业外的知识,以使自己充实,视野拓展。

我严格地要求自己,遵守学校的规章制度,从未有过违纪现象。在课余时间,我积极参加学院、社团的活动。在班上作为班干部的我对工作认真负责,能积极配合其他班委开展活动。我尊敬老师,团结同学,关心热爱班集体,有着强烈的集体责任感。强烈的集体荣誉感和奉献激情又使我积极、热情、务实地投入到一些有益的社会活动中。在假期中,我认真参加了社会实践,多次在校外参加各种兼职(网络管理、办公室助理/文员、销售),家教、志愿者工作等不断地丰富我的业余生活,使我学到了在书本上学不到的知识。尽管时间很短,但体会颇深,无论是业务能力,还是社交能力,都有一定的提高,具备了一定的工作经验。

在完成学业和实践活动过程中,我不断地加强自己的思想道德修养,既要学会做事,又要学会做人,恪守“有所作为是人生的最高境界”的人生信条,积极奉献,乐于助人,多次参与社会捐赠和公益活动。我出生于一个农民家庭,艰苦的生活磨练更使我懂得付出才有收获。所以自幼养成勤俭节约、勤奋刻苦、谦虚谨慎、认真务实的生活态度,并懂得感恩生活。

现已大学毕业,但是大学毕业不是终点,而是人生的又一个起点。昨天,已经过去;今天,需要您给我机会;明天,我自信将会更好。盼望您的答复能圆我心中的梦,您的任何形式的答复我都视为关怀!

如蒙贵公司录用,给我一个发展的机会,我将以兢兢业业的精神扎根贵公司,并以实际行动来报答贵公司的知遇之恩,不辜负贵公司对我的期望和厚待。

最后,衷心祝愿贵公司事业发达、蒸蒸日上!

此致

敬礼

附件:个人资料一份

求职者　张××

××××年×月×日

【赏鉴】

文风平实真诚。叙述自己的条件、特长是重点,完备而不烦琐,充分而不夸张;请求而不强求,也不哀求,态度诚恳而不失尊严。

不足之处:对岗位要求不明确,如此可能会错过一些机会,应注意。

【例文2】

求职信

尊敬的赵经理:

您好!我从报纸上看到贵公司的招聘信息,我对网页兼职编辑一职很感兴趣。

我毕业于南京××大学,这个让我骄傲并且人才辈出的大学。我从小对计算机有着非常浓厚的兴趣。我能熟练使用 HTML、JA、CAD、PHP。我自己做了一个网站,日访问量已经达到 3 000 人左右。

由于编辑业务的性质,决定了我拥有灵活的工作时间和方便的办公条件,这一切也在客观上为我的兼职编辑工作提供了必要的帮助。基于对互联网和编辑事务的精通和喜好,以及我自身的客观条件和贵公司的要求,我相信贵公司能给我提供施展才能的另一片天空,而且我也相信我的努力能让贵公司的事业更上一层楼。

如有机会与您面谈,我将十分感激。即使贵公司认为我还不符合你们的条件,我也将一如既往地关注贵公司的发展,并在此致以最诚挚的祝愿。

此致

敬礼

附件:1. 学历证书复印件一份

2. 技能证书复印件一份

3. 英语等级证书一份

4. 计算机等级证书一份

5. 各种获奖证书六份

6. 驾驶证复印件一份

联系电话:×××××××××××

求职人:张×

2017 年 3 月 10 日

【赏鉴】

这份求职信的开头采用了信息式的开头方式,说明了自己获得求职信息的来源和对所求职位的兴趣。第二段介绍了自己的基本情况:即所在学校和对所学专业的爱好和兴趣。主体重点展示自己的能力,说明自己所学知识和所掌握的技能能胜任该公司的工作。结尾恳切要求对方能给自己面谈的机会,表明自己的要求和真诚的态度,并附上附件来证明自己的竞争实力。

四、实训提升

(1) 某大宾馆因工作需要,需招聘大堂经理、公关助理、餐饮、客房部领班、服务员、保安员数名。有一位 35 岁的下岗女工毅然前往应聘。她认为自己有如下优势:在原单位担任过保卫干事,熟悉保安工作的规律与特点;女性善于察言观色,第六感觉特棒,非常细心;受过专门训练,学过擒拿格斗的基本技巧,而且还业余学过柔道;体格健壮等。

请根据以上材料代她写一份求职信。

(2)以下这封应聘信,在结构上存在问题,请指出并加以修改。

尊敬的邵经理:

我是××学院电子商务专业的应届毕业生,经过三年的刻苦学习和业余自修、假期赴外企打工实践,现已能熟练地应用国际互联网、电子通信工具进行商务运作,熟悉国际、国内贸易法规和商务活动规范,具备电子营销、电子支付等商务活动知识和能力。在学校,我是系学生会学习部长和模拟期货市场的主持人;在家里,我是"网虫"和家电维修工。我性格稳重,容易与人相处。学校给我的评语是"学习刻苦,思维敏捷,成绩优秀,有较强的动手能力。工作热情高,责任心强,踏实肯干。为人友善,但不够活跃"。

谢谢您看完这封信,祝您工作顺利!

此致

敬礼

应聘人　×××

××××年×月×日

(手机:××××××)

(3)××工商学院将于下周六上午举办一次校园招聘洽谈会,邀请了省内30多家用人单位参加。请根据自己所学的专业,针对用人单位的要求,结合自己的情况写一封应聘信。

任务二　写作邀请信

一、案例导引

在××公司成立××周年之际,为了答谢广大客户对公司的支持,公司决定×月×日—×日召开2017年度客户联谊会暨产品订货会,听取客户对公司产品的意见和建议,确定次年产品订购情况。

请根据以上情景,以公司总经理办公室的名义,代拟一份客户邀请信。

二、知识点击

(一)邀请信的概念

邀请信又叫邀请函、邀请书,是行政机关、企事业单位、社会团体或个人邀请有关单位或人员参加会议或活动的专用书信。

它是现实生活中常用的一种日常应用写作文种。它要写明邀请谁,在什么时间,到什么地点,做什么事情。结尾常用"请光临指导""敬请莅临""敬候光临"等字样,带有邀请的语气。

写这类信函,要求诚挚恳切,简单明了,必要时还要把食宿办法、交通路线等有关问题具体写明。

（二）邀请信的特点

邀请信的特点一是礼仪色彩,二是书信体格式。

邀请信显示了邀请者对被邀请者的尊重,邀请的事项一般也是比较重要和正规的,并多为不见面邀约,或邀请者和被邀请者之间距离较远,而邀请的范围又较广,所以邀请信一定要依书信体格式将时间、地点及需要做的准备写清楚。

（三）邀请信的种类

分为请柬和一般的邀请信两种。

请柬和邀请信的区别如下：

（1）内容长短不一。前者内容单一,篇幅较短;后者篇幅较长。

（2）礼仪性质有差别。后者具有邀请的功能,有礼仪色彩,但是缺乏前者的庄重严肃性。

（3）制发者有区别。后者制发者一般是机关、团体、单位;前者既可以是机关、团体、单位,也可以是个人。

（四）邀请信的结构及写作

邀请信一般由标题、称谓、正文、敬语、落款及成文日期等部分组成。

1）标题　第一行居中写,字体稍大,可加黑。可只写文种,即"邀请信";也可"事由＋文种"或者"会议名称＋文种"。

2）称谓　第二行顶格写称谓,后加冒号,表示有话要说。如果有明确的邀请对象,一般要写明称谓,个人姓名后要写职务、职称或"同志""先生""女士"等称谓;若是向全社会发出邀请,则可以不写称谓这一项。

3）正文　第三行空两格写正文。先写上"您好"等问候语;然后要写明活动的名称、主办人、举办时间、地点等;开展活动的背景、意义,活动主要项目及采取的主要方式,以及种种与参加者有关事项;热情邀约并做出一定的承诺等几项内容。为方便安排活动,如有必要,可注明请对方予以回复能否应邀参加以及还有哪些要求等。

4）敬语　表示感谢或欢迎的话,诚挚朴实即可。如"敬请光临""敬请莅临""恳请光临指导""致以敬意"等。

5）落款及成文日期　落款如是单位,需加印章;再另起一行用汉字书写日期。

邀请信的一般格式如下：

邀请信

尊敬的________：

　　您好！

　　________单位将于________年________月________日在________,举办________活动,特邀您参加,谢谢！

________（单位）

________年________月________日

（五）邀请信的写作要求

措辞宜讲究;信息要清楚;制作应精美;场合情况定文种。

邀请人对被邀请人要用第二人称,活动时间地点也要写清楚,对参加活动的人有什么具体要求,可简单注明;需要被邀请人收到邀请信后给予答复的,则需在邀请信上注明请答复;有时为了联系方便,可留下自己的电话号码和地址。

三、范文赏鉴

【例文】

中国××研究会

关于举办全国××第×届学术研讨会的邀请函

尊敬的先生(女士):

　　为进一步推进××理论拓展延伸研究与××教学改革实践研究,使××更好地为实现"中国梦"服务,中国××研究会举办全国××第×届学术研讨会。素闻您在××理论研究、××实践研究或教学研究中成果颇丰,特邀请您莅临论坛,参与学术交流。

　　一、会议时间

2016 年 7 月 28—31 日。报到时间:7 月 28 日全天;学术交流:7 月 29—31 日。

　　二、会议地点

××大学

　　三、报到地点

××酒店

　　四、会议议题

1. 当××遇上"互联网＋",应怎样去适应和应对。

2. 如何培养"上岗就能上手"的合格的××人才。

3. 改革××教学,有效调动学生的积极性和自觉性。

　　五、论文征集

　　请参加会议代表参考上述议题,围绕××理论拓展延伸研究与××教学改革和××实践研究,撰写论文(凡参加评奖的,要求是没有发表过的),并于 6 月 30 日前提交电子版(含论文摘要)到会务组邮箱(据此安排会议发言)。

　　会议将组织优秀论文评选,获奖论文将由中国××研究会颁发证书;《×××××》杂志也将从中遴选予以发表。

　　六、会议费用

1. 本次会议每人收取会议费用 500 元(含餐饮费)。

2. 交通费、住宿费自理。统一安排入住××酒店。

　　七、其他

1. 回执:请于 6 月 5 日前将参会回执发送到会务组电子邮箱。

2. 会务组联系人:

杨××(办公电话:×××××××××)

张××(手机:××××××××××××)

电子邮箱:××××××

附件:会议回执

全国××第×届学术研讨会筹委会(印章)

2016 年 5 月 21 日

四、实训提升

(1) 王大爷今年九十岁,六月十八是他的生日,他准备生日那天邀请亲朋好友到喜来乐大酒店聚会玩一玩,畅谈晚年的幸福快乐。

请根据以上情境,替王大爷写封邀请信。要求:写出诚邀之意;适当添加材料,写得饱满充实一些;日期用汉字书写。

(2) 分析下列这篇邀请信,从语言表达谈谈其成功与不足之处。

邀请信

××同志:

为了纪念××诞生 100 周年,我们定于 2015 年 10 月 6 日至 8 日,在××学院第一会议厅举行经济发展论坛学术研讨会。您对经济发展素有研究,我们很希望您能莅临指导。如蒙应允,请在××月××日准时前来参加为盼。报到地点：美盛路 8 号。

附：讨论会发言稿 10 份

学术研讨会筹备组(印章)

2015 年 3 月 5 日

任务三　写作表扬信

一、案例导引

某日晚 11 点多,来沪出差的刘×在淮海中路××大厦门口搭乘司机王×的出租车赶往火车站。下车后,刘×提着行李赶火车去了。司机在清理车厢时发现了一个皮包,无奈之下,司机就把皮包送到当地派出所,经过清点,发现皮包里面装有 8 万元现金和一份价值不菲的工程承包合同,还有身份证、银行卡等。通过身份证,民警找到了失主。刘×接到电话后,立即赶到上海,从派出所领取了这个皮包。刘×十分感激,向在场的员工连连道谢,并决定给报社写一封表扬信,表扬出租车司机王×拾金不昧的高风亮节和派出所为乘客排忧解难的优良服务态度。

请根据上述材料,按照表扬信的内容和格式要求,代拟一封表扬信。

二、知识点击

(一) 表扬信的概念

表扬信是集体或个人对某些单位或个人的先进思想、模范事迹公开表彰和赞扬时所写的一种书信。

(二) 表扬信的特点

(1) 弘扬正气,褒奖善良。

(2) 表扬为主,兼顾感谢。

（3）发文具有公开性。

公开性是表扬信的最大特点。表扬信可以张贴、登报，也可以在电台、电视台播放，还可以在大会上宣读。

（三）表扬信的结构及写作

表扬信一般由标题、称谓、正文、落款及成文日期等部分组成。

1）标题　字体比正文稍大，首行居中书写即可。在外张贴的表扬信，其标题要用醒目大字。

2）称谓　标题下一行左侧顶格写，一般写给被表扬人的上级领导单位，有时也写给个人。如写给个人，应在姓名之后加上"同志""先生"等字样。称谓后加冒号。

3）正文　写被表扬单位或个人的模范事迹，可以写一大段，段中分若干层次；也可以写成几个小段，每段写一个完整意思。叙述事情的经过要翔实具体，重点放在人物事迹的发生、发展、结果及意义上，尤其要着重突出被表扬者事迹中最有教育意义的部分。在叙述基础上加以适当的议论给予赞扬，号召人们向被表扬者学习。如写给被表扬者单位或领导，可提出建议，请有关部门在一定范围内加以表扬。

4）祝愿语　写上祝愿语，以示礼貌和庄重，有时也可省略。

5）落款和成文日期　正文结束后的右下方署名，下一行写上成文日期。

（四）表扬信与感谢信的比较

表扬信与感谢信同属专用书信，都具有标题明确，内容单一、简短，公开、严肃的特点。但它们各有侧重，应注意区别。

表扬信重在扬善，感谢信重在致谢。前者往往包含后者。扬善必含赞赏之情，而且被表扬者的善举使写信人确实受益，写信人自然而然会感激不尽，致以谢意。反之，致谢又常常是受益于善举，赞扬之情也时有流露。所以，有的专用书信是既致谢又扬善举的。那么怎样区分呢？重在扬善的，是表扬信，而且要采用广为传扬的写法；重在致谢的，是感谢信，写法上传扬不传扬均可。

（五）表扬信的写作要求

叙述要实事求是，赞扬要恰如其分，不要任意拔高；感情真挚，行文流畅，语言朴实通俗；篇幅简短，切忌冗长。

三、范文赏鉴

【例文】

表扬信

重庆××职业技术学院：

寇××同学系贵校与本酒店"前半期＋后半期"工学交替项目班级学生，自 2015 年 11 月 16 日到本酒店顶岗实习以来，出色完成了 3 个部门的岗位实习计划，个人表现突出，工作技能的进步和良好的服务意识得到部门的赞许。在酒店季度最佳实习生的评选中，寇×× 从几十个学生中脱颖而出，获得第一季度最佳实习生的殊荣。在此，我酒店谨致函贵校，对该学生的优异表现提出表扬，并借此机会向校方对我酒店一如既往的支持表示感谢。

　　此致

敬礼

××酒店人力资源部

××××年×月×日

【赏鉴】

这份表扬信首先概述了表扬的理由，然后突出表扬对象的优秀之处，最后得体地提出表扬建议。全文夹叙夹议，行文恳切，让人信服。

四、实训提升

（1）病文评析训练：请根据表扬信的写作规范分析下面这封表扬信存在的问题，并进行修改。

表扬信

××旅行社：

　　我们是河北石家庄的一批客人，这次从×月×日来到大理后，得到了王××的热情接待，通过他的讲解，了解到了大理的风土人情和概况，唱的山歌让我们久久难忘。

　　这次大理之行是我们最开心的一站，非常满意王××的工作，在此表扬！

河北石家庄客人

××××年×月×日

（2）根据下面所给材料分组讨论，并按表扬信的内容和格式要求，写一份表扬信。要求主题突出鲜明，语言流畅，结构条理清晰。不足材料自拟。

2008年我国南方遭受了多年不遇的特大雪灾，无数电网、电线、电力设备被大雪、冰块压坏或受阻，电力不通，严重影响了灾区人民的生产和生活。党中央号召全国各地的电力维修人员积极投身并参与这场抗雪灾的战斗中。特别是我国东三省的电力维修人员，冒着狂风暴雪登上陡险的山崖和铁塔，不顾个人安危抢修电路，重新架起一个又一个电线塔，为国家和南方人民排忧解难，出色地完成党和人民交给的艰巨任务。为此，请以南方××电力公司的名义，写一封表扬信。

（3）根据你听到的、看到的或身边发生过的好人好事，按照写作要求写一篇表扬信。

任务四　　写作感谢信

一、案例导引

　　××市××县昨夜遭遇暴雨袭击，一千多亩农田被淹，三千名群众被困。驻地武警官兵接到命令后，火速赶到灾情现场，经过两天一夜的奋力抢救，三千名被困群众全部获救，并且受灾群众的财产损失降到最低。请以受灾县县长的身份写一篇感谢信给抢险救灾的武警总队，表示对奋力抢救被困群众的武警官兵的感激之情。并号召全县人民向他们学习。

二、知识点击

（一）感谢信的概念

感谢信是为了答谢对方的邀请、问候、关心、帮助和支持而写的公关礼仪书信。也是对于支援、帮助、关心过自己的党政机关、企事业单位、社会团体或个人表示感谢的专用书信。

（二）感谢信的分类

依据不同的内容，感谢信可以有不同的分法。

1. 从感谢对象的特点来分

1）给集体的感谢信　这类感谢信，一般是由于个人在困难时，受到了集体的帮助，使自己渡过了难关、走出了困境，所以要用感谢信的方式表达自己的感激之情。

2）给个人的感谢信　这类感谢信，可以是个人也可以是单位集体为了表达某个人曾给予的帮助、照顾而写的。

2. 从感谢信的存在形式来分

1）公开张贴的感谢信　这种感谢信包括登报、电台广播或电视台播报的感谢信等，总之是一种公开的感谢信。

2）寄往单位或个人的感谢信　这种感谢信直接寄给单位和个人。

总之，无论怎么分类，都不会影响感谢信的写法。

（三）感谢信的作用

这里所说的感谢信，不是写给对方本人的私人信件，而专指写给对方单位公开传播的信件，它可以张贴在对方单位内或与对方单位有关的公共场所，也可以通过报纸、广告、电视台等媒介予以传播。随着社会经济的发展，公务交往越来越多，在处理公务时，得到了对方的热情接待、大力支持、真诚合作，亦应表示衷心感谢。

（四）感谢信的结构与写作

感谢信通常由标题、称谓、正文、结尾和落款五部分构成。

1. 标题

单独由文种名称组成，如《感谢信》。

由感谢对象和文种名称共同组成，如《致××剧院的感谢信》。

由感谢双方和文种名称组成，如《××街道致××剧院的感谢信》。

2. 称谓

写在开头顶格处，要求写明被感谢的机关、单位、团体或个人的名称或姓名，然后加上冒号。

3. 正文

感谢信的正文从称呼下移一行空两格开始写，要求写上感谢的内容和感谢的心情。应分段写出以下几个方面：

1）感谢的事由　精炼地叙述事情的前因后果，叙述对方的好品德、好作风。叙述时务必交代清楚人物、事件、时间、地点、原因和结果，尤其重点叙述关键时刻对方的关心和支持。

2）揭示意义　在叙事的基础上指出对方的关心支持和帮助对整个事情成功的重要性以及体现出的可贵精神，同时表示向对方学习的态度和决心。

4. 结尾

结尾要写上表达敬意的话或感谢的话,如"此致,敬礼""致以诚挚的敬意"等。

5. 落款

感谢信的落款署上发文单位名称或发文者的姓名,次行写上成文日期。

(五)感谢信的写作要求

(1)叙事清楚,便于领导了解和大家学习。

(2)信中要洋溢着感激之情。写明对方的好思想、好风格,强调这种好思想好风格的具体效果及影响,并表示感激和学习。

(3)感谢为主。表示谢意的话要得体,符合实际,说到做到。同时感谢时要照顾到感谢对象的一些诸如身份、年龄、性别、学历修养等情况,以使自己的感谢可以恰到好处、切实可行。

(4)语言精炼、简洁。感谢信以说明事实为主,切勿不着边际地大发议论。

三、范文赏鉴

【例文】

感谢信

××学院赵××同学:

2017年5月8日晚上,我在学校2号教学楼A座206教室自习时,不慎将书包遗忘在座位上,书包中装有二百多元现金和手机、银行卡、专业书等重要物品。书包丢失后,我的心情万分焦急,四处寻找。

正当我感觉寻找无望时,辅导员李老师把书包完好无损地交给了我。原来,那天是你捡到了我的书包。凭借书包中仅有的线索,你几经周折才将它交给我的辅导员,辅导员又及时把书包转交给我,使丢失钱物完璧归赵。对此,我万分感激。

你这种拾金不昧的行为,充分体现了当代大学生高尚的道德情操和精神面貌,展现了一个年轻学子的高尚品质和良好的社会公德。在当今社会,你的行为难能可贵,事迹典型突出。你的优秀精神品质,值得每一个大学生学习。今后,我要以你为榜样,认真学习你的优良品德。

再次感谢你,赵××同学!

此致

敬礼

王××

××××年×月×日

【赏鉴】

这封感谢信简明扼要地交代了事情的经过,并概括出了赵××同学的精神品质,号召向他学习。行文前后,都表达了诚挚的谢意。

四、实训提升

(1)阅读下面这封感谢信,看看有哪些成功和不足之处。

感谢信

××公安派出所：

　　我母亲××多岁，今年×月×日从××老家送我的小儿子到××××，在××倒车时，她去厕所迷了路，找不到孙子了。贵所所长刘××同志了解情况后，立即发动所有同志去找，据我母亲说，你们找了一个来小时，在离火车开车前几分钟终于找到了我的小儿子，并将他们祖孙二人送上火车。我母亲要给大家买汽水，也被你们谢绝了。你们这种精神真值得我学习。在此，我代表我全家向贵所及全体同志表示衷心的感谢！

　　我是一名售货员，我一定要像你们那样兢兢业业，热情周到地做好我的服务工作。

　　此致

敬礼

××市××百货大楼　售货员×××

××××年×月××日

　　(2) 病文修改。阅读下面这封感谢信，找出存在的问题，并进行修改。

××中学领导：

　　我的女儿在去年的一次车祸中，失去了左腿，使她成为残疾姑娘。一年多来，老师和同学们无微不至地关心她，给她补课，替她交作业。尤其是董老师给她的"身残志坚"的条幅，成了激励她奋斗的座右铭。老师和同学们关心残疾人，助人为乐的精神是值得我们学习的。在大家的鼓励和帮助下，我的女儿战胜了伤残，如今已能拄着拐杖走路了；她加倍努力地学习，成绩在班里名列前茅。我们全家向董老师和同学们表示衷心的感谢，并请学校领导给予表扬。

　　此致

敬礼

学生家长：×××

　　(3) 请根据下列材料，按照感谢信内容和格式要求，代写一份感谢信。

　　情况是这样的：我家在什邡市蓥花镇仁和村 5 组。在"5·12"特大地震中，我家里的房子全部倒塌，妈妈也在地震中不幸遇难。地震发生第二天我就赶回家了。回去了十多天，回来之后，公司对灾区的员工给予了很大的关爱，房子不能入住的补助 4 000 元，家里有亲人遇难的补助 2 万元；对此我十分感谢公司领导和同事们的关爱。我们公司是成都市仁和春天集团，我在春天集团的子公司(仁和春天物业管理有限公司)上班。我的表达能力有限，恳请大家为我想想怎么写。

任务五　写作慰问信

一、案例导引

　　××××年×月×日，一场突如其来的灾难淹没了××县五个乡镇，许多灾民被洪水围困，有的人爬到树上，有的人爬到高处的房顶上，人民的生命受到威胁，财产损失惨重。紧急关头，××县驻地武警官兵接到紧急命令后，迅速奔赴灾情现场施救，连续五天五夜奋战在抗洪第一线，降低了灾害损失……最后县委书记代表受灾群众向参加抢险救灾的武警官兵送去了慰问信，表达了受灾群众对人民子弟兵的感激之情。

请根据慰问信的格式和写作要求及事发当时的情境，写一篇慰问信。

二、知识点击

（一）慰问信的概念

慰问信是表示向对方关怀、慰问的信函。它是有关机关或者个人，以组织或个人的名义在他人处于特殊的情况下（如战争、自然灾害、事故），或在节假日，向对方表示问候、关心的应用文。

（二）慰问信的种类

按内容不同，慰问信可分为先进慰问、遇灾慰问和节日慰问三种：

1）先进慰问　向做出重大贡献以及取得突出成绩的集体或个人表示慰问。这种慰问信侧重赞扬功绩，如对在抗震救灾、保卫国家和人民生命财产安全等重大社会活动中做出卓越贡献的人民解放军、公安干警等的慰问。

2）遇灾慰问　对遭受意外灾难，蒙受严重损失，遇到巨大困难的集体或个人表示慰问。这种慰问信侧重同情、安抚和鼓励，如对灾区人民的慰问。

3）节日慰问　这种慰问信侧重强调节日意义，赞扬有关人员取得的成绩或做出的贡献。如春节对英雄模范人物及军烈属的慰问；教师节对教育工作者的祝贺。

（三）慰问信的结构及写作

慰问信通常由标题、称谓、正文、结尾、落款和成文日期几部分构成。

1）标题　有两种写法，一种是只写"慰问信"三个字；另一种是加上慰问的对象和信的种类，如《致中国人民解放军驻××省部队全体指战员的春节慰问信》。

2）称谓　标题下空一行，顶格写慰问对象的名称或姓名。如果对象多，要一一写进去。对象的前边，可加上"敬爱的"或"尊敬的"等字样，表示尊重。

3）正文　因为慰问对象和慰问目的不同，这部分内容也不完全一样。但一般应包括如下几个方面：第一部分，用简洁的话说明写信的原因；第二部分，比较全面而具体地叙述对方的英雄事迹或对方所遭受的困难；第三部分，结合形势和任务，提出希望或鼓励对方战胜困难；第四部分，写慰问信的单位或个人的愿望和决心。

4）结尾　用一句鼓励或祝愿的话作结束语，另起一行空两格写。

5）落款、日期　位置在右下方，分两行写。第一行落款，如果慰问信的单位或个人不止一个，都要写进去。另起一行写发信的年、月、日。

（四）慰问信的写作要求

1）要明确慰问的对象　如果对方是在某方面做出了特殊贡献的，信的内容就着重赞扬，歌颂对方的功绩；如果对方是遭受灾害的集体或个人，信的内容就着重对对方表示关心和支援；如果对方是因公致伤、致残，信的内容就着重向对方表示亲切关怀，使对方得到精神上的安慰，增强克服伤残的勇气和信心。

2）感情要充沛真挚，语言要亲切、生动　为此，在慰问信中要适当地运用抒情的表达方式。

三、范文赏鉴

【例文1】

致邹韬奋夫人沈粹缜的慰问信

（一九四五年九月十二日）

粹缜先生：

　　在抗战胜利的欢呼声中，想起毕生为民族的自由解放而奋斗的韬奋先生已经不能和我们同享欢喜，我们不能不感到无限的痛苦。您所感到的痛苦自然是更加深切的了。我们知道，韬奋先生生前尽瘁国事，不治生产，由于您的协助和鼓励，才使他能够无所顾虑地为他的事业而努力。现在，他一生光辉的努力已经开始获得报偿了。在他的笔底，培育了中国人民的觉醒和团结，促成了现在中国人民的胜利。中国人民一定要继续努力，为实现韬奋先生全心向往的和平、团结、民主的新中国而奋斗不懈。韬奋先生的功业在中国人民心目中永垂不朽，他的名字将永远是引导中国人民前进的旗帜。想到这些，您，最亲切地了解韬奋先生的人，一定也会在苦痛中感到安慰的吧！您的孩子——嘉骝，在延安过得很好，他的品格和勤学，都使他能无负于他的父亲，这也一定是可以使您欣慰的事吧！谨向您致衷心的慰问，并祝您和您的孩子们健康！

周恩来启

【赏鉴】

　　这封慰问信篇幅不大，从受信人心理需求入手安慰，准确措辞，把握分寸，融宏观评价和细致入微的安慰话语于一体，令人感受到真正的安慰，体会到组织的关怀、战友的情谊和深切的关怀；是慰问信的经典之作。

【例文2】

中华全国总工会致全国各族职工的慰问信

全国各族职工同志们：

　　一元复始，万象更新。值此2017年元旦来临之际，中华全国总工会谨向辛勤工作在全国各条战线上的广大职工致以亲切的问候和崇高的敬意！

　　2016年，面对复杂的国际国内形势，以习近平同志为核心的党中央团结带领全国各族人民，把握时代大势，回应实践要求，统筹推进"五位一体"总体布局和协调推进"四个全面"战略布局，开启全面建成小康社会决胜阶段的伟大进军，打响供给侧结构性改革的攻坚之战，吹起脱贫攻坚的冲锋号，团结一心，攻坚克难，推动经济建设、政治建设、文化建设、社会建设、生态文明建设和党的建设取得新的成就，实现"十三五"良好开局。

　　一年来，全国各族职工认真学习贯彻习近平总书记系列重要讲话精神和治国理政新理念新思想新战略，自觉践行社会主义核心价值观，主动参与"中国梦·劳动美——永远跟党走"主题教育，积极参加"践行新理念、建功'十三五'"劳动和技能竞赛，踊跃投身推进供给侧结构性改革的伟大实践，掌握新知识新技能，全面提升能力素质，在经济建设主战场，在各行业各战线，在京津冀协同发展、长江经济带发展、"一带一路"建设和港珠澳大桥、上海自由贸易试验区、"神舟十一号"载人飞船、"长征五号"运载火箭等国家重大工程建设、重大发展战略、重大科技项目中，奋勇拼搏、敢于争先，充分发挥了工人阶级主力军作用。

在全国广大职工的积极参与和共同努力下，各级工会全面贯彻党的十八大和十八届三中、四中、五中、六中全会精神，深入贯彻习近平总书记系列重要讲话精神特别是关于工人阶级和工会工作的重要论述，牢固树立"四个意识"特别是核心意识、看齐意识，切实增强道路自信、理论自信、制度自信、文化自信，着力加强党的建设，着力推进改革创新，着力组织引导职工，着力强化维权服务，着力夯实基层基础，各项工作取得了新进展，在党和国家工作大局中做出了积极贡献。

2017 年是党的十九大召开之年，是实施"十三五"规划的重要一年，是推进供给侧结构性改革的深化之年。在新的一年里，全国各族职工群众要更加紧密地团结在以习近平同志为核心的党中央周围，坚持稳中求进工作总基调，围绕推进供给侧结构性改革这条主线，牢固树立和贯彻落实新发展理念，适应把握引领经济发展新常态，始终牢记工人阶级光荣使命，大力弘扬劳模精神、劳动精神、工匠精神，争当工匠人才，勇立潮头、创新创优，以国家主人翁的姿态积极投身大众创业、万众创新的时代洪流，焕发劳动热情、释放创造潜能，为促进经济平稳健康发展和社会和谐稳定、夺取全面建成小康社会决胜阶段伟大胜利做出更大贡献，以优异成绩迎接党的十九大胜利召开！

祝全国各族职工新年快乐、身体健康、阖家幸福！

中华全国总工会

2017 年 1 月 1 日

【赏鉴】

这是一封写给全国各族职工的慰问信。首先概括交代社会形势和具体节日的来临，顺势表达慰问之情；其次集中概括地总结全国各族职工在过去一年内所取得的成就，借节日来临之际向慰问对象表达节日的问候；最后表明共同开创未来、争取更大成绩的决心和愿望。这是一封非常规范的节日慰问信。字里行间表现出对全国各族职工的关怀，使慰问对象感受到精神上的鼓励、安慰，增强前行的信心和勇气。

四、实训提升

（1）熟悉慰问信的写法，体会不同种类的慰问信须写清哪些内容。

（2）指出以下这封慰问信存在的问题，并加以修改。

慰问信

离休、退休教职工同志们：

我们代表全校的师生员工向你们表示祝贺和亲切的慰问！

多年来，同志们为学院的创立、发展和建设，为培养祖国的栋梁呕心沥血，辛勤工作，把自己美好的年华和聪明才智奉献给了党的教育事业，在全院的心中，将永远铭记着你们的业绩和功劳。

最后祝你们节日快乐！

××学院

××××年××月××日

（3）请你根据以下情景，结合你单位的活动情况，拟写一封慰问信，向在各项活动中做出努力和贡献的师生表示由衷的谢意和敬意。材料不足可自我补充。

在建党××周年即将到来之际，全国上下呈现一派紧张有序的景象。各种有意义的活动、竞赛轮番登场，如歌颂党的生日的歌咏比赛、趣味运动会等相继上演，有力激发了大家的爱校、爱国热情……

项目七　礼仪文书写作

任务一　写作祝词

一、案例导引

2008 年是"奥运年"，也是山东××广告有限公司全面提升的一年。为此，该广告公司特地举办了一场新年茶话会。总经理崔×发表了热情洋溢的祝词，表示将以国际化的先进传播理念和传播手段，以深谙中国市场及本土文化的洞察力和融合力，实现国际规范与本土国情的完美结合，为传媒业提供优质的既国际化又本土化的行销方案，为客户参与并赢得市场竞争，提供更有效的传播服务。最后，承蒙各企业伙伴、各大媒体的厚爱与信赖，一并致谢，并送出了良好的新春祝愿。

根据以上材料，按照祝词的格式和要求，拟写一份祝词。

二、知识点击

（一）祝词的概念

祝词也称"祝辞"，泛指在各种喜庆场合中对事情表示祝贺的言辞或文章。一般是在婚嫁乔迁、升学参军、延年长寿、房屋落成等喜事中使用。

（二）祝词的特点

1）喜庆性　祝词是在喜庆的场合对祝贺对象的一种真诚的祈颂祝福和良好心愿的表达，因此喜庆性是祝词的基本特点。措辞用语上务必体现出一种喜悦、祝愿之情。

2）体裁的多样性　祝词无须拘泥于某种文体，可以根据祝贺对象的具体情况采用合适贴切的文章体裁。如既可以采用一般的应用文体，也可以采用诗、词、对联等各种其他的文学样式。

（三）祝词的分类

根据不同的表达形式，祝词可划分为韵文体和散文体两种类型。

根据不同的祝颂对象，祝词大体上可分为四种：

1）祝贺寿诞　寿诞祝词的对象主要是老年人。祝词的主要内容，一是庆祝、祝愿某人幸福、健康、长寿；二是赞美其品性、功德。

2）祝贺事业　这是常用的一种祝词，多用于祝贺会议开幕、商店开业、工程竣工、展览剪彩、新年伊始，以及祝贺报刊、社团创办或节日、纪念日等。

3）祝贺婚嫁　主要祝愿夫妻恩爱、生活幸福、携手并肩搞好工作等。

4）祝贺酒宴　酒宴上的祝词，是向赴宴宾客表达一种祝福和庆贺。结尾一般都要提出"为参加宴会及与之有关人员的健康、与宴会有关的事业的发展干杯"。

（四）祝词的结构与写作

祝词一般包括标题、称谓、正文、落款和成文日期几部分。

1. 标题

首行居中写，字体比正文稍大些，最好用黑体。

祝词的标题一般有两种形式：

一种是由致辞者、致辞场合和文种共同组成，如《×××在迎接×××宴会上的祝酒词》；

另一种是由致辞对象和致辞内容共同组成，如《在×××和×××结婚典礼上的祝辞》。

2. 称谓

开头顶格写，写明祝词对象的姓名，后加冒号。一般要在姓名后面加上称呼或有关的职务头衔，以示敬重，如"尊敬的×××老师"。

3. 正文

这是祝词的核心内容。一般由三项内容构成：

（1）说明自己代表何人或何种组织向对方及某项事业表示祝福、贺喜；

（2）概括评价对方已取得的成就；

（3）展望未来美好前景，再次向受辞方表示衷心的祝贺。

4. 落款、日期

落款处应署上致辞单位名称或致辞人姓名，次行用汉字署上成文日期。

三、范文赏鉴

【例文】

做自己人生的"工匠"

——在武汉大学 2016 届毕业生毕业典礼上的祝词

校长　李晓红

注：本文请登录 www. sstp. cn 阅读。

【赏鉴】

祝词围绕当下国家大力倡导的"大国工匠"精神，以校友袁子弹改编《欢乐颂》探索人生方向为切入点，以公牛电器董事长阮立平校友专注创新打造"公牛"知名品牌和"神九"航天员系统总指挥兼总设计师陈善广校友带领团队创造令世界瞩目的"中国精度"为例，重点强调要做自己的人生"工匠"，一定要专注、求精、心正，相信大家只要在时代洪流中找准人生的坐标与前行的方向，倾心打磨自己，精心雕刻自己，都能做一位出彩的人生"工匠大师"！祝词巧妙选取切入点，正确确立主题思想，并根据祝贺对象，大量引用青年学生钟爱的网络流行语，较好地拉近了与学生的情感距离，使得祝词极具时代感、亲切感和幽默感，是一篇富有特色、值得认真学习的典范祝词。

四、实训提升

（1）上网查阅祝词案例，试着区分不同类型的祝词写法。

（2）旅游专业学生社会实践交流会将于 2015 年×月×日在××大酒店举行，请你以该酒店总经理的名义写一篇祝词。

（3）××工商学院将于下周日上午举办一次中小企业校园招聘会，邀请了省内外 50 多家用人单位参加。开幕仪式上，该学院院长应邀出席，并致热情洋溢的祝词。请你代为草拟该祝词。

任务二　写作贺词

一、案例导引

"在这美好的夜晚，让我们为这对幸福的恋人起舞，为快乐的爱侣歌唱，为火热的爱情举杯，愿他们的人生之路永远洒满爱的阳光……"这是一对新人的婚礼现场，嘉宾在致新婚贺词……假如你也在现场，请将这份贺词补充完整。

二、知识点击

（一）贺词的概念

贺词指单位、团体或个人应邀参加某一重大会议或活动时，发表的对主人表达祝贺之意的讲话。

贺词是祝贺喜庆之事的一类应用文。以函件形式送达的贺词通常叫作贺信，借助电报发出的贺词通常称作贺电，贺信、贺电都是贺词，贺年卡也属贺词范畴。贺词种类很多，在不同的场合和节日采用不同的贺词，如乔迁贺词、升学贺词、开业贺词、新春贺词等。

（二）贺词的特点

贺词篇幅可长可短，几个字、上千字均可；贺词种类繁多，风格多种多样；贺词要求感情真挚，切合身份，用语准确可靠。

（三）贺词的分类

1）上级给下级的贺词　可以是节日祝贺；可以是对工作成绩表示祝贺等。这类贺词，最后都要提出希望和要求。

2）下级给上级的贺词　这类贺词一般是对全局性的工作成绩表示的祝贺，此外还要表明下级对完成有关任务的信心和决心。

3）平级单位之间的贺词　一般是就对方单位所取得的工作成就表示祝贺，同时还可以表明向对方学习的谦虚态度，以及保持和发展双方关系的良好愿望。

4）国家之间的贺词　当有外交关系的国家新首脑就职，或者友好国家有重大喜事时，一般要致贺词，这既是礼节上的需要，同时也是谋求双方共同发展、维护双方共同利益的方式。

5）个人之间的贺词　用于亲朋好友在重要节日、重大喜事中互相祝贺、慰勉、鼓励；或者祝贺某人在工作、学习中取得了好成绩，以分享快乐。

（四）贺词的内容和结构

贺词一般包括标题、称谓、正文、结尾、落款和成文日期几部分。

1）标题　贺词可在首行直接写"贺词"作为标题；或以发信主体加文种，如《×××祝酒词》；或由发信主体、贺信接受者和文种组成，如《教育局给全市教师的贺词》。

2）称谓　另起一行顶格写明收看信函的对象，即被祝贺单位或个人的称呼。

3）正文　另起一行，空两格起写贺词的内容。可分若干段落。概述对方取得的成绩并简单分析主观和客观原因，提出热情的鼓励、殷切的希望和双方的共同理想。一般思路可这样展开：开头用简练的语言写出祝贺的背景和原因，如"值此……之际，谨代表……向……表示热烈祝贺"，接着写主体内容，祝贺对象不同，其内容与措辞也有区别。如是祝贺会议的，就侧重写出会议召开的背景、重要意义及产生的深远影响等；如是寿辰贺词，就应该写出祝贺对象所做的贡献、成就等。

4）结尾　写上表示祝愿的话，如"预祝大会圆满成功""祝您健康长寿"等。

5）落款　另起一行，在右下方写发信单位名称或个人姓名。署名下边用汉字书写年、月、日。

（五）写作贺词的注意事项

（1）表示祝贺的感情要饱满、充沛，给人以鼓舞、力量。冷冰冰的陈述、说明是表达不出祝贺者的心愿的。

（2）贺词的内容要实事求是，评价成绩要恰如其分，表示决心切实可行，不可言过其实。

（3）语言要精练、明快、通俗流畅，不能堆砌华丽的词藻，篇幅要短小。

（六）祝词与贺词的异同

祝词与贺词有时被合称为"祝贺词"，两者都是泛指对人、对事表示祝贺的言辞和文章。它们都富于强烈的感情色彩，针对性、场合性也很强。因此祝词和贺词在某些场合可以互用，如祝寿也可以说贺寿。

虽然祝词与贺词有时可以互用，但两者所包括的含义并不相同。严格地说两者是有区别的。祝词一般对象是事情尚未成功，表示祝愿、希望的意思；而贺词一般对象是事情已成，表示庆贺、道喜的意思。如祝贺生日诞辰、结婚纪念、竣工庆典、荣升任职等，一般用贺词的形式表示庆贺、道喜。另外贺词使用范围比较广，如贺信、贺电等，也属于贺词类。

三、范文赏鉴

【例文1】

校庆贺信

清华大学：

　　百年华诞,青史流芳! 值此清华大学隆重庆祝建校一百周年之际,"两弹一星"历史研究会、"两弹一星"历史研究专项基金管理委员会,向清华大学领导、全体师生员工和海内外校友表示最热烈、最诚挚的祝贺!

　　清华大学是中国著名的高等学府,是中国高层次人才培养和科学技术研究的重要基地。清华大学建校以来,秉承"自强不息、厚德载物"的校训,光大"行胜于言"的校风,践行"严谨、勤奋、求实、创新"的学风,弘扬"爱国奉献、追求卓越"的传统,形成了"中西兼容、古今贯通、文理渗透"的办学特色,培养出一大批学术大师、兴业英才和治国栋梁。清华大学为中国科学教育事业发展,为中华民族解放和振兴做出了卓越的贡献。"清芬挺秀,华夏增辉"。世人瞩目清华,热爱清华,颂扬清华,清华实至名归,当之无愧!

　　中国的"两弹一星",是中国人民在攀登现代科学高峰征途中创造的辉煌伟业,是中华人民共和国建设成就的重要象征。自20世纪60年代以来,中国"两弹一星"事业不断发展,从原子弹、导弹、人造地球卫星到载人航天飞行和月球探测工程,中国的"两弹一星"事业已经成为独立自主掌握核技术、空间技术等高科技和中国战略力量的统称。中国"两弹一星"事业与清华大学密不可分,清华大学为中国"两弹一星"事业培养了大批优秀的科学家,为中国"两弹一星"事业发展提供了强大的人才支撑和智力支持。国家表彰的23名"两弹一星"元勋,其中钱三强、钱学森、彭桓武、王淦昌、王大珩、赵九章、陈芳允、朱光亚、邓稼先、周光召、屠守锷、王希季、杨嘉墀、郭永怀等14名科学家曾在清华大学学习和工作过。当年,他们怀着强烈的报国之志和对新中国的满腔热爱,自觉把个人的理想与祖国的命运紧紧联系在一起,把个人的志向与民族的振兴紧紧联系在一起,积极投身到"两弹一星"这一神圣而伟大的事业中,用智慧、热血和生命谱写了爱国奉献、追求卓越的颂歌。他们对中国"两弹一星"事业的贡献彪炳千古,辉耀史册。他们是中国知识分子的光辉代表,是清华大学的荣耀与骄傲。

　　人才兴,则民族兴! 科技强,则国家强! 当今时代,综合国力竞争,归根到底是人才的竞争。科学技术特别是战略高技术已经成为综合国力竞争的焦点。清华大学名师荟萃,人才济济;学术繁荣,科技争先;傲然于世,雄震学林。祝愿清华大学在新的历史机遇面前,适应国家战略需求,瞄准世界科技前沿,为"两弹一星"事业培养更多英才,为科技发展创造更多创新成果,为实现中华民族的伟大复兴做出新的更大的贡献!

中华人民共和国国史学会"两弹一星"历史研究会
中华人民共和国国史学会"两弹一星"历史研究专项基金管理委员会
××××年×月×日

【赏鉴】

　　这是一份很规范的贺词。在清华大学百年校庆之际,中华人民共和国国史学会"两弹一星"历史研究分会、历史研究专项基金管理委员会联合发表了这封热情洋溢的贺词。正文格式和内容相对固定：一是节日问候和祝愿；二是对清华大学过去百年的成就予以概括和总结；三是提出新的希望和要求。分条列项，表述明确，读者一目了然。

【例文2】

寿辰贺电

尊敬的严××教授：

　　您好！

　　适逢您九十五岁寿辰，我谨向您表示衷心的祝贺和诚挚的敬意！您医德高尚，医术精湛，在全国享有盛誉；您学识渊博，治学严谨，为祖国培养了大批优秀医学人才；您是医学界知名的社会活动家，为发展中外友好关系和学术交流做出了突出的贡献。作为国内外著名的科学家，您大力推动了我国妇幼保健事业的发展。

　　我们祝您身体健康！

×××

××××年××月××日

【赏鉴】

　　这是一份祝贺严教授九十五岁大寿的贺电，属于贺词的范畴。正文首先对严教授的寿辰致以衷心祝贺，然后总括教授的医德和贡献，最后对其再表良好祝愿。本文内容具体，格式规范，情真意切，行文流畅，给人以亲近感和感召力。

四、实训提升

　　（1）身残志坚的王强经过多年的刻苦学习和努力，在学校领导和老师的培养下，终于考上了自己心仪的北京大学。远在国外培训的班主任听说后十分高兴，计划写一封热情洋溢的贺信……

　　根据以上情境，请你代班主任写这篇贺信。要求：写出真诚祝贺之意；适当添加材料，写得饱满充实一些。

　　（2）病文修改。针对下面病例，请根据所学知识，指出内容和格式的不足之处，并适当修改。

祝贺姐姐喜得千金的贺信

××姐：

　　今天上午接到您的来信，知道您已平安生产，很快地过了半个月，我得到这喜讯，真是为您高兴。

　　本应前来拜望您，看看您的小宝宝，因为公司这几天业务繁忙，不好意思请假，稍过几天，我一定请假前来和您谈谈，当面向您道贺。

　　我想您大概不会有"重男轻女"的旧观念吧！生男固然是好，生女也是很好的。男女平等的时代中，生女有时还胜于生男呢。所以"休嫌一片瓦，珍重亦千斤"，这两句笑话可博您一笑吧！

　　今随信寄上一件包裹，里面有两套婴儿衫裤，送给小宝宝做出世的礼物，聊表我的贺意。希望您产后多多保重，特别注意营养和卫生，不仅可以使您早点复元，而且可以使您的小宝宝更健康活泼。其余的话,等面谈吧!

　　祝

　　健康快乐

妹手上
十月九日

　　(3)假设你的一位亲戚即将举行婚礼,而你远在他乡上学,无法前往参加,请为婚礼发去一封贺信。

任务三　写作欢迎词

一、案例导引

　　××发电厂将接受其上级主管部门××电力公司领导和专家组团对其进行的安全生产检查,在检查期间,将对其生产过程中存在的安全隐患给予纠正和提出改进意见。

　　请你为该厂拟写一篇欢迎词。

二、知识点击

(一)欢迎词的概念

　　欢迎词是指行政机关、企事业单位、社会团体或个人在公共场合欢迎友好团体或个人来访时致辞的讲话稿。

(二)欢迎词的分类

1. 从表达方式上分

1)现场讲演欢迎词　一般由欢迎人在被欢迎人到达时在欢迎现场口头发表的欢迎稿。

2)报刊发表欢迎词　这是发表在报刊或其他刊物之上的欢迎稿。它一般在客人到达前后发表。

2. 从社交的公关性质上分

1)私人交往欢迎词　私人交往欢迎词一般是在个人举行较大型的宴会、聚会、茶会、舞会、讨论会等非官方的场合下使用的欢迎稿。通常要在正式活动开始前进行。私人交往欢迎词往往具有很大的即时性、现场性。

2)公事往来欢迎词　这样的欢迎词一般在较庄重的公共事务中使用。要有事先准备好的得体的书面稿,文字措辞上的要求较私人交往欢迎词要正式和严格。

(三)欢迎词的特点

1)欢快性　中国有句古话是"有朋自远方来,不亦乐乎",所以致欢迎词当有一种愉快的心情,言词用语务必富有激情和表现出致辞人的真诚。只有这样才可给客人一种"宾至如归"的感觉,为下一步各种活动的完满举行打下良好基础。

2)口语化　欢迎词本意是现场当面向宾客口头表达的,所以口语化是欢迎词文字上的必然要求,在遣词用语上要运用生活化的语言,既简洁又富有生活的情趣。口语化会拉近主人同来宾的亲切关系。

（四）欢迎词的内容和结构

欢迎词一般由标题、称谓、正文和落款四部分组成。

1. 标题

标题写法一般有两种：一种是单独以文种命名，如《欢迎词》；一种是由活动内容和文种共同构成，如《在××学术讨论会上的欢迎词》。

2. 称谓

称谓要求写在开头顶格处。要写明来宾的姓名称呼。如"尊敬的先生们、女士们：""亲爱的××大学各位同仁："。

3. 正文

欢迎词的正文一般可由开头、主体和结尾三部分构成。

1）开头　开头通常应说明现场举行的是何种仪式，发言者代表什么人向哪些来宾表示欢迎。如：

今天下午我们有机会与史密斯先生欢聚一堂，感到十分荣幸。史密斯先生已来我校多次，他是一位我们十分熟悉的师长和学界的前辈，他在文学理论方面的学术成就，在世界已久负盛名。这次，我们有幸再次请到史密斯先生来我校讲学，希望大家倍加珍惜这次机会。

2）主体　欢迎词在这一部分一般要阐述和回顾宾主双方在共同的领域所持的共同的立场、观点、目标、原则等内容，较具体地介绍来宾在各方面的成就及在某些方面做出的突出贡献，同时要指出来宾本次到访或光临对增加宾主友谊及合作交流所具有的现实意义和历史意义。

3）结尾　通常在结尾处再次向来宾表示欢迎，并表达自己对今后合作的良好祝愿。如《在全国普通高校招生改革研讨会上的致辞》的结尾部分：

各位领导，各位同志：

这次全国普通高校招生改革研讨会在我们温州召开，这是对我市教育改革和发展工作的一个很大的鞭策。我们要借这次会议的东风，认真学习兄弟地区的先进经验。我们也热忱地希望各位领导和同志们，对我市教育工作多加指导和帮助。

最后，预祝会议圆满成功。

4. 落款

欢迎词的落款要署上致辞单位名称，致辞者的身份、姓名，并署上成文日期。

（五）写作欢迎词的注意事项

欢迎词是出于礼仪的需要而使用的，因此要十分注意礼貌。具体而言，要注意以下几点：

（1）称呼要用尊称，感情要真挚，要能较得体地表达自己的原则立场。

（2）措辞要慎重，勿信口开河，同时要注意尊重对方的风俗习惯，应避开对方的忌讳，以免发生误会。

（3）语言要精确、热情、友好、温和、礼貌。

（4）篇幅短小，言简意赅。一般的欢迎词都是一种礼节性的外交或公关辞令，宜短小精悍，不必长篇大论。

三、范文赏鉴

【例文】

在上海世博会欢迎晚宴上的致辞

尊敬的国际展览局蓝峰主席、洛塞泰斯秘书长,尊敬的各位国家元首、政府首脑、议长和王室代表,尊敬的各位国际组织代表,尊敬的各位来宾,女士们,先生们,朋友们:

今晚,2010年上海世界博览会将隆重开幕。我谨代表中国政府和人民,对各位嘉宾莅临上海世博会,表示热烈的欢迎! 对给予上海世博会真诚帮助和大力支持的各国政府和人民,对国际展览局和有关国际组织,对所有为上海世博会做出贡献的朋友们,表示诚挚的谢意!

世博会是荟萃人类文明成果的盛会,也是世界各国人民共享欢乐和友谊的聚会。诞生159年来,世博会把不同国度、不同民族、不同文化背景的人们汇聚在一起,沟通心灵,增进友谊,加强合作,共谋发展。世博会给国际社会留下了追求进步、崇尚创新、开放共荣、倡导和谐的宝贵精神财富,为推动人类文明进步发挥了重要而独特的作用。

上海世博会是第一次在发展中国家举办的注册类世博会。这是中国的机遇,也是世界的机遇。上海世博会将向世界展示一个拥有5 000多年文明历史、正在改革开放中快速发展变化的中国,搭起中国学习借鉴国外先进经验、同世界交流合作的桥梁。上海世博会更属于世界,未来6个月,世界各国各地区将以世博会为平台,围绕"城市,让生活更美好"的主题,充分展示城市文明成果、交流城市发展经验、传播先进城市理念,相互学习、取长补短,为新世纪人类的居住、生活、工作探索崭新的模式。我相信,上海世博会将书写中国人民同各国人民交流互鉴的新篇章,也将书写人类各种文明交流互鉴的新篇章。

女士们、先生们、朋友们!

8年来,中国政府和人民怀着高度热忱,举全国之力,集世界智慧,全力筹办上海世博会。现在,上海世博会即将呈现在我们面前。我相信,在有关各方共同努力下,世界各国人民一定能够共享一届成功、精彩、难忘的盛会。我也相信,只要我们继承并不断创新世博会给我们带来的宝贵文明成果和精神财富,我们生活的城市一定会更加美丽,我们共同拥有的地球家园一定会更加美好,我们的未来一定会更加光明。

女士们、先生们、朋友们!

中国人民正在满怀信心地推进改革开放和社会主义现代化建设。我们既要不断创造13亿中国人民的美好生活,又要为人类和平与发展的崇高事业做出新的更大的贡献。中国将高举和平、发展、合作旗帜,始终不渝走和平发展道路,始终不渝奉行互利共赢的开放战略,坚持在和平共处五项原则的基础上同所有国家发展友好合作,同各国人民一道推动建设持久和平、共同繁荣的和谐世界。

现在,我提议:

为举办一届成功、精彩、难忘的世博会,

为世界各国人民的团结和友谊,

为人类文明发展进步,

为各位嘉宾和家人身体健康,

干杯!

【赏鉴】

本文是一篇迎宾型欢迎词。本文首先表示欢迎兼表谢意。接着阐述世博会的意义,介绍中国为此付出的努力,并以世博会为契机,表达对未来的期盼和希望。最后表达祝愿。

本文语言凝练,逻辑性强,值得学习和借鉴。

四、实训提升

(1) 新学年开始了,学校又注入了新鲜血液。作为学长,回忆自己入学时的情景,是否感到心潮澎湃、思绪万千呢?

请以学长身份写一篇欢迎词,热烈欢迎新同学的到来。

(2) ××学校豪情满怀地迎来了建校三十周年的喜庆日子,令人欣喜感奋。母校三十年来的成就,哪一样没有校友们的功劳,哪一件不闪烁着校友们的聪明才智? 是的,母校三十年来的成就,是我们大家汗水和心血的结晶,是我们大家共同的光荣和自豪! 请你以在校生代表的名义写一篇欢迎词,欢迎老校友们的归来。

任务四　写作欢送词

一、案例导引

哈尔滨之旅即将结束了。分别之际,导游小王给大家致欢送词。小王带大家追忆了古典的中央大街,端庄的索菲亚教堂,挺拔的防洪纪念塔,还有神奇的冰雪大世界,唇齿留香的东方饺子王……并恳请对此次旅行中不满意之处多多包涵。同时,感谢大家一路上对他工作的支持和理解,希望他们之间的友情像哈尔滨啤酒一样源远流长。最后,向旅行团成员再次发出哈尔滨之邀,并承诺将提供更好的服务。最后祝大家归途一切顺利,一路平安!

请根据以上材料,写一份欢送词。不足材料自我补充。

二、知识点击

(一) 欢送词的概念

欢送词是行政机关、企事业单位、社会团体或个人在公共场合欢送友好团体回归或亲友出行时致辞的讲话稿。

(二) 欢送词的分类

欢送词同欢迎词在分类上大致一样,这里不详加说明,只作一简单列举:

(1) 按表达方式来分,可分为现场讲演欢送词和报刊发表欢送词;

(2) 按社交的公关性质来分,可分为私人交往欢送词和公事往来欢送词。

(三) 欢送词的特点

1) 惜别性　有句古诗说的好,"相见时难别亦难",中国人重情谊这一千古不变的民族传统精神在今天更显得金贵。欢送词要表达亲朋远行时的感受,所以依依惜别之情要溢于言表。当然格调也不可过于低沉。尤其是公共事务的交往更应把握好分别时所用言辞的分寸。

2) 口语性　同欢迎词一样,口语性也是欢送词的一个显著特点之一。遣词造句也应注意使用生活化的语言,使送别既富有情趣又自然得体。

(四) 欢送词的结构与写作

欢送词通常由标题、称谓、正文和落款四部分构成。

1. 标题

单独由文种名称组成。如《欢送词》。

由感谢对象和文种名称共同组成。如《致某某剧院的欢送词》。

由感谢双方和文种名称组成。如《在××研讨会结束典礼上的讲话》。

2. 称谓

称谓要求写在开头顶格处。要写出宾客的姓名称呼。如"尊敬的先生们、女士们:""亲爱的×××大学各位同仁:"

3. 正文

正文从称呼下移一行空两格开始写,欢送词的正文一般由开头、主体和结尾三部分构成。

1) 开头　通常应说明此时在举行何种欢送仪式,发言人是以什么身份代表哪些人向宾客表示欢送。

2) 主体　欢送词在这一部分要回顾和阐述双方在合作或访问期间在哪些问题和项目上达成了一致的立场、取得了哪些有突破性的进展,陈述本次合作交流中双方的合作和交流给双方所带来的益处,阐述其深远的历史意义。对于私人欢送词还应注意表达双方在共事合作期间彼此友谊的加深增进以及分别之后的想念之情。若为朋友送行,还要加上一些勉励的话。

3) 结尾　通常在结尾处再次向来宾表示真挚的欢送之情,并表达期待再次合作的心愿。亲朋远行尤其要表达希望早日团聚的惜别之情。

4. 落款

欢送词的落款署上发文单位名称或发文者的姓名,次行署上成文日期。

(五) 写作欢送词的注意事项

欢送词是出于礼仪的需要而使用的,因此要十分注意礼貌。具体而言,要注意以下几点:

(1) 称呼要用尊称,注意宾客身份,感情要真挚、健康;

(2) 措辞要尊重对方的风俗习惯,应避开对方的忌讳,以免发生误会;

(3) 要言简意赅,短小精悍,篇幅不宜过长;

(4) 注意社交礼仪,语言要精确,热情温和,友好礼貌。

三、范文赏鉴

【例文1】

欢送词

各位朋友:

我们的旅程马上要结束了,王导也要跟大家说再见了。临别之际没什么送大家的,就送大家四个字吧。首先第一个字是"缘"。缘分的缘,俗话说"百年修得同船渡,千年修得共枕眠"，那么和大家七天的共处，算算也有千年的缘分了！接下来这个字是原谅的"原"。在这几天中，王导有做得不好的地方，希望大家多多包涵，在这里说声对不起了！再一个字就是圆满的"圆"。此次行程能圆满结束，多亏了大家对我工作的支持和配合，小王说声谢谢了！最后一个字是财源的"源"，祝大家的财源犹如滔滔江水连绵不绝，也祝大家工作好，身体好，今天好，明天好，现在好，将来好，不好也好，好上加好，给点掌声好不好！

【赏鉴】

这是一份幽默风趣的欢送词。作者巧妙地把整个旅程用"缘、原、圆、源"加以形象概括，读来使人印象深刻。全篇饱含真情，逻辑严密，不失为一篇上乘佳作。

【例文 2】

欢送词

尊敬的女士们、先生们：

首先，我代表×××，对你们访问的圆满成功表示热烈的祝贺。明天，你们就要离开××了，在即将分别的时刻，我们的心情依依不舍。大家相处的时间是短暂的，但我们之间的友好情谊是长久的。我国有句古语："来日方长，后会有期。"我们欢迎各位女士、先生在方便的时候再次来××做客，相信我们的友好合作会日益加强。

祝大家一路顺风，万事如意！

×××
××××年×月×日

【赏鉴】

这是一封写给访问团成员的欢送词。首先对参访团访问的圆满成功表示祝贺，接着写了依依惜别之情，并强调参访期间建立的友好情谊之弥足珍贵，最后以我国的一句古话，表示期待再次见面、继续友好合作的愿望。

四、实训提升

（1）你校来了一批各专业的实习老师，在你校实习了五个月后返回××师范大学。实习结束，教务处举办了一场欢送会，会上主管教学的×副校长致欢送词。请拟写这篇欢送词。

（2）病文修改。对照"例文 2"，阅读下面这篇欢送词，找出存在的问题，并进行修改。

欢送词

尊敬的女士们、先生们：

首先，我代表×××对你们访问的圆满成功表示热烈的祝贺。

明天，你们就要离开××了。大家相处的时间是短暂的，虽然也有过一些不愉快的事情发生，但我们之间的友好情谊是长久的。借此机会，我为我们工作中的不足之处表示歉意。我国有句古话："来日方长，后会有期。"我们欢迎各位女士、先生在方便的时候再次来××做客，相信我们的友好合作会日益加强。

祝大家一路顺风，万事如意！

×××
××××年×月×日

（3）××先生是你们公司的外籍专家，他工作认真负责、一丝不苟，并且带出了许多中国徒弟。现在他工作期满，即将回国，临行前公司准备召开欢送会为他送行，请你为此写一篇欢送词。

任务五　写作答谢词

一、案例导引

今天是××和××喜结良缘的大喜日子。男方家长代表全家致辞，对在场的各位嘉宾和亲朋好友在百忙中抽出时间来见证孩子的婚礼，让婚礼增光添彩，表示最衷心的感谢。同时特别感谢女方的父母，感谢他们养育和培养了一个美丽大方、聪明懂事的好女儿。致辞中，男方家长回忆了两个孩子相识、相知、相爱以及今天喜结良缘的旅程，并祝愿他们在新的生活中做到互敬互爱、互谅互让，用自己的聪明才智为单位多做贡献、为社会多做贡献，以此回报父母的养育之恩和领导亲友的爱心。最后，再次衷心感谢各位嘉宾的光临。并祝事业有成，家庭幸福！

请根据以上材料，结合答谢词的格式和写作要求，试拟一份答谢词。

二、知识点击

（一）答谢词的概念及使用

答谢词是宾客对主人的热情接待表示感谢的讲话稿。答谢词和欢迎词有着一定的对应性。通常，主人在款待来宾的开始，要致欢迎词。而来宾在整个活动结束的时候，为了表示对主人热情款待的感谢，要致答谢词。答谢词有时是在告别宴会上即席发表的，所以它也可以用祝酒词的形式出现。

（二）答谢词的作用

1）沟通作用　作为一种礼仪文书，答谢词在双方交往的过程中起着重要的沟通作用，可以通过郑重致谢的方式增进友谊，有利于进一步加深双边的关系，促进双方的进一步合作。

2）完善礼节作用　仅从形式上而言，答谢词也有完善礼节的作用。"来而无往，非礼也"。如果对方有热情的欢迎，己方就必须有真诚的答谢，礼节才算周全。所以，答谢词是社会交往和国际交往中必不可少的重要礼仪文书。

（三）答谢词的分类

依据不同的致谢缘由和致谢内容，答谢词可划分为两个基本类型：

1）"谢遇型"答谢词　"遇"，招待，款待。"谢遇型"答谢词，即用来答谢别人招待的致辞，它常用于宾主之间，既可用于欢迎仪式、会见仪式上与"欢迎词"相应，也可用于欢送仪式、告别仪式上与"欢送词"相应。

2）"谢恩型"答谢词　"恩"，受到的好处，即别人的帮助。"谢恩型"答谢词，即用来答谢别人帮助的致辞。它常用于捐赠仪式或某种送别仪式上。例如，1998年长江中下游地区的灾民在接受全国各地捐赠物品的仪式上，在洪水退后为抗洪抢险的解放军战士送行的仪式上，就都使用了这种答谢词。

（四）答谢词的内容和结构

答谢词一般由标题、称谓、正文、落款四部分组成。

1. 标题

常用的写法是直接使用"答谢词"三个字，有时也可以灵活一些，如《在××答谢宴会上的讲话》。

2. 称谓

答谢词的称谓一般要写主人的姓名、职务和尊称，而且还要用敬语，以突出被答谢的主人，如"尊敬的××总统阁下"。答谢词一般不使用泛称，只能在突出被答谢人之后，根据当时场合的实际情况，适当使用泛称以概括其余的人。

3. 正文

正文由开头、主体、结尾三部分组成。

1）开头　表示谢意，写明己方在参加什么活动期间受到了对方的热情款待和帮助，为此表示衷心的感谢。这一层礼节性的套语比较多，要注意行文得体，分寸适当，不可失礼，也不可过誉。

2）主体　回顾主要活动以及取得的重要成果，赞扬主人为发展双方友谊或合作做出的贡献；还要肯定这次来访或会议的成功及其意义、影响。如：

今天能够出席你们的招待会，我感到十分荣幸，能够有机会与在场的泰国朋友们畅谈，感到非常高兴。我相信，我们这次访问将有利于进一步加强我们两国在旅游方面的合作，我和我的同事盼望在不久的将来能有幸在中国欢迎泰国朋友，从而使我们之间的友谊进一步加深，使我们之间的合作更加愉快。

3）结尾　一般需要对对方再次表示感谢，通常以"承蒙热情款待，再次表示谢忱"作结；或表达希望；也可展望双方关系发展的前景。

4. 落款

根据实际需要，可署集体之名，也可署个人之名，日期是发表当天的日期。

（五）写作答谢词的注意事项

1）客套话与真情　在礼仪场合，必要的客套话是不能省略的。如"感谢""致敬"之类热情洋溢、充满真情的词语。

2）尊重对方习惯　在异地做客，要了解当地的民情、风俗，尊重对方习惯。

3）注意照应欢迎词　主人已经致辞在前，作为客人不能"充耳不闻"。答谢词要注意与欢迎词的某些内容照应，这是对主人的尊重。即使预先准备了答谢词，也要在现场紧急修改补充，或因情因境临场应变发挥。

4）篇幅力求简短　答谢词和欢迎词一样都是应酬性讲话，而且往往是在一次公关礼仪活动刚开始时发表的，下面还有一系列的活动等着进行。因此，篇幅要力求简短，不宜冗长拖沓，以免令人生烦。

（六）迎送类礼仪文书与一般演讲稿的区别

迎送类礼仪文书也是演讲稿，在完成信息沟通和信息传递任务上，两者功能几乎没有区别。但在使用场合上，两者在行文规范上却要求不同。迎送类礼仪文书专用于公共关系会议或公共关系方面较隆重的活动仪式，因此有很严格的行文规范。一般性演讲稿虽然也有规定的演讲场合,但不一定是会议或隆重的公共关系活动仪式,其运用场合就广泛和自由得多。因此,其行文要求也相对灵活。

三、范文赏鉴

【例文】

商务酒店开业答谢词

尊敬的各位领导、各位嘉宾,女士们、先生们:

欢迎大家走进新时代!

值此新时代商务酒店隆重开业之际,我谨代表新时代集团董事长××先生和全体新时代人,向今天到场的领导、来宾和所有的朋友表示最热烈的欢迎! 新时代集团自成立以来,一直受到社会各界朋友的关爱和支持,正是有了社会各界的鼎力相助和全心扶持,新时代集团才从无到有,不断发展壮大。在这里,我代表××董事长和全体员工向所有关心和支持我们的领导和朋友们表示最诚挚的谢意!

我们新时代集团,是蓬勃发展的集团,成立十年以来,我们以"创新无限、立信永恒"为宗旨,孜孜不倦,奋力拼搏。新时代商务酒店,是我们新时代集团投资兴建的又一项目,是按照三星级旅游涉外饭店标准建设,集餐饮、宾馆、会议、休闲、娱乐于一体的综合性商务酒店,它的落成和开业,是我们新时代集团发展壮大的又一个里程碑,也是我们为答谢高沟人民而献上的一份珍贵的礼物。我们将努力实现酒店的规范化管理、规模化发展,为高沟镇的繁荣昌盛贡献自己的力量!

我们新时代人真诚地希望,在今后的日子里,各位领导和各界朋友能一如既往地关心和支持新时代,互相交流,提携发展,联手共创美好新时代!

新年将至,请允许我代表××董事长及全体员工预祝各位领导、各位嘉宾新年愉快,万事如意!

谢谢大家!

【赏鉴】

这是一封酒店开业庆典答谢词。本文首先对到场的领导和嘉宾表示衷心感谢,接着简单介绍酒店的基本情况和特色,结尾再次表示感谢。

不足之处:该文语言尚须锤炼。

四、实训提升

(1) ××学院印刷技术系学生在××市印刷二厂实习。实习结束时,印刷二厂厂长举行了欢送会,印刷技术系×主任在欢送会上,对印刷二厂的领导和职工致辞答谢。请你以印刷技术系×主任的身份写一篇答谢词。(注:不同专业的实习可结合专业去写,不必拘泥于题目内容)

(2) 综合练习。

××学院院长带领酒店管理系部分师生到上海××酒店参观学习,受到了酒店领导和员工的热情欢迎和款待。××酒店在师生到来时召开了欢迎会,临别时召开了欢送会。请你为酒店总经理写一篇欢迎词和一篇欢送词,并为院长写一篇答谢词。

项目八　　商务文书写作

1. 了解市场调查报告、营销策划书、广告文案、招标书、投标书、意向书、合同的概念、种类、特点及写作注意事项。
2. 掌握市场调查报告、营销策划书、广告文案、招标书、投标书、意向书、合同的格式、结构及写法。

【能力目标】

1. 能根据市场调查的数据和材料，写作市场调查报告。
2. 能根据市场营销的特点及营销活动的要求，完成营销策划书的编制工作。
3. 能根据商品的特点、性能及市场需求等写作广告文案。
4. 能根据招标单位的实际情况和要求，结合招标相关知识，拟写招标书。
5. 能根据招标书的内容和条件，结合实际情况，拟写投标书。
6. 能根据商务活动和双方商定的内容，写作意向书。
7. 能根据合同的内容和格式要求，结合双方商定的内容，拟写合同。

任务一　　写作市场调查报告

一、案例导引

随着我国网络技术的日益普及，通过网络进行购物、交易、支付等的电子商务新模式发展迅速，电子商务凭借其低成本、高效率的优势，不但受到普通消费者的青睐，还有效地促进中小企业寻找商机、赢得市场，已成为我国转变发展方式、优化产业结构的重要动力。请对电子商务市场、电子商务细分领域、电子商务模式、电子商务其他经营模式以及移动电子商务模式、电子商务对企业的影响等进行调查，并写作市场调查报告。

二、知识点击

（一）市场调查报告的概念

市场调查报告是指运用科学的方法，有目的地、系统地调查、收集、记录、整理有关市场信息和资料，分析市场情况，了解市场现状及其发展趋势，为市场预测和营销决策提供科学依据的应用文书。

市场调查报告是经济调查报告的一个重要种类，它是以科学的方法对市场的供求关系、购销状况以及消费情况等进行深入细致的调查研究后所写成的书面报告。其作用在于帮助企业了解掌握市场的现状和趋势，增强企业在市场经济大潮中的应变能力和竞争能力，从而有效地促进经营管理水平的提高。

（二）市场调查报告的分类

市场调查报告可以从不同角度进行分类：

（1）按其所涉及内容含量的多少，可分为综合性市场调查报告和专题性市场调查报告。

（2）按调查对象的不同，可分为关于市场供求情况的市场调查报告、关于产品情况的市场调查报告、关于消费者情况的市场调查报告、关于销售情况的市场调查报告以及关于市场竞争情况的市场调查报告。

（3）按调查范围的不同，可分为国际性市场调查报告、全国性市场调查报告、区域性市场调查报告等。

（4）按表述手法的不同，可分为陈述型市场调查报告和分析型市场调查报告。

（三）市场调查报告的结构与内容

市场调查报告一般由标题、正文和署名三部分组成。

1. 标题

1）公文式标题　公文式标题由调查单位、调查内容和文种三部分组成，如《××省农业厅关于农业机械销售情况的市场调查》；也可以由调查内容和文种组成，如《本市居民 DVD 影碟机的拥有量及需求趋势调查》；也可以由调查时间、范围、调查事由和文种组成，如《关于 19××年×××市助力自行车市场的调查报告》。

2）新闻报道式标题　新闻报道式标题活泼醒目，直接指出调查对象的状况或直接表述调查的结果，或昭示调查中形成的观点。如《进口彩电依然是销售的热点》《首都自行车市场进入饱和期》《出口商品包装不容忽视》等。

3）双标题　由主标题和副标题组成双标题。主标题揭示文章的主题；副标题交代调查对象或调查范围等。如《"泥巴换外汇"——陶瓷品出口情况调查》。

2. 正文

1）引言　即前言，它作为市场调查报告的开头语，作用在于让读者对报告的内容、调查的意义获得初步印象。这一部分应明确调查的时间、地点、对象、范围、方法、目的或过程，也可以表明基本观点或得出的结论。文字要简明扼要。

2）主体　主体部分的写作，要用调查获得的材料，介绍被调查事物的情况，并据此对其进行分析预测，也可提出针对性意见。应包括以下内容。

（1）基本情况。要介绍调查对象的现实状况、历史材料及有关典型事例、统计数据等，要指出其特点及存在的问题。具体结构，可按问题性质归类表述，借用小标题或提要句的形式，也可按时间空间顺序分层次介绍，有时还可采用列表附图等方式补充说明。基本情况还可以从以下几个方面进行有选择的体现：生产与消费的关系，市场对产品的需求及产品在整体市场中的位置，消费心理与消费趋势等与市场调查报告具体种类相关的情况。

（2）分析评价和预测。通过对事实、资料的分析研究，判断、预测市场发展变化的基本趋势。

（3）对策建议。根据分析预测得出的结论，提出具体的行动计划、对策和措施。这也是市场调查的目的所在，因而要十分注重建议的切实可行。

3）结尾　结尾是对前文的照应，也是全文的归结，一般写对未来的展望，或者突出强调自己的观点。当然，如果在开头或正文里已经把观点阐述清楚的话，也可以省略结尾。

3. 署名

通常，为了表示对调查内容负责，在全文结束之后，还要写上调查人员或单位的名字，并注明完稿日期。也有的市场调查报告将作者姓名写在标题之下。

（四）市场调查报告的写作要求

1）实事求是，以充分翔实的资料为依托　市场调查报告必须建立在资料充分翔实的基础上，符合客观实际，引用真实、可靠、典型的材料和数据，用事实说话，反对弄虚作假。只有这样才能反映出市场的真实面貌，才能为分析市场经济活动提供有力的帮助。

2）突出重点，材料要服从主旨需要　运用多种方式进行市场调查，得到的材料往往是大量而庞杂的，对材料的选择并不是漫无目的的，要选取能够符合主旨需要的典型材料，按照一定的条理，将材料组织在一起。要分清材料的主次轻重，把握突出重点的原则，对符合主旨的典型材料进行重点分析，做到撰写目的明确，有的放矢。

3）客观公正，防止先入为主　市场调查报告要反映市场的本来面目。撰写市场调查报告应本着客观公正的态度来表明观点，防止先入为主的做法，既不能掺杂个人的主观意愿，也不能为他人意见所左右，要做到实事求是，不偏不倚。

4）讲究时效，为市场预测和经营决策服务　市场调查报告的主要目的是在市场不断变化的情况下，为市场预测和经营决策服务。当今社会市场瞬息万变，这就要求市场调查报告的撰写必须讲究时效；超过了期限，市场可能就会转向，如果仍然依照之前的调查结果制定策略，必将给决策者造成重大损失。因此，市场调查报告必须迅速反映市场变化，及时为市场调查报告的使用者提供准确信息，使其有针对性地制定竞争策略。

5）注重分析，揭示事物发展的内在规律　市场调查的目的，就是向市场调查报告的使用者提供有关的市场信息，从而为他们的决策提供依据。调查结果往往是通过一系列的数据资料来呈现的。这些数据资料，对于使用者而言，是最原始、最初步的资料，还不能够为决策服务。因此市场调查报告中要注重对数据资料的分析，对调查材料进一步加工、整理，揭示其发展的内在规律，准确表达市场调查的结果，从而为决策提供正确的依据。

6）叙议结合，以科学的结论发挥市场调查报告的功能　市场调查报告采用叙议结合的表达方式，针对市场调查的整个过程和其中所涉及的材料使用叙述性的语言进行客观描述，用议论性的语言表述根据调查所产生的结论与观点。采用科学的分析方法，得出客观准确的结论，发挥市场调查报告的功能，为决策者制定相关市场策略提供科学依据。

三、范文赏鉴

【例文】

河南省快递业发展情况调查报告

注：本文请登录 www. sstp. cn 阅读。

【赏鉴】

这是一篇比较规范的市场调查报告。前言部分包括调研的目的、时间、地点、对象、范围和方法，并对调研的内容做了简单归纳。主体部分采用小标题形式，从快递业发展的基本现状和特点、快递业发展中的问题、影响河南快递业发展的因素、加快快递业发展的对策建议四个方面对调查情况进行了归纳和总结，条理清楚，层次井然。文中运用了大量充分而又翔实的数据材料揭示河南快递业的现状及发展的内在规律。在表达方式上，作者夹叙夹议，叙议结合，用叙述性的语言客观描述了调查材料及调查数据，用议论性的语言表达了作者的分析理解、预测及建议。

四、实训提升

（1）搜集相关资料，拟写××专业人才市场需求调查报告。要求：

① 能对将来的学习及就业起到一定的指导意义；

② 个人独立完成；

③ 格式规范，条理清楚，语言流畅；

④ 不少于2 000字。

（2）在本校及周围几所高校中广泛调查大学生消费状况，并根据调查结果统计相关数据，拟写大学生消费市场调查报告。

（3）根据下列材料，拟写一份市场调查报告。

昨日，中百仓储、武汉食品行业协会组织的中秋节月饼市场调查报告出炉，并在荆楚网上做了大型网上调查。在450名受访消费者中，9成受访者表示：月饼消费为了"人情"；百元价位盒装月饼最受欢迎；武汉产本地月饼品牌更受青睐。

调查显示，9成人购买月饼是用来进行"人情投资"。对家中月饼的来源，38％的受访者选择"别人送"，29％受访者称"自己买"，27％受访者表示是"单位领取"。

对此，食品行业协会会长岳以干称，调查说明，绝大多数消费者都认可月饼是诠释中秋节日的最佳载体，购买月饼为的是交流人情。

调查发现，25％的受访者购买月饼最注重价格，另有25％受访者最看中品牌，25％受访者选择最看重"口味"。百元以下是90％消费者较能接受的价位。

调查中，40％受访者对于月饼质量不满意的主要原因是"口感差（太油、太硬或太甜）"，22％受访者认为"不符合现代健康饮食标准"，另有29％受访者认为是"馅料卫生状况差"。

此外，苏式、广式月饼是被访者最为喜欢的月饼，蛋黄馅、果馅、豆沙馅月饼是被访者最喜欢的口味。一些巧克力、冰激凌馅的月饼越来越受到年轻消费者的喜爱。

今年，广东、江苏等外地品牌月饼来势汹汹，但消费者仍较多选择本地月饼。

在本地月饼品牌中，廉价的散装月饼是消费主力军，高达4成受访者表示，更愿意选择"本地散装月饼"，原因是"价格便宜实惠"。

然而，外地品牌月饼形象仍高于本地品牌月饼，45％的受访者表示，"外地品牌月饼质量更有保障"。

中秋月饼大战越打越早，离中秋还有一个多月时，不少月饼企业就迫不及待地将月饼推向市面。调查显示，多数市民买月饼并不赶早。对于"购买月饼的时机"，52％的受访者选择"节前两三天"，17％选择"早早就买了"，14％选择"过节当天"，4％选择"节后"，13％表示"说不清"。

（4）调查你所在城市食品包装市场，撰写市场调查报告。

任务二　写作营销策划书

一、案例导引

梅岭风景区是江西省南昌市国家重点风景名胜区，其规模和接待能力一直在南昌旅游市场占据头把交椅。但是在江西旅游市场火爆的最近几年中，梅岭风景区却显得没那么强劲。在江西崛起、人均收入激增的宏观形势下，各旅游点加快了市场化运作，从而加快发展的脚步。梅岭重新寻找有效的营销策略，在未来几年内甚至更加长远的时间里拟获得良好的发展。因此，在企业市场营销中，营销策划书起着十分重要的作用。

二、知识点击

（一）营销策划书的概念

营销策划书是企业根据市场变化和企业自身实力，对企业的产品、资源及产品所指向的市场进行整体规划、创意后形成的具有系统性、科学性、计划性的书面文件。

（二）营销策划书的种类及特点

营销策划书因其策划对象的不同可分为大型优良客户营销策划书、重大项目营销策划书、市场调查策划书、产品推介策划书等。

营销策划书必须具备鲜明的目的性、明显的综合性、强烈的针对性、突出的操作性、确切的明了性等特点，即体现"围绕主题、目的明确、深入细致、周到具体、一事一策、简易明了"的要求。

（三）营销策划书的结构及写作

一份完整的营销策划书涉及的方面比较广，一般来说主要涉及以下内容。

1. 封面

封面包括策划书的名称、策划对象即客户、策划机构或策划人的名称、策划完成日期及本策划适用时间段。

2. 前言

前言的作用在于引起阅读者的注意和兴趣。前言的文字不能过长，一般不要超过一页，字数应控制在 1 000 字以内。其内容可以集中在以下几个方面：

（1）接受营销策划委托的情况。如"××公司接受××公司的委托，就××年度的营业推广计划进行具体策划"。

（2）策划的目的和意义。这样就能吸引读者进一步去阅读正文。如果这个目的达到了，那么前言的作用也就被充分发挥出来了。

（3）策划的概略情况。即策划的过程以及策划实施后要达到的理想状态。

3. 目录

目录的作用是使营销策划书的结构一目了然，同时也使阅读者能方便地查寻营销策划书的内容。因此，策划书中的目录不宜省略。

如果营销策划书的内容篇幅不是很多的话，目录可以和前言同列一页。目录中所标的页码不能和正文的页码有出入，否则会增加阅读者的麻烦。

4. 概要提示

为了使阅读者对营销策划内容有一个非常清晰的概念，使阅读者立刻对策划者的意图与观点予以理解，总结性的概要提示是必不可少的。换句话说，阅读者通过概要提示，可以大致理解策划内容的要点。

概要提示的撰写要求简明扼要，篇幅不能过长，可以控制在一页以内。另外，概要提示不是简单地把策划内容予以列举，而是要单独成一个系统，因此，遣词造句等都要仔细斟酌，要起到一滴水见大海的效果。

概要提示的撰写一般有两种方法，即在制作营销策划书正文前事先确定和在营销策划书正文结束后事后确定。这两种方法各有利弊，一般来说，前者可以使策划内容的正文撰写有条不紊地进行，从而能有效地防止正文撰写离题或无中心化；后者简单易行，只要把策划书内容归纳提炼就行。采用哪一种方法可由撰写者根据自己的情况来定。

5. 营销环境分析

营销环境分析是营销策划的依据与基础，所有营销策划都是以环境分析为出发点。营销环境分析主要包括：

1）当前市场状况及市场前景分析　主要是对产品的市场性、现实市场、潜在市场、市场成长状况、消费者的接受性等因素进行分析。如《"德恩奈"行销与广告策划案》（"德恩奈"为台湾一品牌漱口水）中策划者对"德恩奈"进入市场风险的分析、对产品市场的判断、对产品市场成长性的分析就颇为精彩：以同类产品"李施德林"的良好业绩说明"德恩奈"进入市场风险小；另一同类产品"速可净"上市被普遍接受，说明"李施德林"有缺陷；漱口水属家庭成员使用品，市场大；生活水平提高，中、上阶层增多，显示其将来市场成长。

2）对产品市场影响因素进行分析　主要是对影响产品的不可控因素进行分析，如宏观环境、政治环境、居民经济条件等，对一些受科技发展影响较大的产品如计算机、家用电器等的营销策划中还需要考虑技术发展趋势、方向的影响。

6. 市场机会与问题分析

可以把这一部分和前面的环境分析看作一个整体。在这里，要从上面的环境分析中归纳出企业的机会与威胁、优势与劣势，然后找出企业存在的真正问题与潜力，为后面的方案制定打下基础。企业的机会与威胁一般通过外部环境的分析来把握；企业的优势与劣势一般通过内部环境的分析来把握。在确定了机会与威胁、优势与劣势之后，再根据对市场运动轨迹的预测，就可以大致找到企业问题所在了。

7. 战略及行动方案

这是策划书中的最主要部分。在撰写这部分内容时，必须非常清楚地提出营销目标、营销战略与具体行动方案。在制定营销战略及行动方案时，要遵循"对症下药"和"因人制宜"的原则，避免人为提高营销目标以及制定脱离实际难以施行的行动方案。可操作性是衡量此部分内容的主要标准。

在制定营销方案的同时，还必须制定出一个时间表作为补充，以使行动方案更具有可操作性。此举还可提高策划的可信度。

8. 营销成本

营销费用的测算要有根据。像电台广告、报纸广告的费用等最好列出具体价目表，以示准确。如价目表过细，可作为附录列在最后。在列成本时要区分不同的项目费用，既不能太粗，又不能太细，可用列表的方法醒目地标出营销费用。

9. 行动方案控制

这部分内容不用写得太详细，只须写清对方案实施过程的管理方法与措施即可。另外，由谁实施，也要在这里提出意见。总之，对行动方案控制的设计要有利于决策的组织与施行。

10. 结束语

结束语主要起到与前言相呼应的作用，使策划书有一个圆满的结束，而不致使人感到太突然。结束语应重申主要观点，突出要点。

11. 附录

附录是策划书附带说明的问题和展示的资料，是策划书的附件。其内容主要有：注明本专题所引用的文献资料；列出方案实施中所需参考书目和经验材料；指出其他注意事项；展示策划操作日程表及组织机构等。最后还须注明策划案设计单位和执笔人的姓名，以及最终定案的时间。

附录的作用在于证明策划的客观性。因此，凡是有助于阅读者对策划内容的理解、信任的资料都可以考虑列入附录。但是，为了突出重点，可列可不列的资料还是不列为宜。附录也应标明顺序，以便查找。

（四）营销策划书的编制原则

为了提高策划书撰写的准确性与科学性，应首先把握其编制的几个主要原则：

1）逻辑思维原则　策划的目的在于解决企业营销中的问题，因此应按照逻辑性思维原则来编制策划书。首先是设定情况，交代策划背景，分析产品市场现状，再把策划中心目的全盘托出；其次进行具体策划内容的详细阐述；最后明确提出解决问题的对策。

2）简洁朴实原则　用语要简洁朴实，重点突出，抓住企业营销中所要解决的核心问题，深入分析，提出切实可行的相应对策。切忌洋洋洒洒，东拉西扯，重点不分。

3）可操作原则　编制的策划书是要用于指导营销活动的，其指导性涉及营销活动中每个人的工作及各环节关系的处理。因此其可操作性非常重要。不能操作的方案创意再好也无任何价值。不易于操作也必然要耗费大量人、财、物，管理复杂，效果差。

4）创意新颖原则　要求策划的"点子"（创意）新，内容新，表现手法新，给人以全新的感受。新颖的创意是策划书的核心内容。

三、范文赏鉴

梅岭风景区旅游营销策划方案

注：本文请登录 www. sstp. cn 阅读。

【赏鉴】

这是一份旅游营销策划书。包括前言、行业特点和消费趋势分析、经营简要回顾、环境分析、消费者分析、SWOT 分析、整合营销策略、经费预算和效果评估九个部分。策划书格式规范，创意新颖，语言流畅，可操作性强。

四、实训提升

(1) 根据自己掌握的材料，写一份某种家用电器的营销策划书。

(2) 某职业学院软件工程系大二学生张某等人合作开发了一个教学管理软件，经学院试用，反映效果良好。现在张某等人准备把该软件推向市场，请你为他们做一营销策划，并写成文字。

任务三　写作广告文案

一、案例导引

中国电信决定推出一种新的交友互动业务。为了扩大宣传力度，公司决定充分利用书刊、报纸、电视、广播、网络等传播媒介进行宣传，先在公司内部公开进行该业务广告语的征集活动。假如你是中国电信的一名员工，请你综合利用自己所学知识为其在网络广告的首页拟写一则宣传广告语。

二、知识点击

(一) 广告文案的概念

广告的表现形式多种多样，但任何形式的广告都离不开语言文字这个最重要的载体。目前在运用最广泛的报纸、杂志、广播、电视、互联网等主要广告媒介上，传递广告信息的主要工具是文字、声音和图像，其中文字的表现力最为重要。一个广告可以没有声音和图像，但不能没有语言文字。

从广义的概念上理解，广告文案是指与广告作品有关的一切语言文字，不管篇幅长短、文字多少、结构如何，只要使用的是语言文字这个工具，都可以称为广告文案。还可以把广告文案定义为广告作品的全部，把广告作品中的图片、装饰、编排等内容都包括在内。

从狭义的概念上理解，广告文案是指有广告语、标题、正文、随文等结构完整的文字广告，其他广告企划、广告策划书等广告应用文本不在其内。

广告文案与人们熟悉的散文、小说等文学作品有着不同的风格、结构和语言，它涉及范围宽广，写作风格多变，需要适应不同的广告信息和目标，是一种有着特殊要求的语言文字形式。

(二) 广告文案的类型

广告文案通常按照广告媒介的形式特征进行分类，因为不同的广告媒介不仅对广告文案有着不同的写作方法和形式的要求，同时也能显现出各类广告文案自身的鲜明特色。

最具形式特征的商业广告文案主要有以下六种类型：

1. 印刷广告文案

印刷广告文案主要应用在报纸、杂志、书籍、宣传样本、直邮广告等媒介，其共同特征是视觉传达,受众是通过阅读来获得广告信息的。其中,报纸、杂志的受众群比较固定,广告文案面对的受众相对明确。印刷广告另一个特点是适于长期保存和反复阅读,加上印刷技术和材料的不断提高和更新,印刷质量越来越精美,因而可以收到较好的宣传效果。

印刷广告文案针对视觉媒介特征,应当在语言文字的修饰上精雕细琢反复推敲,要经得起受众反复仔细的阅读。文案的标语与广告画面通常一起发生作用,需要先发制人地吸引受众的注意。文案的正文是广告的主要内容,要尽可能表达清晰、准确,不留疑惑。

2. 广播广告文案

广播广告文案主要运用在有线广播和无线广播媒介,共同特征是听觉传达,受众通过声音传递来接受广告的信息。

广播媒介不受空间限制,听众广泛,但受时间限制,转瞬即逝,内容多的广告不易记清。根据广播媒介的特征,广播广告文案应当注意简单、清晰、连贯、和谐、愉悦、可信等方面的要求,充分考虑为听觉而不是为视觉的文字语言修辞,同时还要把播音的嗓音、节奏、配乐、音响等效果考虑进去。

广播广告文案通常都采用口语语言,以与人交谈的谈话风格进行写作,特别注重语调和口气,更多地反映目标受众的说话习惯及风格,使之更容易贴近受众生活。

3. 影视广告文案

影视广告文案主要运用在电影、电视等媒介,媒介特征是集视觉与听觉、时间与空间于一身,表现形式丰富多彩,声画合一,感染力强,便于记忆。

影视广告中非语言文字的图像占主导地位,其生动、丰富的形象很容易准确、直接地为受众理解和接受,因此,影视广告文案在写作时,要有与画面情景交融的意识,将画面与语言文字融合在一起,并把活动画面作为叙述语言的一种形式。在影视广告文案中,语言文字可以有画外音、独白、对话、歌曲、字幕等多种形式出现,因此要充分调动各种表现手段,进行巧妙合理的安排,注意广告的整体灵活性,充分发挥其无可比拟的艺术感染力。

4. 互联网广告文案

随着互联网时代的到来,互联网广告自然而然地应运而生。互联网广告具有传统媒介无法达到的许多特点,例如广告一经发布就可以传播到世界各地,网民可以一天 24 小时随意浏览,同时还可以链接到其他相关网页上以获得更多的信息等。

互联网广告基本上通过视觉来传达,在文案写作上与印刷广告文案相类似。但它又具有影视广告视觉传达的连续性、时间性、动画性等特征,以及自身通过点击、链接来实现的交互性、灵活性、实时性等特点。当然互联网广告也有一定的局限性,例如形式缺乏美感、画面单调、面积较小、可供选择的广告位置不多,从而难以表现复杂、生动的广告内容,广告的艺术效果不佳,不易产生视觉的冲击力和感染力,等等。因此互联网广告文案也有相应的写作要求。

互联网广告信息有两个特殊的传达形式:一是语言文字在视觉传达过程中是可变动的,不仅大小形体、上下位置可变,而且在时间快慢和字体种类上也可进行变化,这给文案写作提供了充分发挥的天地,也提出了更高的要求;二是广告信息的传达须层层递进,每一层面相互联系成为一个整体,如何吸引网民不断点击,层层深入,是互联网广告文案写作时的一个难点。

5. 户外广告文案

户外广告主要包括招贴广告、路牌广告、橱窗广告、车体广告、霓虹灯广告等，其共同特征是受众在流动状态下接受广告的信息，因而又被称作"流动广告"。

户外广告文案需要尽可能抓住人们的注意力，让行踪匆匆的人们在不知不觉中关注到广告的存在，进而立足片刻或浏览一眼。户外广告文案不太注重信息量在传达过程中的完整与全面，强调的是引人注目和重点突出。最主要的特点是语言文字尽量简洁短小，其中标题与广告语的写作是户外广告文案的重中之重，用词一般不超过 6～7 个，在视觉上通常是一条线，便于在行进中阅读。

6. 新媒体广告文案

新媒体，除了指互联网外，还包括互动电视、手机等媒体。手机画面的空间比起电脑屏幕来说更小得多，做手机广告的难度较大。如何使得广告融入信息中，调动受众的参与性，甚至出现广告主最欣喜的现象——让人们为你的广告进行病毒式传播，这些都是新世纪对广告业提出的挑战。广告文案在新媒体中得到重生。更多可能性，多样化，更有传播力，这便成为新媒体广告文案的必然发展趋势。

除了以上六种较为常用的商业广告文案分类外，还有出现在商场销售点的 POP 广告文案、出现在商品包装上的包装广告文案、出现在 T 恤衫上的服装广告文案等，各有其鲜明的形式特征。把握不同广告的形式特征，适应不同广告媒介要求，是广告文案不可忽视的创作前提和成功保证。

（三）广告文案的结构及写作

一则典型的广告文案，由广告语、标题、正文、随文四部分组成，每个部分传达不同的信息，承担不同的职能，发挥不同的作用。

1. 广告语

广告语又称广告口号、广告标语，是为了加强受众对企业、商品或服务的印象，在广告中长期反复使用的一种简明扼要的口号文字。它基于长远的销售利益，向消费者传达一种长期不变的观念。广告口号有持续的促销作用，有的广告口号可持续多年，它们对受众来说就像老朋友一样，使受众对该商品或企业形成固定的良好印象，因而被企业视作一笔无形的巨大财富，这也是广告语与标题的主要区别。

广告语写作要求如下：

1）语言简洁，言简意赅　广告语一般都只有寥寥几字，很少超过十个字。如 20 世纪 80 年代中期，世界著名的咖啡品牌瑞士"雀巢"咖啡进入中国市场，也带来一句世界知名的广告语"味道好极了！"。

2）便于记忆，易于上口　世界上最大的钻石生产商戴比尔斯 20 世纪 90 年代在中国的广告语"钻石恒久远，一颗永流传"。

3）阐明利益，激发兴趣　人们购买商品，都是为了从中获得某种使用价值，即利益。因此，有许多广告语在撰写时，往往要把商品的利益表达出来。如宝洁公司飘柔洗发水的广告语"头屑去无踪，秀发更出众"。

4）号召力强，促发行动　广告语的一个重要作用是引发读者的行动，如"请喝可口可乐"。

2. 标题

标题是广告文案中旨在传达最为重要的或最能引起受众兴趣的信息，位于广告文案的醒目位置，对全文起统领作用，以吸引受众继续关注文案其他内容的简短语句。标题通常选用较其他部分大的字体。

1）一则好的广告文案标题通常具有的职能

（1）能迅速引起读者的注意。一家公司为宣传自己的钻石戒指而用的广告标题是"你曾说：'我买'。现在你会说：'我庆幸买了它'"。当读者看到此广告标题，不禁会问："他买了什么?"因而进一步阅读下面的广告内容。

（2）能够抓住自己的主要目标对象。如一则治疗鸡眼的药物广告标题是"五日之内，鸡眼消失，无效退款"。它清楚地点明目标对象是鸡眼患者。

（3）能够吸引读者阅读广告正文。"谁说不可以?"奥迪轿车的这则提问式标题显然会吸引人们继续往下阅读。

2）撰写广告标题的原则

（1）投读者所好，并切实地使之受益。人们阅读广告时，总是期待着有所获益，因此这种能带给读者切实利益的广告通常是最为有效的。"买上海桑塔纳新车，一年内不限里程免费质量担保。"这是对目标消费群体所作的承诺。

（2）尽量把新内容引入标题。人们往往注意新事物的出现，观察是否有新产品问世，旧产品有无新用途或改进，是否有新的观念涌现等。因此，包含新闻字眼的标题最能引发人们的兴趣。标题中使用最为有效的两个词是"免费"和"新的"。

（3）标题尽可能写上商品名称。由于阅读广告文案标题的人是读正文人数的 5 倍，因此，对于一些竞争激烈的消费品，其广告文案标题上可以写上商品名称，使那些只看一眼的读者知道你所宣传的商品具有的特殊标志。如"发现一瓶好水——黑松天霖水"。

（4）使用能够引起人们好奇心的词语。广告文案标题是为了引导读者阅读下文，将某些有着强烈吸引力的词语应用于标题将更有魅力。

（5）长度适中。标题一般强调简短，6～12 字的广告文案标题效果最佳。

（6）避免使用笼统或泛泛的词语。广告文案标题应是生动、具体、形象的，而不应使用陈词滥调。"它带给我一流的头发""它使我的头发质地柔软、熠熠生辉，恰似绿草地一般清新芬芳"。这两个广告标题都是为洗发液而写的，同是强调洗发液的高质量，前者只是泛泛而谈，难以给人留下印象，后者却栩栩如生，使人不禁为之神往。

（7）慎用双关语、文学隐喻；忌用晦涩难懂的词。在现今的信息社会中，读者每天面对无数广告。人们在浏览这些密密麻麻的广告文案标题时，速度很快，根本不会停下来推敲弦外之音。因此，必须用明白无误的语言写标题，以便把要说的话告诉读者；当然，有时双关、比喻之类的修辞方法使用得当，并与插图相配合，也会得到意想不到的效果。

（8）免用否定词。标题中使用否定词很危险，读者往往喜欢正面的陈述。因此在广告文案标题中最好说明事物是什么，而不要说事物不是什么。

3. 正文

正文指广告文案中旨在向受众传达大部分的广告信息、居于主体地位的语言文字。它是广告文案的中心和主体，是对广告标题的解释以及对所宣传事物内容的详述。

1）正文的结构和内容　　正文一般分为引言、主体、结尾三部分。

（1）引言。即广告标题与广告正文的衔接段，是广告正文的开头部分。它要以概括和精炼的笔触，迅速生动地点明标题原意并引出下文，以引起读者继续阅读。

（2）主体。即阐述广告主题或提供论据的主要部分，是广告文本的中心。在引言之后，主体部分要及时点出消费者的需求和所宣传商品的优势特点，以及这些特点与目标消费者的关系，即这些特点可以使目标消费者得到什么利益，广告中说明这些利益点的充足证据是什么，对消费者的保证措施又是什么等，以此来说服消费者进行购买。

（3）结尾。即广告正文的结束部分。它的主要目的在于用最恰当的语言敦促读者及时采取行动，虽然一般比较简短，但意义重大，绝不能掉以轻心，否则便会虎头蛇尾、功亏一篑。"要想知道如何成为一名 Avon 公司的销售代理，请拨电话 800 - 325 - 6400"，这就是一个简洁清晰但颇具号召力的结尾。

2）正文的类型　根据广告正文的体裁、风格、手法等不同可将它们分为若干类型，如直述式、叙述式、证言式、描写式等。在广告实际撰写时，广告撰稿人并不是先考虑选择哪一类型，而是考虑怎样才能将广告正文写得生动有趣、令人信服。因此，写出的广告正文可能是某一种类型的，也可能是几种类型的组合。

（1）直述式。即摆事实、讲道理、让事实说服人的一种表达方式。它的特点是直接、精炼地将商品的特性客观地表达出来，没有过多的修辞与描绘。直述式广告文案的很大魅力在于商品本身的诉求力量，它一般用于汽车、照相机等结构复杂的消费品。

（2）叙述式。即正文是用故事形式写成的广告文案，它往往能将枯燥无味的广告变得富有趣味。这类正文要使内容像小说故事情节那样，有矛盾冲突的出现和最后的解决，这样才能引人入胜。但叙述不宜过长。它往往是以某人遇到困难而感到苦恼开始，以找到解决办法而圆满结束，目的是告诉读者在遇到同样的困难时，采取同样的办法。

（3）证言式。按证明书的方式写成。它需要提供权威人士或著名人士对商品的鉴定、赞扬、使用和见证等。这里的权威人士可以确有其人，也可以是虚构的，但无论真假，他们都必须有资格为其宣传的事物做出证言。如宣传某种药品，最好选用医生身份的人物；而宣传某种家庭用具，最好选用家庭主妇，这样才具有说服力。

（4）描写式。即以生动细腻的描绘、刻画激发人们基本情感和欲望的一种表达方式。这类广告如果描绘得亲切感人，就会给人们一个鲜明的形象和深刻的印象。"美丽的白色沙滩，沐浴在金色的阳光里，恣情嬉戏尽情享受……；美妙的风景，激动人心的奇观……；世界一流的设施，高效的服务。不仅这些，最令人神往的是，你可以享受到菲律宾带给你的独有的温暖、热情和舒适。"看完这则广告文案，你会对美丽的菲律宾心驰神往。

4. 随文

随文又称附文，是广告文案的附属文字部分，是对广告内容必要的交代或进一步的补充。主要有商标、商品名、公司标识、公司地址、电话、价格、银行账号以及权威机构证明标识等。一则广告不一定将以上所说的随文内容全部列出，应根据广告宣传目标而有所选择。广告随文是广告文案的有机组成部分，具有重要的推销作用。

（四）广告文案的写作要求

1）要抓住重点　由于广告文案是把有关商品、服务的信息有计划地传递给人们的一种手段，其目的是为了使消费者对自己生产和经营的商品或服务产生兴趣和购买动机，所以，广告文案就必须把顾客最为关心、最需要了解的内容作为宣传重点，如产品的主要性能、特点、用途、价格以及服务内容等。切忌抓不住重点，该说的不说，不该说的却喋喋不休、令人生厌。

2）要真诚实在　广告文案的内容务求反映真实。如果不真实，将造成不良的社会后果，损害其他竞争者和消费者的利益。非但不能达到宣传产品，扩大产品销路的目的，反而会使消费者产生逆反心理。所以，广告宣传必须精当准确，有一说一，切忌"吹牛皮"。

3）要讲究手法　广告文案要更好地达到宣传目的，就要有吸引力。因此广告文案写作必须注意讲究表现手法。要独具匠心，务求出新，切忌拾人牙慧、生搬硬套、千篇一律的"模式"。要讲究表现手法，从广告文案的内容上，突出商品的鲜明特点，以引起消费者的瞩目；从广告文案的语言上，要通过形象生动的语言感染消费者，但要遵守汉语的规范性，禁止滥用汉字，尤其不能随意改变词语的固定用法，使用不当会产生社会性危害。如"博大晶（精）深""大智若娱（愚）""食（十）全食（十）美""百衣（依）百顺""与食（时）俱进"等，这些错误谐音的运用，混淆视听，尤其容易对青少年产生误导。

三、范文赏鉴

【例文1】

新百伦：每一步都算数

2014年，作为至今唯一还坚持在英美两地拥有生产线的全球性运动品牌的新百伦，携手李宗盛拍了一支《致匠心》微电影，讲述了动人的工匠精神，一时间刷爆了朋友圈。

2016年，在诞生110周年之际，新百伦再次选择与李宗盛合作，在12分钟的广告片《每一步都算数》里，以个人传记的方式演绎了新百伦的精神与李宗盛的情怀：

事过境迁终于明白

人一生中每一个经历过的城市，都是相通的

每一个努力过的脚印，都是相连的

它一步一步带我到今天，成就今天的我

人生没有白走的路，每一步都算数

（摘自 http://www.sohu.com/a/125626512_473351）

【赏鉴】

广告以歌手演绎歌曲的方式，对青年人极具吸引力和号召力。单是这种传播方式的选择就很有策划意识，加之"每一步都算数"的语义双关，更让人对产品的质量倍增信心。

【例文2】

支付宝：每一笔都是在乎

购物时选择用支付宝付款既方便又快捷，已经成为很多人的选择，只要换新手机，支付宝APP一定是装机必备软件。

2016年8月，支付宝9.9版本上线，较之以往，新版本的支付宝首页有了很大改变，针对这一次重大改版，"天与空"为支付宝推出了下面一系列文艺而暖心的GIF创意海报：

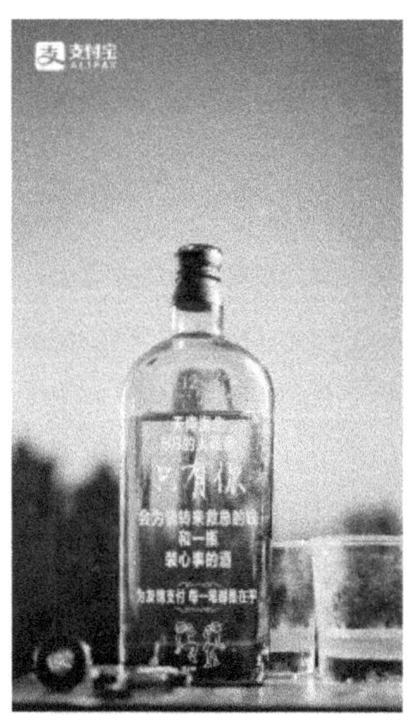

天南地北 BB 的人很多
只有你,会为我转来救急的钱
和一瓶装心事的酒
为友情支付,每一笔都是在乎

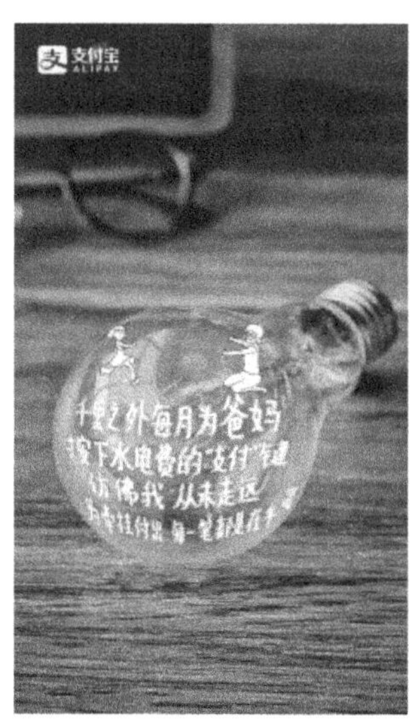

千里之外,每月为父母
按下水电费的"支付"键
仿佛我从未走远
为牵挂付出,每一笔都是在乎

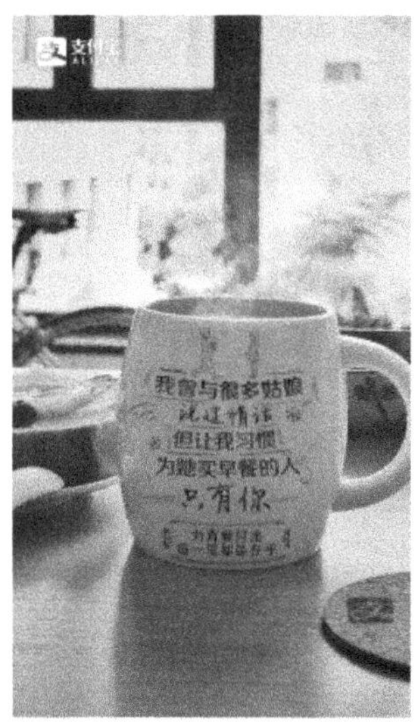

我曾与很多姑娘,说过情话
但让我习惯为她买早餐的人
只有你
为真爱付出每一笔都是在乎

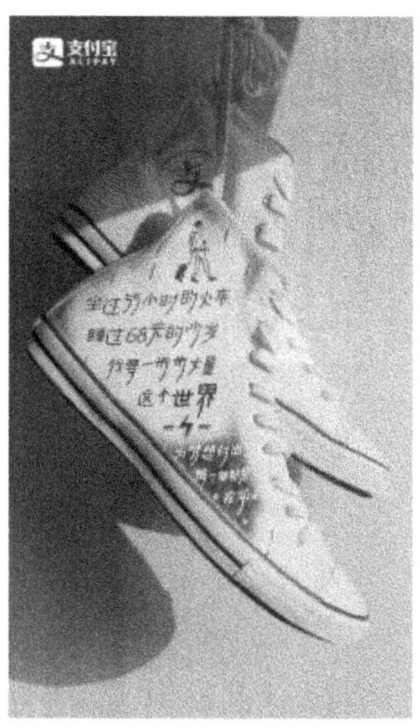

坐过 55 小时的火车
睡过 68 元的沙发
我要一步步丈量这个世界
为梦想付出每一笔都是在乎

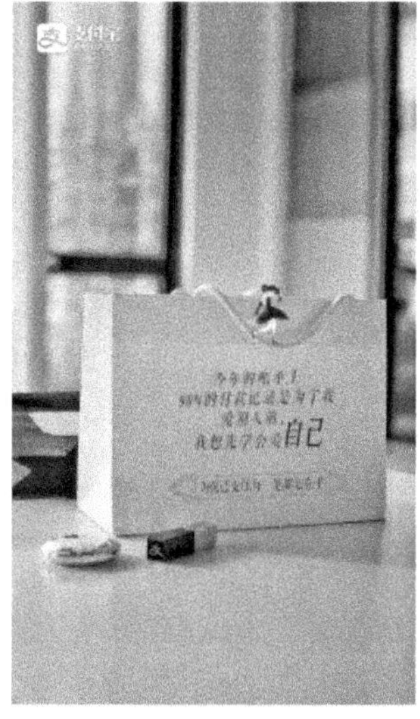

今年的账单上
90％的付款记录是为了我
爱别人前,我想先学会爱自己
为悦己支付每一笔都是在乎

（摘自 http://www.sohu.com/a/125626512_473351)

【赏鉴】

　　这个广告文案重点在于打好感情牌,从亲情、爱情、友情入手,关联支付宝强大的支付功能,所以能够很容易引起用户共鸣,也使得"付款"这件"功利"的事情变得温情而文艺,非常走心。

四、实训提升

（1）比较下列两组广告标题，看哪一个更生动、更吸引人。

① 红鸟鞋油广告标题：

a. 约会前，请擦红鸟鞋油；

b. 请擦红鸟鞋油。

② 太平洋保险公司广告标题：

a. 太平洋保险保太平；

b. 平时注入一滴水，难时拥有太平洋。

（2）评析下列几则广告语。

① 新鲜每一天（光明牌牛奶广告语）。

② 因为专业，所以放心（上海万豪医院广告语）。

③ 一旦拥有，别无所求（深圳飞亚达公司广告语）。

④ 一帘一景美达情（美达窗帘的广告语）。

⑤ 用户至上，用心服务（中国电信广告语）。

⑥ 挡不住的感觉（可口可乐广告语）。

⑦ 麦氏咖啡，情浓味更浓（麦氏咖啡广告语）。

⑧ 人头马一开，好事自然来（人头马 X. O. 广告语）。

（3）下面两则商品广告是成功的，分析这两则广告的成功之处。

① 台湾空调器的广告：本品在世界各地的维修工是最寂寞的。

② 香港电扇广告：实不相瞒，我厂电扇的名气是吹出来的。

（4）试为你所学的专业撰写一篇广告文案，体会从创意到文案完成要经过哪些步骤，并叙述在这个过程中自己有哪些心得。

任务四　写作招标书、投标书

一、案例导引

××大学拟新建一座图书馆，按照《××省建设工程招标投标管理办法》已办理招标申请，并报经省招标办批准，决定采用公开招标方式，择优选定施工单位。现已在相关网站公开发表招标通告。××建筑公司看到该大学的招标通告后，想承包此工程，决定拟写一份投标书进行投标。

二、知识点击

（一）招标书的写作

1. 招标书的概念

招标书又称招标通告、招标启事、招标广告，它是招标人将招标主要事项和要求公告于世，从而招徕众多的投资者前来投标，并利用投标者之间的竞争优选买主或承包方，订立合同进行交易时所使用的一种实用性文书。一般都通过报刊、广播、电视等公开传播媒介发表。在整个招标过程中，它是首次使用的公开性文件，也是唯一具有周知性的文件，属于邀约的范畴。

2. 招标书的种类

按时间划分，有长期招标书和短期招标书。

按内容及性质划分，有企业承包招标书、工程招标书、大宗商品交易招标书。

建筑行业的招标书主要是指业主（招标单位）或招标代理机构向建筑单位所提供的有关工程的一些基本信息，比如工程的资金来源、建筑规模、开标时间及地点、所要求的资质等级、建筑单位所要提供的相关资料，以便于建筑单位编制投标文件的一些要求和注意事项。

按范围划分，有国际招标书和国内招标书。

3. 招标书的特点

1）公开性　招标书是一种告知性文书，它像广告一样，借助大众传播手段进行公开发表，从而利用和吸收全国各地乃至各国的优势于一家以达到提高经济效益的目的。

2）竞争性　招标书充分利用了竞争机制，它以竞标的方式吸引投标者加入，通过激烈的竞争以实现优胜劣汰，从而实现业主优选的目的。

3）时间性　招标书要求在短时间内获得结果，因此具有时间的紧迫性。

4. 招标书的结构及写作

1）标题　招标书的标题有以下几种表现形式：

（1）由招标单位名称、招标项目名称和文种三部分构成，如《××大学修建图书馆的招标通告》。

（2）由招标单位名称和招标文种构成，如《××集团招标公告》。

（3）只写招标文种，如《招标公告》《招标书》。

2）正文　正文一般用条文式，有的也可用表格式。

（1）引言。引言应写明招标目的、依据以及招标项目的名称。如《××住宅小区建筑安装工程施工招标通告》："本公司负责组织建设的××住宅小区工程的施工任务，经××市城乡建设委员会批准，实行公开招标，择优选定承包单位，现将招标有关事项通告如下：……"。

（2）主体。这是招标公告的核心。要详细写明招标的内容、要求及有关事项。一般采用横式并列结构，将有关要求逐项说明，有的还需要列表。具体包括如下几个方面：

一是招标内容。招标内容即工程名称、建筑面积、设计要求、承包方式、交工日期等。如《××住宅小区建筑安装工程施工招标通告》："工程名称和地址：××住宅小区，坐落于××市东城区内城东北角。工程主要内容：总建筑面积 10.7 万平方米，其中 14 至 18 层大模外挂板住宅楼 7 座，计 7.85 万平方米，砖混结构 6 层住宅楼 5 座，计 2.25 万平方米，其余为配套附属建筑，也是砖混结构。工程质量要求应符合国家施工验收规范。承包方式：全部包工包料（建设单位提供三材指标）。"又如《××大学修建图书馆的招标通告》："工程名称：××大学图书馆楼。建筑面积：××平方米。施工地址：××市××路××号。设计及要求：见附件（略）。交工日期：1989 年 2 月。"

二是招标范围。招标范围指的是投标单位资格及应提交的文件，如："凡持有一二级建筑安装企业营业执照的单位皆可报名参加投标。报名时应提交下列文件：A. 投标单位概况表；B. 技术等级证书（复制件）；C. 工商营业执照（复制件）；D. 外地建筑企业在本市参加投标许可证"。

三是招标程序。招标程序包括内容：A. 报名及资格审查；B. 领取招标文件；C. 招标交底会（交代要求及有关说明）；D. 接受标书；E. 开标；F. 交招标文件押金或购买招标文件。

四是招投标双方的权利和义务、双方签订合同的原则、组织领导以及其他事项等。

（3）文尾。应写明招标单位名称、地址、电话、传真、邮政编码等。

3）落款　包括成文日期、印章。

5. 招标书的编制原则

1）遵守法律法规　招标文件是一份具有法律效力的文件，招标文件的内容应符合国内法律法规、国际惯例、行业规范等。这就要求招标书的编制人员不仅要具有精湛的专业知识、良好的职业素养，还要有一定的法律法规知识。

2）公正合理　招标文件是具有法律效力的文件，双方都要遵守，都要承担义务。合理的特殊要求，可在招标文件中列出，但这些条款不应过于苛刻，更不允许将风险全部转嫁给中标方。验收方式和标准应采用我国通用的标准，或我国承认的国外标准、欧洲标准等。

3）公平竞争　公平竞争是指招标文件不能存有歧视性条款。只有公平才能吸引真正感兴趣、有竞争力的投标厂商。招标文件应尽量做到科学合理，这样会使招标更加公开，人为因素相对减少，会使潜在的投标人更感兴趣。招标文件成型后，最好组织有关专家审定、把关。这些都是保证招标是否公平、公正的关键环节。

4）科学规范　科学规范指的是以最规范的文字，把招标书描述得简洁有序、准确明了，使有兴趣参加投标的所有投标人都能清楚明白。不允许使用大概、大约等无法确定的语句，不要委婉描述，不要字句堆砌，表达上的含混不清会造成理解上的差异。不要把在某一部分说清楚了的事，又在另外章节中复述。

5）维护政府、企业利益　招标文件编制要注意维护单位的秘密，不得损害国家利益和社会公众利益。如给公安系统招网络设备、给广电部门招宽带网项目时就要考虑安全问题。

6. 编制招标书的注意事项

1）周密严谨　招标书不但是一种"广告"，也是签订合同的依据，更是一种具有法律效力的文件，所以招标书在内容与措辞上要做到周密严谨。

2）简洁清晰　招标书没有必要长篇大论，只要把所要讲的内容简要介绍、突出重点即可，切忌没完没了地胡乱罗列、堆砌。

3）注意礼貌　招标涉及的是交易贸易活动，要遵守平等、诚恳的原则，切忌盛气凌人，更反对低声下气。

（二）投标书的写作

1. 投标书的概念

投标书是指投标单位按照招标书的条件和要求，向招标单位提交报价并填具标单的文书。它要求密封后邮寄或派专人送到招标单位，故又称标函。它是投标单位在充分领会招标文件，进行现场实地考察和调查的基础上所编制的投标文书，是对招标公告提出要求的响应和承诺。

2. 投标书的种类

按性质和内容分，有工程建设项目投标书、企业租赁投标书、劳务投标书、科研课题投标书、技术引进或转让投标书等。

按投标方人员组成情况分,有个人投标书、合伙投标书、集体投标书、全员投标书和企业(或企业联合体)投标书等。

按范围分,有企业系统内部投标书、面向全社会的外部投标书。

3. 投标书的结构及写作

投标书通行的基本格式包括标书封面、标题、主送单位、正文、附件等部分。

1)封面　主要写明主送单位名称、投标工程名称、投标单位名称、法人代表职务和姓名、标书送出时间、签字盖章等内容。标书封面不是必有格式。

2)标题　投标书的标题有以下几种表现形式:

(1)由投标方名称、投标项目、文种名称构成,如《××公司承包××学院游泳馆建设工程投标书》。

(2)由投标方名称或投标项目与文书名称构成,如《××设计院投标书》《××工程投标书》。也可包括投标形式、内容和文种,如《租赁××大楼的投标书》。

(3)只有文种名称。如《投标书》《投标说明书》。

3)主送单位　主送单位是对招标单位的称呼。有的标书作为函,必须有受文单位,在标题下隔行顶格写。称谓多是写给评标机构的,要顶格写"××招标办公室"等。

4)正文　由前言、主体、文尾三部分构成。

(1)前言。说明投标方名称,基本情况,方针、目标以及对投标后的承诺等内容。

(2)主体。在主体部分应有数据、分析、目标、论证、措施、见解。主要包括下列几个方面:对现状进行分析,明确期限及投标形式,拟定标的,提供依据,制定经营措施等;最后表明对招标者提出的要求、条件的认可程度,一般要说明对交纳银行担保书和履约保证金的承诺,申明对招标单位不一定接受最低价和可能接受任何投标书表示理解。标文内容可用条款说明,也可采用表格来说明。

(3)文尾。文尾包括投标方的联系方式等。

5)落款　包括成文日期、印章。

6)附件　附件的内容主要包括投标报价表、货物清单、技术差异修订表、资格审查文件、开户银行开具的投标保证金保函、开户银行开具的履约保证金保函等。

4. 编制投标书的注意事项

1)实事求是,正确决策　要认真进行市场调查研究,分析自身条件,客观估计自己的技术、经济实力和相应的赔偿能力,把握有利条件和优势,做出正确的投标方案决策。

2)内容明确具体,措施切实可行　对于投标书的具体内容,如目标、造价、技术、设备、质量等级、安全措施、进度等,都要详细写明,力求具体、明确。

3)熟知投标程序,注意投标实效　制作投标文件必须熟悉投标程序和时限要求。

三、范文赏鉴

【例文1】

国家统计局全媒体采编运营平台建设采购项目招标公告

项目名称:国家统计局全媒体采编运营平台建设采购项目

项目编号:GC－HG4170592

中央国家机关政府采购中心对下列货物或服务进行公开招标,现邀请合格投标人提交密封投标文件。

1. 招标内容

(1) 招标内容:全媒体新闻采编系统,照排组版系统,出版安全管理系统,全媒体检校系统,全媒体资源库系统,网站内容管理系统,服务器,磁盘阵列,存储交换机,虚拟化软件。

(2) 本项目不分包。

(3) 交付时间:中标合同签订即开始履约。

(4) 交付地点:国家统计局。

2. 预算金额

本采购项目的预算金额为:295.000 0 万元。

3. 需要落实的政府采购政策

本项目落实节能环保、中小微型企业扶持、融资担保等相关政府采购政策。

4. 合格投标人必须符合条件

(1) 符合《中华人民共和国政府采购法》第二十二条的规定,且必须为未被列入"信用中国"网站(www. creditchina. gov. cn)、中国政府采购网(www. ccgp. gov. cn)渠道信用记录失信被执行人、重大税收违法案件当事人名单、政府采购严重违法失信行为记录名单的投标人。

(2) 投标人的资质要求:无特殊要求。

5. 其他要求

(1) 本项目采用招投标电子辅助系统进行招投标,请在投标前详细阅读中央政府采购网首页"通知公告"栏目的《关于采购中心招投标电子辅助系统上线试运行的通知》及相关附件;供应商在使用系统进行投标的过程中遇到涉及平台使用的任何问题,可致电采购中心技术支持热线咨询,联系方式:55603940,55603941。

(2) 供应商进行投标需要提前办理数字认证证书并进行电子签章,办理方式和注意事项详见中央政府采购网首页"CA 服务"专栏。对已办理且还在有效期的数字认证证书的供应商,如参与本项目及其他公开招标项目的投标活动,可联系 CA 服务机构免费办理电子签章。

(3) 招投标电子辅助系统投标培训视频现已上线,请登录 http://www. zycg. cn/article/show/436649 查看。供应商如有疑问,可参加国采中心举行的电子投标答疑会。答疑会仅就使用电子系统编写投标文件和上传递交投标文件出现的问题进行解答,而不涉及投标文件的具体内容。答疑会时间:每周三下午 14:00,地点:中央国家机关政府采购中心第一开标室。

6. 获取招标文件的办法和时间

即日起至投标截止时间止,登录"中央政府采购网"(http://www. zycg. gov. cn/)免费下载招标文件。

7. 接受投标时间、投标截止时间及开标时间

接受投标时间:自公告发布时间起至 2017 年 8 月 10 日 09 时 00 分(北京时间)

投标截止及开标时间:2017 年 8 月 10 日 09 时 00 分(北京时间)

投标截止时间后送达的投标文件将被拒收。

8. 投标地点及开标地点

国采中心开标室(北京市西城区西直门内大街西章胡同 9 号院),届时请投标人的法定代表人或其授权的投标人代表出席开标仪式。

9. 本项目其余相关信息

均在"中国政府采购网""中央政府采购网"等媒体上发布。

10. 联系方式

采购人名称：国家统计局办公室

地址：北京市西城区月坛南街 57 号

联系电话：010 - 68782286

采购中心地址：北京市西城区西直门内大街西章胡同 9 号院

邮政编码：100035

项目联系人：王震　联系电话：55602563

项目负责人：刘伟　联系电话：55601901

11. 公告期限

本招标公告自发布之日起公告期限为 5 个工作日。

中央国家机关政府采购中心

2017 年 7 月 18 日

（摘自中国政府采购网）

【赏鉴】

这是一份招标书。标题由招标单位名称、招标内容和文种组成。因为是在全国范围内公开招标，所以用"招标公告"。正文由前言、主体构成。前言写出项目名称、项目编号及招标基本情况，文字精练，简明扼要。主体部分分条列项，依次写出招标内容、投标人必须符合的条件、获取招标文件的时间和办法、投标截止时间和开标时间、投标及开标地点、联系方式，事项清楚具体，表达规范。文尾包括落款和成文日期。这份招标书结构完整，层次清楚，语言简洁，可以称得上是一份质量上乘的招标书。

【例文 2】

投标书

××外高桥造船有限公司：

1. 根据已收到××外高桥造船有限公司二期工程海洋工程平台项目工程的招标文件，遵照《××市建设工程招标投标管理暂行办法》的规定，经考察现场和研究上述工程招标文件的投标须知、技术规范、图纸、工程量清单和其他有关文件后，我方愿以人民币（大写，下同）叁仟伍佰肆拾肆万壹仟叁佰元的总价，按上述技术规范、图纸等的条件承包上述工程的施工、竣工和保修。

2. 一旦我方中标，我方保证在 20×× 年 9 月 26 日开工，并于 20×× 年 3 月 24 日竣工，即 180 天（日历天）内竣工并移交整个工程。

3. 除非另外达成协议并生效，你方的中标通知书及本投标文件将构成约束我们双方的合同。

4. 我们明白发包方不一定要接纳最低的投标价的投标或收到的任何投标，也不会解释选择否决任何投标的原因与理由。

5. 我方金额为人民币柒拾万元的投标保证金在接受招标文件时已同时递交。

6. 我们确定本投标已考虑发包方或其招标代理单位已向我方发出的关于招标文件的修

改通知。

投标单位：（盖章）

邮政编码：××××××

单位地址：×××××××××

传真：××××

法定代表人：（签字、盖章）×××

电话：×××××××××

开户银行名称：××××

开户行地址：××××

银行账号：××××

日期：××××年×月×日

【赏鉴】

这份投标书针对××外高桥造船有限公司二期工程海洋工程平台项目工程设计制作。全文逐条列项，第一条阐明了投标意愿、报价等内容。其余诸条从不同角度说明有关问题，内容全面、具体。

四、实训提升

（1）利用网络资源，查找一份招标书范文，对照所学理论知识和范文，试写一份关于购置图书的招标书，字数不限，要求语言流畅，结构规范，内容具体。

（2）根据所学知识，指出下列招标书存在的问题，并进行修改。

××学院木柜采购招标公告

一、招标项目：学生公寓化宿舍用木柜

二、数量：约计 2 270 只

三、投标人资格条件：

1. 企业为专业木器生产厂家；

2. 企业注册资金不少于人民币 550 万元；

3. 企业通过 ISO14001、ISO9001 体系认证（盖单位章）。

四、报名时应提供以下证件及资料：

1. 投标人介绍信或法定代表人授权书；

2. 营业执照副本、税务登记证复印件（盖单位章）；

3. 相关资质证书（复印件加盖公章）。

五、报名时间：2017 年 4 月 15 日至 2017 年 4 月 18 日

六、招标单位联系人：王××　联系电话：××××-××××××××

七、招标单位地址：××××市高新区××××路××号

传真：××××-××××××××

邮编：××××××

××学院（盖章）

2017 年 4 月 13 日

（3）××学院 2017 年预计需要 4 500 套学生公寓用品，请你以××学院的名义写一份招标公告。

（4）根据第（3）题的招标公告，以"××生活用品有限公司"的名义写一份投标书。

（5）根据下面所给材料拟写投标书。

××房地产开发公司发布大柳塔北区三区室外管网消防工程二期招标文件（招标编号为 SDZY‑2017‑15）。××市第一建筑工程公司在充分考察现场，仔细研究工程招标文件的投标人须知、合同条款、技术规范、施工图纸和其他有关文件后，愿以人民币××××万元（大写）的总造价，按合同条款、技术规范、施工图纸的要求承包此工程施工、安装、测试，直到竣工验收和保修维护。

××市第一建筑工程公司承诺：投标人将按招标文件的规定履行合同责任和义务；中标后保证在规定时间内完成工作量，大柳塔北区室外管网消防工程 30♯、34♯段计划于 2017 年 7 月 1 日开工，计划于 2017 年 12 月 18 日竣工；35♯、36♯楼段计划于 2018 年 3 月 15 日开工，计划于 2018 年 6 月 18 日竣工；室外消防报警主机及配线于 2017 年 7 月 20 日完成，保证 30♯～32♯楼消防系统正常运行；同意提供招标人要求的与其投标有关的一切数据或资料。

与本投标有关的一切正式往来通信请寄××市高新区科技二路 65 号××国际大厦七层 E 座，邮编：710065；电话：×××-××××××××；传真：×××-××××××××。

任务五　写作意向书

一、案例导引

××汽车股份有限公司于 2016 年 8 月 3 日与××股权投资管理有限公司签署《关于节能环保新能源汽车项目合资合作意向书》，双方（或双方的指定方）致力于在节能环保新能源汽车及动力总成领域展开积极而广泛的交流合作，并将按照 50%：50% 的股权比例共同成立合资公司，其注册资本及投资总额经双方进一步协商后再行确定；合资公司首期投资总额不少于人民币 20 亿元。双方并对有关事项做出承诺，其中，未来与项目相关的工业产权中商标由拥有人特许合资公司无偿使用，成熟的商品化专利及专有技术由合资公司以公允、合理的价格有偿使用。

本意向书仅为双方意向性文件，最终协议或合同须经双方董事会或股东大会及政府有关部门批准后方为有效。

二、知识点击

（一）意向书的概念

意向书是双方或多方就合办企业或项目的事宜，经过初步协商而达成共同意向的文书。它是双方进行实质性谈判的依据，是签订协议（合同）的前奏。

（二）意向书的特点

（1）意向书用于初次发生合作关系的当事人之间，或初次洽谈的事项上。

（2）意向书表达的是双方当事人初步洽谈的一致同意的若干原则性意见。其内容可根据具体情况和双方意愿随时修改。

（3）意向书是协商过程中各方基本观点的记录，一旦达成正式协议，便完成了意向性的使命。意向书不像协议、合同那样具有法律效力。

（三）意向书的作用

（1）意向书可以用来向政府主管部门上报备案，作为立项的依据。

（2）意向书可以作为合作各方进行实质性谈判的基础和原则性依据。意向书可为正式签订协议或合同打下基础。

（3）意向书便于合作各方开展各项后续工作，如起草项目建议书和可行性研究报告等。

（四）意向书的结构与写法

1. 标题

意向书的标题主要有以下四种类型：

（1）事由＋文种，如《关于合作经营××大酒家的意向书》；

（2）合作项目＋文种，如《合资建立水泥厂意向书》；

（3）合作单位＋合作项目＋文种，如《上海市×××公司、新加坡××××产业公司合作经营塑料制品意向书》；

（4）只写文种，如《意向书》。

2. 正文

意向书的正文内容没有固定的写法。有的写得详细一点，有的写得简略一点，有的甚至只写各方对某一事项合作的意愿，不写如何合作的具体问题。就大多数意向书来说，其正文一般由前言、主体和结尾三部分组成。

1）前言　前言先写明各方的单位名称、商谈时间地点、原则精神、合作事项等，然后用"现达成如下意向"或"双方达成意向如下"或"现将有关意向归纳如下"等过渡句领起下文。

2）主体　主体写双方的意图、初步商谈后达成的倾向性认识和比较认同的事项。采用分条列项的形式写。就通常情况而言，主体部分大致写以下几个方面的内容：

（1）合作企业或项目的名称和拟定地址；

（2）合作企业或项目的规模和经营范围；

（3）各方投资金额比例；

（4）利润分配和亏损分担；

（5）原料、设备、技术、企业用地等各由何方提供；

（6）合作事项实施步骤；

（7）合作企业领导体制；

（8）合作期限。

3）结尾　结尾部分书写有关事项的说明，如意向书份数、生效日期等。

3. 落款

书写合作各方法定名称，各方洽谈代表签字。书写签订时间、通信联络地址、电子邮箱、电话号码等。

（五）撰拟意向书的注意事项

（1）意向书只是各方对合作事项意愿的表示，因此对合作中涉及的系列问题无须详细论述,而只作粗略的轮廓性的表述即可。

(2) 意向书的条款要写得比较原则,以利于求同存异,为进一步谈判创造合作氛围,同时也便于在谈判中灵活运作。

(3) 意向书仅仅是各方共同意向的记录,没有法律效力,一般不写入对各方有约束性的条文。

(4) 意向书中不能有与我国现行经济政策和法规相抵触的内容,也不能随意向对方承诺上级部门才能决定和职能部门才可解决的问题。

(5) 意向书写作应措辞严谨,既不失原则也不失热忱,以便促成日后实质性谈判的成功。

三、范文赏鉴

【例文】

意向书

××厂:(甲方)

××××公司:(乙方)

双方于×年×月×日在×地,对建立合资企业事宜进行了初步协商,达成意向如下:

一、甲、乙双方愿以合资或合作的形式建立合资企业,暂定名为××有限公司。建设期为×年,即从××××年—××××年全部建成。双方意向书签订后,即向各方有关上级申请批准,批准的时限为×个月,即××××年×月×日—××××年×月×日完成。然后由×××厂办理合资企业开业申请。

二、总投资×万(人民币),折×万(美元)。××部分投资×万(折×万);××部分投资×万(折×万)。甲方投资×万(以工厂现有厂房、水电设施现有设备等折款投入);乙方投资×万(以折美元投入,购买设备)。

三、利润分配:各方按投资比例或协商比例分配。

四、合资企业生产能力:(略)。

五、合资企业自营出口或委托有关进出口公司代理出口,价格由合资企业定。

六、合资年限为×年,即××××年×月—××××年×月。

七、合资企业其他事宜按《中外合资法》有关规定执行。

八、双方将在各方上级批准后,再行具体协商有关合资事宜。

本意向书一式两份。作为备忘录,各执一份备查。

××厂(甲方)(盖章)　　　　　　　　　　　××××公司(乙方)(盖章)

代表:(签字)　　　　　　　　　　　　　　　代表:(签字)

　　　　　　　　　　　　　　　　　　　签订日期:××××年×月×日

【赏鉴】

这份意向书讲明了双方合作的具体事项,包括投资事项、投资金额、利润分配、合资年限等。这是一则写得较好的意向书,以资借鉴。

四、实训提升

(1) 根据下面提供的材料,写作意向书。

当事人××企业有限公司(以下简称甲方)及××旅游事业管理局(以下简称乙方)为发

展××游览事宜,双方达成共同意向:甲方愿以经营旅游事业的经验及财力,协助乙方发展风景区,并促进旅游事业的发展;乙方也愿意精诚合作,从各方面协助甲方推行工作;一旦双方达成正式协议,并经签字后,合作即可展开。本意向书一式两份,双方签署后,各执一份为据。

（2）根据下面材料,写作一份意向书。

××市玩具厂(甲方)和香港××玩具公司(乙方)经过友好洽谈,双方达成初步共识:一、为了扩大玩具贸易,乙方要求甲方提供稳定生产的玩具厂,为乙方制作玩具,甲方同意在××县××镇建一玩具厂。二、乙方向甲方提供价值××万元的专用设备。三、甲、乙双方的贸易和来料加工业务,其价格、规格、交货日期等,均应逐项签订合同。四、乙方派员到甲方玩具厂进行技术辅导及质量监督,所需费用由乙方自己负担。

（3）病文析评。

共建合资企业意向书

一、甲、乙两方愿以合资或合作的形式建立合资企业,定名称为××有限公司,地址在中国××市××街××号。建设期为××年,即从××××年至××××年全部建成。双方签订意向书后,即向各有关上级申请批准,批准的时限为×个月,即××××年×月至××××年××月完成。然后办理合资企业开业申请。

二、合资公司经营范围:合资公司从事××产品的生产、研究和开发。新产品在中国国内外市场销售,并进行销售后的技术服务。

合资公司的生产规模:生产初期年产×××吨;正常生产期年产×××吨。

三、合资公司为有限责任公司。合资各方按其在注册资本中的出资额比例分配利润、分担亏损和承担风险。

总投资为××万元,其中注册资本为××××万元,贷款为××万元。××部分投资××万元;××部分投资××万元。

甲方投资××万元(以工厂现有厂房、水电设施、现有设备等折款投入),占注册资本的百分之××。乙方投资××(以折美元投入,购买设备),占注册资本的百分之××。

四、合资公司所需要的机械设备、原材料等物资,应首先在中国购买,如果中国国内不能满足供应的,可以在中国国外购买。

五、合资企业自营出口或委托有关进出口公司代理出口,价格由合资企业定。

六、合资年限为×年,即××××年×月至××××年×月。

七、合资企业其他事宜按《中外合资企业法》有关规定执行。

八、双方在各方上级批准后,再具体协商有关合资事宜。

九、本意向书生效后,甲、乙双方应认真遵守本意向书的规定。任何一方若不执行本意向书规定的义务,对方有向违约一方要求赔偿经济损失的权利。

十、本意向书用中文和××文写成,两种文本具有同等法律效力。

××厂(甲方)　　　　　　　　××××公司(乙方)

代表:　　　　　　　　　　　　代表:

××××年×月×日　　　　　　××××年×月×日

任务六　写作合同

一、案例导引

李×和王×是××酒店管理学院大二的两名学生，他们想利用暑假时间到一家酒店去打工，借此锻炼自己的能力，同时也可为自己筹措生活费，减轻父母的负担。因为对合同知识知之不多，在签订用工合同时犯了难。那么，究竟应如何拟写一份规范的合同呢？

二、知识点击

（一）合同的概念

合同，通常也叫合约或契约。1999 年 3 月 15 日九届全国人大二次会议审议通过、自1999 年 10 月 1 日起实施的《中华人民共和国合同法》（以下简称《合同法》），对合同的概念做了统一的界定："合同是平等主体的自然人、法人、其他经济组织之间设立、变更、终止民事权利义务关系的协议。"

（二）合同的种类

合同的种类较多，从不同的角度，用不同的标准，可以分为若干类别。

（1）按形式分，可分为表格式合同、条款式合同，以及表格、条款相结合式合同。

（2）按期限分，可分为长期合同、中期合同和短期合同。

（3）按内容分，可分为买卖合同、赠与合同、租赁合同、承揽合同、借款合同、建设工程合同、运输合同、技术合同、保管合同、仓储合同、委托合同等。

（4）按性质分，可分为转移财产的合同、完成工作的合同和提供劳务的合同。转移财产的合同就是合同一方将一定数量的物品转移给合同的另一方，由另一方支付或不支付相应价款的合同（转移财产包括产权转移、经营管理权转移、使用权暂时转移），如买卖合同、租赁合同、赠与合同等；完成工作的合同就是合同一方完成合同的另一方交给的工作，由另一方按量按质付给一定的报酬，如技术合同、承揽合同等；提供劳务的合同就是合同一方按约定的条件，使用自己的劳力、设备或工具为合同的另一方提供劳务，由另一方付给相应报酬的合同，如运输合同、仓储合同等。

（5）按合同是否立即交付标的分，可分为诺成合同和实践合同。诺成合同，即订立合同后不马上交付标的的合同，如建设工程合同、承揽合同等；实践合同，即合同订立后立即交付标的的合同，如租赁合同、借款合同。

（三）合同的特点

（1）合同具有法律效力。因此，合同签订后，各方当事人就必须严格履行合同的内容，否则就会受到经济制裁，甚至被追究法律责任。

（2）合同的内容必须符合国家的有关法律、行政法规和宏观经济规划的要求。国家不允许而随便生产、销售的物品不能作为一般合同的标的，否则，合同内容即使是当事人做出的意思表示，在法律上也是无效的。

（3）订立合同必须贯彻平等、公平、协商、等价有偿、诚实信用的原则。合同各方当事人的法律地位是平等的，有权自愿表达自己的意见，任何单位和个人都不得干预或包办代替，不能把自己的意志强加给对方。

（4）订立合同的当事人必须有履行合同的能力。强调合同当事人履行合同的能力，是为了维护合同的严肃性，防止有人利用合同买空卖空、从中渔利的现象发生。

（四）合同的作用

（1）合同是实现国家宏观经济规划的客观保证。由于合同能直接反映社会生产能力和社会需求情况，可为宏观经济规划的编制提供各种切实可靠的数据；同时，国家的宏观规划也是签订合同的主要依据，所以，千千万万个合同的签订和履行就把国家宏观经济规划客观地落实到了各个企业的生产和经营中，而使之得以实现。

（2）合同是企业加强生产经营管理，提高经济效益的有效手段。合同签订后，生产者就必须按合同规定的产品、数量、质量和期限等要求，有效地组织人力、物力进行生产活动，力求提高履约率，实现企业的利润指标。所以，签订、兑现合同的过程就是企业确定生产任务、加强生产经营管理、提高经济效益的过程。

（3）通过合同把供、产、销关系紧密联系起来，克服产销脱节、供需不协调的现象。在经济活动中，运用合同形式把生产需要的设备和原料按期供应生产企业，保障生产顺利进行。产品产出后运送到供销部门，使生产企业又有了足够的生产资金，保证生产的发展。如此无穷循环往复，把企业之间互相依赖的供、产、销关系衔接起来。所以订立合同也是组织各企业协作的有效方式。

（五）合同的条款

每份合同的条款多少不等，但大致可以分为两大类：一类是法定条款，即《合同法》第二章第十二条规定的条款，这是合同的主要内容；另一类是约定条款，即合同当事人各方经协商一致的条款，如货物运输的包装要求，保险费、报关费等由何方支付，货物超欠幅度，自然损耗率等方面的规定。现将合同的法定条款介绍如下。

1. 当事人的名称或者姓名和住所

当事人的名称是指法人的名称，即签订合同单位的法定名称；当事人的姓名是指自然人的姓名。住所是指法人或自然人真实的住址。

2. 标的

标的就是合同当事人各方权利和义务所共同指向的对象。由于合同的种类不同，其标的也不同，如买卖合同的标的是工农业产品，建设工程合同的标的是工程项目，借款合同的标的是货币。标的名称要使用公认的名称，并且要具体明确。

3. 数量

数量是标的多少、轻重和大小的表示。数量，一是要采用国家法定的度量衡单位来计算；二是要详细具体，如以包、箱、袋作单位计算数量时要说明其里面装了多少斤或多少件等。对尾差、自然损耗率等的许可范围也要加以说明。

4. 质量

质量是指标的的物理、化学、生物、机械性能素质和外观状态标准。国家有规定的，要说明按国家哪一年颁布的标准执行；国家没有规定的，合同当事人各方要协商确定标准。

5. 价款或酬金

价款或酬金是指合同一方当事人向交付标的的另一方当事人以货币形式支付的代价。标的是货物的,代价称为价款;标的是提供劳务的,代价称为酬金。产品价款和劳务酬金要按照等价交换的原则执行,并严格遵守国家的价格政策。

6. 履行期限、地点和方式

合同履行期限是指交付标的和支付价款或酬金的时间界限。可规定为即时履行或一定期限内履行。履行期限要明确规定年、月、日,不能用"明年""秋季""以后""尽可能"等模糊词语表述。

履行地点是指交货、服务、付款等地点。履行地点要具体明确,如货物运到北京,要明确北京的具体地点;若遇地点重名,要在地点前冠以省、市、县名称,以免引起合同纠纷。

履行方式是指合同当事人以什么方式履行合同义务。要根据标的的不同情况加以规定,例如货物验收采用什么方法,对隐蔽性问题是否允许使用后提出;货物是自行提取,还是代办托运;货物采用什么运输工具;何方支付运输费用;价款或酬金是支付现金,还是用支票;是一次付款,还是分期付款等,都要具体明确。

7. 违约责任和解决争议的办法

违约责任是指合同依法成立后,由于合同当事人一方或双方的过错而导致合同不能履行或不能适当履行,有过错的一方应当承担的责任。对违约责任的追究,可以用支付违约金、支付赔偿金、继续履行合同等方式解决。如因违约产生争议,可根据《合同法》第一百二十八条的规定解决:"当事人可以通过协商或者调解解决合同争议。当事人不愿意和解、调解或者调解不成的,可以根据仲裁协议向仲裁机构申请仲裁……当事人没有订立仲裁协议或者仲裁协议无效的,可以向人民法院起诉,当事人应当履行发生法律效力的判决、仲裁裁决、调解书;拒不履行的,对方可以请求人民法院执行"。

(六) 合同的结构和写法

合同的结构是:标题+约首+正文+尾部。

1. 标题

合同的标题主要有两种类型:

(1) 合同性质+文种。如"借款合同""仓储合同"。

(2) 合同标的+合同性质+文种。如"松下电视机买卖合同""汽车租赁合同"。

标题写在合同文本首页上方居中的位置。

2. 约首

约首包括订立合同各方当事人名称或姓名。为了使正文行文简便,当事人名称或姓名简称为"甲方""乙方";或"供方""需方";或"发包方""承包方";或"出租方""承租方"等。其写法有以下几种形式。

(1) 开头空两格写"订立合同双方(或各方)",然后分上下行排列写各方单位名称,其后分别写"以下简称甲方""以下简称乙方"。例如:

订立合同双方:

供货单位:××服装厂,以下简称甲方

购货单位:××百货公司,以下简称乙方

(2) 开头空两格分上下行排列写"甲方""乙方",其后分别写各方单位名称。例如:

甲方：××食品公司

乙方：××副食品商场

（3）开头空两格分上下行排列写"供方""需方"或"发包方""承包方"或"出租方""承租方"等，其后分别写其单位。例如：

发包方：××化工厂

承包方：××市第一工程建筑公司

3. 正文

开头很简要地写明订立合同的根据或目的，说明经双方协商一致，签订该合同。例如："根据我国《合同法》的有关规定，转让方与受让方根据技术转让合同的要求，本着互利原则，经双方协商一致，签订本合同。"或采用与此类似的写法，"为了……目的，根据……的规定，经双方充分协商，特订立本合同，以便共同遵守"。在一般情况下，合同都可以采用这种开头方式。

然后另起一行分条写合同的法定条款（标的，数量，质量，价款或酬金，履行期限、地点和方式，违约责任和解决争议的方法）和约定条款。

一般最后的一两条写订立合同的有关事项说明。

4. 尾部

尾部一般包括签订合同各方的公章，法定地址，法定代表人的签名、电话号码、传真号、开户银行及账号、邮政编码，签订合同地点和日期（有的把日期写在约首）等。

（七）撰写合同应注意的问题

1）遵守《合同法》　合同是依据法律规定而签订的，这是与其他文书不同的地方，所以在撰写合同时应严格遵守《合同法》的规定，在其内容上、签订的程序上，都不得与国家法律和法规相违背。凡违反《合同法》的合同，均属于无效合同。

订立合同必须贯彻平等互利、协商一致、等价有偿的原则。平等互利是指订立合同的当事人法律地位平等，任何一方不得因自己的行政地位高于对方或技术有优势、经济实力雄厚而把自己的意志强加给对方，强行订立违反对方当事人意志的合同。协商一致是指合同是在双方充分协商的基础上订立的，而不是以胁迫、利用对方急需产品或无经验等而签订的。等价有偿是指双方从交易中得到相应的补偿，任何一方都不能强迫对方无偿交换物品。在履行合同中一方受到损害时，也要进行补偿。价格合理，价实相符，是等价有偿的体现。

2）格式规范　合同是规范性文本，一般具有固定的格式以保证合同条款的齐全。对于因特定需要而签订的合同，需要在撰写时认真斟酌，要采用规范形式，合同条款要详细、周全。

3）语言准确　合同的语言要求严谨、无歧义，标点正确；有关数字要准确，计量要采用法定单位，涉及技术问题的，要正确使用术语。

三、范文赏鉴

【例文】

深圳经济特区房屋租赁合同书

出租方：　　　　　　（简称：甲方）　　　　地址：　　　　　　电话：

承租方：　　　　　　（简称：乙方）　　　　地址：　　　　　　电话：

为了发展特区的经济建设，提高单位或个人房屋的使用率，现根据国家和省、市的有关法规，经甲乙双方充分协商，一致同意签订租赁合同，合同条款如下：

一、甲方将坐落在深圳市　区　路（村）　街（坊）　号的房屋，建筑面积　m²（　房　厅或间），出租给乙方，作　使用。

甲方将座落在深圳市　区　住宅　幢　号的房屋，建筑面积　m²（　房　厅或间），出租给乙方，作　使用。

二、租期从二〇　年　月　日起至二〇　年　月　日止（即：　年　月）。

三、乙方每月（季）向甲方缴纳租金人民币　元整，并于当月（季）初　天内交清。

四、房屋租赁合同生效后，乙方应向甲方交付三个月房租　元，作为履约保证金，合同期满后退还给乙方。

五、出租房屋的房地产税、个人收入调节税、土地使用费、出租房屋管理费由　方负责交纳；水电费、卫生费、房屋管理费由　方负责交付。

六、乙方必须依约交付租金，如有拖欠租金，每天按租金额20％加收滞纳金；如拖欠租金达三个月以上，甲方有权收回房屋，并有权拒绝返还履约保证金。

七、乙方不得擅自改变房屋的结构及用途，乙方因故意或过失造成租用房屋和配套设备的毁损，应负恢复房屋原状或赔偿经济损失责任。

八、甲方应负责出租房屋的正常维修，或委托承租方代行维修，维修费在租金中折算；若甲方拖延维修或不作委托维修造成房屋毁损，乙方不负责任，并负责赔偿乙方的经济损失。

九、租赁期间房屋如因不可抗力的自然灾害导致毁损，本合同则自然终止，双方有关问题可按有关法律规定处理。

十、租赁期间，甲乙双方均不得借故解除合同，如甲方要收回房屋，必须提前三个月书面通知乙方并取得同意，同时应双倍返还履约保证金；如乙方需退房，也必须提前三个月书面通知甲方并征得同意，同时不得要求返还履约保证金。

十一、租赁期间，乙方未经甲方同意，不得将房屋转租给第三方；租赁期届满或解除合同时，乙方需按时归还房屋给甲方，如需续租，须提前三个月与甲方协商，若逾期不还又未续租，甲方可直接向房屋租赁管理部门申请调解或起诉人民法院处理。

十二、本合同如有未尽事宜，可经双方协商做出补充规定，补充规定与合同具有同等效力。

十三、本合同如在履行中发生纠纷，应通过甲乙双方协商解决；协商不成，可请房屋租赁管理部门调解或起诉人民法院处理。

十四、本合同可经公证处公证，合同一式五份，甲乙双方各执一份，公证处一份，税务部门一份，房屋租赁管理部门一份，均具有同等法律效力。

出租人：　　（签名盖章）　　　　　　　　　承租人：　　　（签名盖章）

　　　　　　　　　　　　　　　　　　　　　　年　月　日签订于深圳

经办单位：　　（签名盖章）　　　　　　　　经办人：

　　　　　　　　　　　　　　　　　　　　　　年　月　日

【赏鉴】

这是一份由有关部门制定的固定式合同。格式规范，内容完整合理，便于填写，从中也体现了平等互利的原则。

四、实训提升

（1）请修改下面合同中的条款，并说明修改的理由。

① 经甲方验收，不符合质量标准，乙方应负责任。

② 交货期限：10月底左右。

③ 交货地点：××××市机械厂附近。

④ 甲方必须提供一定的场所和必需的营业设备。

⑤ 卖方承担大部分短途运费。

⑥ 本合同的有效期，自签订之日起，到合同执行完毕止。

⑦ 甲方购买乙方苹果约10万公斤，视质量好坏，按国家牌价结算。

⑧ 每季度结算一次。

（2）根据下面的材料写一份合同。

××茶叶公司法人代表王×和××茶厂法人代表张××于2015年3月10日签订了一份茶叶购销合同，具体货物是××特级绿茶，数量为1000千克，每千克价格为1580元，2015年6月20日之前由茶厂直接运往公司，运费由茶厂负责，检验合格后，公司于收货之日起10天之内通过银行托付货款。茶叶必须用大塑料纸袋内装，外用纸箱或麻包袋装，包装费仍由茶厂负责，茶厂地址为××省××县城北区，开户银行是××县农业银行，账号：××××××，电话：×××××××。合同签订后，如双方不履行，在正常情况下拒不交货或拒付货款都须处以货款20%的罚金，迟交货或迟付款，则每天罚万分之三的滞纳金，数量不足，按不足部分的货款计赔，即按这部分货款的20%赔付。质量不合格，则重新酌价。如遇特殊情况，则提前20天通知对方，并赔偿损失费10%。本合同由××县工商行政管理所鉴证。

（3）王××是一名大学毕业生，一直想自我创业，有一天在与朋友张××的交谈中透露出想租房开办一所幼儿园。正巧张××有两套闲置住房，愿意租赁给王××。经协商，拟签订一份三年期合同，月租5000元。请你为其代写一份合同。

项目九　研究类文书写作

任务一　写作研究类报告

Ⅰ　写作实验报告

一、案例导引

屠呦呦是第一位获得诺贝尔科学奖项的中国本土科学家，也是第一位获得诺贝尔生理医学奖的华人科学家。从 1969 年开始，屠呦呦领导课题组对 200 多种中药开展实验研究，1971 年她首先从黄花蒿中发现抗疟有效提取物，1972 年分离出新型结构的抗疟有效成分青蒿素。经过多年的中药和中西药结合研究，她创制出新型抗疟药——青蒿素和双氢青蒿素。2011 年 9 月，屠呦呦获得被誉为诺贝尔奖"风向标"的拉斯克奖。2015 年 10 月，因发现青蒿素治疗疟疾的新疗法获诺贝尔生理学或医学奖。2017 年 1 月，被授予 2016 年度国家最高科学技术奖。这是国家最高科学技术奖首次授予女性科学家。

在进行专业的研究和学习过程中，实验环节必不可少，请针对自己进行的具体实验完成具体的实验报告。

二、知识点击

（一）实验报告的定义和作用

科学实验是开展科学活动的最基本的方式和手段，每次科学实验后都应该写出实验报告，对实验的目的、准备、实验过程的观测、得出的数据以及实验结果都进行客观地记录并总结。在实验结束后及时撰写规范的实验报告是对科学研究者的基本要求。

大学生在接触到一定的专业知识后会进行具体的实验操作，理工类学生尤其如此。除了理论学习，大学生还会参加相应的实训实验，一般在一个模块内容结束后会要求撰写相应的实验报告，用文字和相关的图表说明实验的过程和结果。有些专业还要求学生在撰写毕业论文时设计实验以说明研究问题，所以在平时的专业学习和实训实验中应重视实验报告的撰写。

实验报告必须在科学实验的基础上进行，不管实验是否成功，得出的数据是否达到实验预期，都必须如实记录。不管成功还是失败，科学实验的结果都有助于不断积累研究经验和数据资料，有助于总结研究成果，并提高实验者的观察能力、分析能力和解决问题的能力。因此实验人员必须客观地记录实验数据，不得以任何理由加以篡改，否则不但违背实验目的，最后的实验结果也不可能如实反映客观的科学事实。

（二）实验报告的写法

在不同的学科领域的实验中，需要撰写不同的实验报告，虽然涉及的实验素材和性质各不相同，但内容构成大多比较相似，根据实验进行的先后顺序来撰写。实验报告可以用表格式也可以采用文本式样，但通常的内容大多集中在以下几个方面。

1. 实验名称

实验名称一般作为实验报告的题目出现。要用最精炼简明的语言来概述实验内容，如测量类的报告一般可写为"×××的测定"；如生物类的观察实验，实验报告标题可写成"×××的观察"等。

2. 前言

前言包含实验的课题、目的、内容、范围（实验的对象和进行实验的时间），该实验课题提出的缘由、意义，国内外在这方面的研究现状和趋势，该实验课题提出的研究背景，该课题拟解决的问题等。

实验目的是进行实验的主要意图，实验目的要明确，对大学生而言，专业学习中涉及的实验内容其目的一般可以从理论和实验技能方面进行概括，语言要明确而有所侧重。具体来说，在理论方面，可以是测量实验对象在某一特定条件下的数据，或验证某一定理或定律，使实验者对此有系统的理解；在实验技能方面，可以是掌握使用仪器或实验器材的技巧技能等。如果是课题实验的话，应阐明实验的课题拟解决的具体问题，该课题目前研究现状的简要介绍，如果是有争议的课题，则应明确表达自己对该课题所持的观点。

前言部分是实验报告的综述，内容根据需要可多可少，但语言要简明扼要，重点突出。

3. 实验方法

实验方法主要介绍实验的具体的过程和方法，陈述和说明整个实验从准备、进行直到得出最后的实验结果的完整过程，也是他人审视实验结果、承认实验结论的根据，专业人员对该实验的科学性、客观性和理论依据的评价很大程度上也基于这个环节是否有瑕疵。

1）实验对象的选取、仪器和材料　实验对象的选取部分需要说明具体实验对象的数量、特征，开展实验的条件和取样的方法。

实验仪器指的是实验过程中需要使用的器械或材料。在生物和化学实验中可以是玻璃器皿、金属用具、溶液、粉剂和燃料等。在机械类的实验中可以是数控机床、刀具、夹具、一定规格的轴承等。

2）实验步骤　实验步骤要依次说明进行实验依据的定律或操作方法，以及具体的实验步骤。如果需要的话,还应画出实验装置的结构示意图,再配以相应的文字说明,使实验报告简明扼要、清楚明白。

实验步骤主要是指实验研究变量的实施与控制。实验者应在这一部分中说明实验的时间、观测指标和条件控制等内容,而且对于不同实验条件下实验对象的特征、数量和指标数据必须详细具体地列明。

3) 资料的收集、整理所采用的方法　通过实验进行中的每个步骤可以得出不同的数据,然后在实验过程告一段落或全部结束后进行数据整理。数据整理是对调查、观察、实验等研究活动中所搜集到的资料进行检验、归类编码和数字编码的过程。它是数据统计分析的基础。数据整理一般可分为审核原始数据、确定分类项目、实施归类整理、列表和绘图等几个环节。如果实验中引用他人已发表的次级数据,应特别注意数据的可靠性、来源、搜集方法以及研究目的、对象是否和本次实验一致。

4) 实验的补充说明　包括专业术语的解释,即在实验报告中涉及的一些专业名词应简要概述其内涵和外延;在实验过程中是否采用一些特殊的工具和方法,如果需要的话,应进行说明。如果涉及的内容比较多而复杂,可以在实验报告全部内容结束后加上附件内容进行详细解说。

4. 实验结果

这是实验报告的主体部分。实验的结果一般有两大类:一是在实验中所收集的原始数据和观测资料经过初步的分析得出的结果;二是对实验数据和资料进行初步整理后,采用系统科学的逻辑分析和统计方法,推导出最后的实验结果。这个环节应注意以下几点:

1) 多种方法综合描述实验结果　实验结果的呈现可以采用多种方法,除了文字说明以外,用一些图表也具有很强的说服力,因此,实验结果一般可以将事实表述、数据说明和图表演示等几种方法综合运用,以达到理想的效果。对实验结果的文字说明要简要,对图表也要适当地进行分析和说明,并在说明过程中运用科学方法分析实验数据,这样的分析说明会更为精准。

2) 数据可靠　实验结果列举的数据必须是实验得出的真实结果,该数据的得出必须在实验过程中有据可查,而且该实验过程可重复,实验数据经得起再次实验的验证。

3) 科学分析　在实验报告中呈现的数据不应只是实验中的原始数据,而应以经过科学分析的数据为主。数据分析是将收集的数据通过加工、整理和分析,使其转化为信息,通常可采用多种方法如排列图、分层法、关联图等。数据分析的目的是把隐没在一大批看似杂乱无章的数据中的信息集中、萃取和提炼出来,以找出所研究对象的内在规律。数据分析可帮助人们做出判断,以便采取适当行动。数据分析是有目的地组织收集数据、分析数据,使之成为信息的过程。

5. 实验结论

实验结论不是对实验结果的重复,而是把最后的实验结果经过了提炼加工、去粗取精的过程,上升到理性认识的高度,是对实验结果进行科学总结和归纳后的结论。

6. 附录

附录部分一般包含这几方面的内容:实验中引用的重要文献资料的出处、作者、刊物的卷号和期号或专著的出版社和出版日期;在实验中收集的重要原始资料如一些图表资料等;在正文中引用的很简单但本身很重要的材料可以在附录详加说明。

三、范文赏鉴

【例文】

某高校验证性实验报告格式模板和要求

_______系_______级_______专业_______班　成绩_______

姓名_______同组人姓名_______第_______组　日期_______

［实验项目］

写出实验的课题项目名称，这是实验报告的题目。

［实验目的］

进行实验的主要目的。

［实验仪器设备］

写清楚实验仪器设备的种类、数量和具体的型号。

［实验原理］

不要照搬教材，应按自己的理解用简练的语言来概括；还要画原理图，要求作图要规范；还要写出相关公式。

［实验内容］

指实验步骤和操作方法。

［实验数据记录及处理］

可以用列表格来记录数据；或是记录波形，画波形要规范；或是观测现象等。

［误差分析］

包括产生误差的原因和误差估算（计算绝对误差和相对误差）。

［仿真实验］

利用仿真软件仿真实验内容，记录搭接的仿真电路和测试结果。比较实际测试与仿真测试的结果。

［实验结论］

总结通过实验得到什么样的结论，是对实验结果的总结和提炼。

［实验注意事项］

这是指在实验的进行过程中或操作流程中应符合的一些规范和要求，也可以是录入实验数据时应注意的一些问题。

［讨论］

这是在实验结束后根据实验结果小组成员进行问题讨论。

［心得体会］

这是实验结束后小组成员对实验过程和结果的体会、理解。

【赏鉴】

这份实验报告的规范格式可以说相当完备。内容完整，包含了实验报告涵盖的大部分内容，当然，在科学研究中，实验报告随着研究深入，其内容和撰写要求会进一步提高，所以实验报告往往是很多科学论文的基础，数据表述的规范和数据整理方法的科学严谨都是衡量实验报告质量的重要指标。对大学生来说，能够在专业学习和技能实训的过程中完成初具规模的实验报告是很好的专业训练。

四、实训提升

（1）实验报告中的有些内容是实验过程前必须进行记录的，分别有哪些？

（2）实验报告中的实验体会和讨论环节是否可以删去？为什么？

（3）实验报告中有时还需有附录部分，一般哪些内容应该放在附录部分进行说明？请试举一例。

（4）请选择一个专业实训中的小实验的实验器材、实验目的和原理以及实验步骤结果，按照例文的模板格式写成一份实验报告。

（5）请阅读下面这份实验报告，并指出其在内容结构上的缺陷。

实验报告

实验名称：实验性空气栓塞

实验时间：（略）

实验目的：了解空气栓塞对机体的影响

实验材料：家兔，20 ml 注射器及针头，解剖刀，剪，镊子，面盒，浸有二甲苯的棉球若干等。

实验方法：

1. 先观察家兔的一般状况：活动状态、呼吸频率、嘴唇颜色及瞳孔大小等。

2. 用浸有二甲苯的棉球涂擦一侧耳廓，使局部血管扩张，便于穿刺注射。

3. 用注射器经耳缘静脉注入空气 10～15 ml，记录时间，并注意观察家兔的表现。

4. 待家兔死之后剖开胸腔并剪开心包，观察左、右心有无泡沫状血液，在胸腔内注入水使之淹没心脏，先后剪开左、右心室，观察有无空气泡逸出。

实验结果：

1. 注射空气后家兔的表现：开始活动增多，呼吸频率加快→继而活动减弱，嘴唇发绀→接着全身抽搐→死亡。

2. 剖胸后心腔内的改变：右心房内有泡沫状血液，剪开右心房后有气泡逸出。

Ⅱ　写作可行性研究报告

一、案例导引

2017 年 4 月 26 日至 28 日，中国铁路总公司在内蒙古自治区呼和浩特市组织召开新建包头至银川高铁可行性研究报告审查会。包头至银川高铁是国家"八纵八横"高速铁路网京呼银兰大通道的重要组成部分，项目已经列入铁路总公司 2017 年开工项目。本次审查会原则同意可研报告的推荐线路方案、站位设置、线路走向等事项。下一步，宁夏回族自治区发改委将督促设计院按照审查意见尽快修改完善可研报告，并联合内蒙古自治区积极争取铁路总公司尽快将可研报告报送国家发展和改革委员会，争取 9 月份批复可研报告，确保 2017 年内开工建设。

　　在学习和工作中，我们经常会参与各种性质和类型的项目和计划，在具体实行前都要撰写可行性研究报告。请你根据实际情况，独立设计一个课外实践项目并撰写一份可行性研究报告。

二、知识点击

（一）可行性研究报告的概念和种类

1. 概念

可行性研究是运用多种科学手段（包括技术科学、社会学、经济学及系统工程学等）对一个项目的必要性、可行性、合理性进行技术经济论证的综合科学。可行性研究报告就是在可行性研究基础上形成的书面报告。

可行性研究报告是指从事一种经济或其他领域的活动（或投资）之前，从各种社会环境、法律等各种因素进行全面具体的调查、研究、分析，确定有利和不利的因素，从项目是否具体可行、进行科学估算后成功率有多少、是否有经济效益以及社会效果程度如何等诸多方面对项目可行性进行评价和分析，为决策者和主管机关的审批提供参考的文书。

2. 种类

在一个具体项目实施前，撰写可行性研究报告是必不可少的环节。可行性研究报告主要应用在具体的工程项目以及经济活动中，因此可行性研究报告的种类主要根据不同的用途而进行区别。根据国家有关部门的相关规定，一般在以下几种情况下必须制定相应的可行性研究报告：

1）用于企业融资、对外招商合作等具体经济活动　此类研究报告通常要求市场分析准确，投资方案合理，并提供竞争分析、营销计划、管理方案、技术研发等实际运作方案。

2）用于国家发展和改革委员会立项或向主管机构部门申请立项　这类可行性研究报告的格式要求有统一的规范，应根据《中华人民共和国行政许可法》和《国务院对确需保留的行政审批项目设定行政许可的决定》而编写，是大型基础设施项目立项的基础文件，上级部门根据可行性研究报告进行核准、备案或批复，决定某个项目是否实施。

另外企业在申请相关证书时（如医药企业申请生产具体药物产品）也需要编写可行性研究报告，供上级的主管部门审批。

3）用于银行贷款　商业银行在贷款前进行风险评估时，需要项目方出具详细的可行性研究报告，向国内银行申请贷款，可行性研究报告必须由具备甲级资质的单位出具。另外在申请国家的相关政策支持资金、工商注册时往往也需要编写可行性研究报告。

4）用于申请进口设备免税　主要用于进口设备免税用的可行性研究报告，申请办理中外合资企业、内资企业项目确认书的项目需要提供项目可行性研究报告。

5）用于境外投资项目核准的可行性研究报告　企业在实施走出去战略，对国外矿产资源和其他产业投资时，需要编写可行性研究报告报给国家发展和改革委员会或省发改委，需要申请中国进出口银行境外投资重点项目信贷支持时，也需要可行性研究报告。

（二）可行性研究报告的内容

1. 编写要求

1）提供完整的设计方案　可行性研究报告的主要任务是对预先设计的方案进行论证，

所以必须设计研究方案，才能明确研究对象。设计方案不能只是初步的草案，应该是经过成熟思考和论证环节的具体可行的完整方案，包括该项目内容具体的实行过程、相关的客观条件分析、潜在的风险和问题、预期的效果和效益等都应在报告文书中体现出来。只有这样才能便于决策层全面考虑该项目是否可行，有利于通过审批环节。

2）报告内容客观真实　可行性研究报告涉及的内容以及反映情况的数据，必须绝对真实可靠，不允许有任何偏差及失误。其中所运用的资料、数据，都要经过反复核实，以确保内容的真实性。

可行性研究报告的结论和方案只有建立在真实的资料、客观的数据基础上才有实行的意义。西方发达国家在决策投资或进行工程项目建设之前都会进行周期颇长的可行性研究，往往耗时数月甚至数年，目的就是要获取最客观的第一手资料和精确的研究数据，为制定方案提供依据，这也是降低投资或建设风险项目的必要手段。

3）论证过程逻辑严密　论证性是可行性研究报告的一个显著特点。要使其有论证性，必须做到运用系统的分析方法，围绕影响项目的各种因素进行全面、系统的分析，既要做宏观的分析，又要做微观的分析。在论证可行性的同时，也应对存在的某些潜在的问题和风险（即不可行性方面的内容）进行讨论，提出相应的解决方案，否则不具备说服力。

4）预测准确或具备较高参考价值　可行性研究报告是投资决策前的活动。它是在事件没有发生之前的研究，是对事务未来发展的情况、可能遇到的问题和结果的估计，具有预测性。因此，必须进行深入的调查研究，充分地占有资料，运用切合实际的预测方法，科学地预测未来前景。

准确的预测有两个必要的前提：一是可行性研究报告的数据必须客观精确、完整翔实，二是必须在全面深入的专业知识基础上进行判断预测。前者是对可行性研究过程的要求，后者是对相关人士的专业素质要求。

2. 基本内容

可行性研究报告在不同的行业领域都有各自格式和内容规定，但主要内容一般都是围绕着投资必要性、技术可行性、财务可行性、组织可行性、经济可行性、社会可行性以及相关的风险因素及相应的对策展开。以工业建设项目为例，可行性研究报告的标准模板应包含以下几部分。

1）项目总论　总论部分应该涵盖项目的各个方面的核心内容，一般可分为四个方面：

（1）项目背景。包括项目名称、主要的承办单位、相关的主管部门名称、项目拟建设所在地、承担可行性研究工作的单位和负责人、可行性研究工作的主要概况和依据等。

（2）可行性研究结论。包括市场预测和项目规模、技术方案、项目组织方案、拟建设进度、环保评估、投资估算、资金筹措来源、项目财务及相关经济评价、项目综合评价和结论等内容。

（3）主要经济技术指标。应提供相关的技术参数和数据图表，并附上同类型项目相关的技术参考指标。

（4）存在的问题和建议。项目建设存在问题和潜在风险，为规避风险提出具体可行的建议。

2）项目环境分析　进行前期的市场调查，对项目产出的目标市场、产品现有生产能力和销售能力进行调查分析；进行必要的市场预测，包括价格预测、产品进口和出口替代分析等内容；对该产品的市场战略分析；具体的产品方案和建设规模的设计规划。

3）建设条件分析　　包括资源和原材料方面的评述分析、建设地的条件分析等内容。

4）技术方案　　包括产品技术标准、生产方法、技术参数、工艺流程、主要工艺设备的选择和其他的技术指标等内容。如果是具体工程建设，应把工程设计和造价估算包含在内。

5）环境保护和劳动安全　　对建设地区的环境现状（地理位置、地形地貌、矿藏资源分布、文化资源分布等）和项目产生的污染进行详细阐述，并提出治理方案和依据的环境保护标准。此外，生产过程中的劳动保护和职业安全也应进行详细分析评估。

6）项目组织　　包括企业组织、劳动定员和人员培训等方面的内容。

7）项目实施安排　　包括项目实施的各阶段中相应的管理机构设置、资金安排、可能发生的技术问题、施工准备和实施的具体计划、各阶段预计产生的费用等内容。

8）投资估算和资金筹措　　包括项目总体的投资估算、资金来源和统筹方案、投资的具体使用计划等内容。

9）项目评价　　主要包括对财务问题和项目效益进行分析评价，包括成本和销售估算，财务评价和社会效益（或社会影响）的综合评价。

10）项目风险和潜在问题分析　　对项目实施过程中的具体问题和困难进行预判，包括社会风险和财务风险、可能存在的不确定因素等。

11）结论与建议　　对拟建方案提出结论性意见；如果有其他建设方案可供选择，则应两相对比后进行说明；对可行性研究中尚未解决的主要问题提出解决办法并提出建议；对拟建方案的应修改项目进行说明并提出修改意见；对可行性研究中的主要争议问题做出最终结论等。

12）附件　　提供必要的说明文件，比如对相关资质或资格的证明性文件、重要的财务报表等。

三、范文赏鉴

【例文】

上海市优秀民间技艺文化创意集聚区可行性分析报告（节选）
（上海新场古镇）

注：本文请登录 www. sstp. cn 阅读。

【赏鉴】

可行性研究报告一般针对项目建设和实施，包括经济合作和工程建设的诸多方面，知识要点部分虽然提供了一般可行性研究报告具体的结构内容，但在制定文本的时候应该因地制宜，根据不同的项目属性来设置内容。

例文是上海新场古镇在 2008 年制定的《上海市优秀民间技艺文化创意集聚区可行性分析报告》的主体结构框架，包含内容丰富，原文篇幅达两万字。这篇报告内容比较具体完整，但从结构上看仍有几个不足：①结构层次的序号应保持一致，同层级的标题格式应统一，但例文的"财务分析"（第十三部分）与"旅游客源市场分析"（第七部分）的次级标题序号和其他部分明显不同；②"旅游客源市场分析"（第七部分）的内容只分析商务客流，并不完整。如果某个方面内容确实具有单一性，则不必划分小的层级内容，直接撰写即可，否则逻辑上存在明显缺陷。

四、实训提升

(1) 什么是可行性研究报告？可行性研究报告主要的用途有哪些？

(2) 制定可行性研究报告的具体要求是什么？应注意哪些问题？

(3) 如何提高可行性研究报告的结论的可靠性？

(4) 你在学校附近有一间闲置房，打算将其改成店面开一间小复印店，主要提供复印、打印、排版装订等业务。由于你的资金尚有缺口，所以你打算和他人合伙开店，但必须编制一份开店的可行性研究报告供你的合伙人参考。请你根据开店的实际需要和现有的条件，具体分析其成本、盈利和风险，并提出具体的方案。

Ⅲ　写作经济活动分析报告

一、案例导引

2016 年 12 月 18 日，上海财经大学高等研究院发布了《中国宏观经济形势分析与预测年度报告(2016—2017)》，报告给出了 8 个经济走势及主要问题：消费增速减缓，有效需求不足，需警惕高房价对消费的挤出效应；制造业利润增速回升带动民间投资回暖，房地产调控加码可能抑制投资；对外贸易继续负增长，进口价格大涨导致贸易条件恶化；人民币汇率将继续下行，关注非热钱所引起的资本外流；通胀压力有所减缓，广义通胀风险上升；若房地产泡沫破灭，将导致银行系统不良率大幅上升；地方政府债务和企业债务暗藏金融风险；劳动力市场供求疲弱，宏观刺激政策对企业新增岗位效果温和。对这些经济走势和主要问题进行详细分析后，得出一个基本结论：中国经济下行压力仍较大，尽管稳增长政策让全年经济有回稳态势，但基础并不牢靠。同时，加上一系列"黑天鹅"事件，引发了外部不确定因素增多。

请就一个经济现象或单个企业的经营情况撰写一份简单的经济活动分析报告。

二、知识点击

(一) 经济活动分析报告的概念和种类

1. 概念

经济活动分析报告是指企业根据会计报表(如资产负债表、财务状况变动表、利润分配表等)、计划指标、会计核算、统计资料等数据材料，对经济行业某一业务领域、某一经营单位的经济活动状况有针对性、有重点地进行分析和考察，对企业的财务状况、经营过程和经营成果做出正确的评价，为报表使用者在决策过程中提供依据的一种书面报告。

2. 种类

经济活动分析报告的门类繁多，内容各异，可以按不同的标准划分为不同的种类。

1) 按分析的时间划分

(1) 事前分析报告。事前分析报告又称预测分析报告。在制订计划、对全年应完成的各种计划进行预测分析时，应充分考虑各种因素，对能否完成计划做出切合实际的准确判断。在分析的过程中，对完成计划的有利因素要充分利用，并促使其最大限度地发挥作用，对影响计划完成的薄弱环节和关键问题，要提出有针对性的改进措施。

（2）事中分析报告。指在计划的执行过程中经常对各项指标的完成情况进行分析研究，通过分析及时了解并掌握经济活动变化和进展情况，及时总结经验，发现问题，从而保证经济活动正常顺利地进行。

（3）事后分析报告。在年度或计划期结束后，通常对上一年度或上一计划期的工作进行总结分析。

2）按分析报告的内容划分

（1）综合经济活动分析报告。一般从经济活动的全局出发，根据主要经济指标和经济管理情况，把某个单位或部门在一定时期内的经济活动作为一个整体进行分析，在全面分析的基础上，着重抓住经营活动中带有的关键性和普遍性的问题，从经济效益入手，检查和总结经济活动的全貌和各项经济指标的完成情况。

（2）简要经济活动分析报告。一般主要围绕几个企业或部门的生产指标、财务指标和其他计划指标，抓住一个或几个重要问题进行分析，目的在于及时观察和掌握经济活动的发展趋势和工作进展情况。这类报告很多是和季度、月份的报表相结合的分析报告。

（3）专题经济活动分析报告。这类报告主要是针对经济活动中某一个特定的问题进行深入调查和细致的分析研究写成的书面报告。这类报告内容比较单一，目的明确，分析问题深入透彻，形式相对灵活。

（二）经济活动分析报告的特点和作用

1. 特点

1）分析性　经济活动分析报告不仅要将各种数据进行定量、定性、定时的分析，以便找出相互间的关系，而且还要从不同的侧面、角度对宏观和微观的、全面和局部的、有利和不利的因素进行深入的分析和比较说明，这样才能综合地反映出一个时期以来的经济、金融形势，以及银行或工商企业的经营活动情况，因此，分析性是经济活动分析报告的主要特点。

2）说明性　报告中必须对所涉及的经济现象、特征、指标、数据等进行详细的说明，以此揭示经济活动的变化规律，为银行工作者提供管理的依据。

3）目的性　写分析报告的最终目的在于准确地指出经济活动存在的得失，从中寻找提高银行经济效益的最佳途径，使经济活动沿着正确的方向发展。

2. 作用

1）评价过去的经营业绩　为了进行正确的投资决策，提高金融企事业的获利能力，无论是金融企业的投资者、债权人还是管理当局，都必须了解企业过去的经营情况，如利润总额多少、投资报酬率的高低、资金的营运等。分析金融企业会计报表，有助于金融企业的利害关系人和管理当局正确评价过去的经营业绩，并与同业比较，检验其成败得失。

2）衡量目前的财务状况　由于金融企业会计报表只能概括地反映企业的财务现状，如果不将报表上所列的数据进一步加以剖析，就不能充分理解数字的含义，无法对企业的财务状况是否良好做出有事实根据的结论。只有运用会计报表分析，揭示各项数据的经济含义，观测金融企业的营运绩效、获利能力，才能为金融企业的管理当局、投资者和债权人正确衡量金融企业的现状提供依据。

3）预测未来的发展趋势　在市场经济环境里，金融企业在现代经营决策中必须拟定数项可供选择的未来发展方案，然后针对目前的情况，权衡未来发展的可能趋势，从中做出最佳选择,加以实施。因此,在决策之前,必须做好会计分析。只有这样,才能把金融财务方面可能出现的各种因素及其作用弄清楚,明确重点、要点,促进有关因素的最佳组合,帮助有关决策者做出正确的经营决策。

(三)经济活动分析报告的格式内容和写作要求

1. 经济活动分析的主要方法

1)比较分析法　基于同一标准或基础,将两组或多组具有可比性的数据资料进行比较,从而研究经济活动的状况,鉴别高低,找出差距,总结出改进经营管理的措施。

2)调查分析法　通过切实的调查过程收集数据资料并进行分析,从而了解经济指标完成因素的来龙去脉,找出原因。这种方法应结合数据分析,增强说服力。

3)因素分析法　对某项指标的各项影响因素进行分析,判断其对经济活动的影响程度。这种方法侧重于事实的说明及实际结果的分析,从而提高经济管理水平。

4)动态分析法　把不同时期的因素指标进行比较,求出比率,然后用以分析该项指标增减或发展的速度。

2. 经济活动分析报告的格式内容

1)标题　可分为公文式标题和一般标题两种。公文式标题应列出分析单位的名称、时间、分析对象等要素。一般标题则直接解释分析报告的内容和特点,也可以写成正副标题形式。

2)正文　正文一般可以分成三个主要部分:前言、主体和结尾。

(1)前言。这是经济活动分析报告的开头,概括说明经济活动的基本情况、主要内容、范围、对象、目的和背景。也有的报告直接在前言部分说明报告的结论。前言部分的内容不多,能引起下文即可。

(2)主体。这是经济活动分析报告的主要部分,一般分情况表述、分析评估、提出建议三个层次进行撰写。在情况表述中应详细说明经济活动情况,包括主要的经济指标完成情况、技术和管理实施情况、业务工作的开展情况等。这是为了总结情况、揭示问题,所以一定要使用实际的数据资料,便于把情况说明清楚。分析评估部分是主体部分的重中之重,不能盲目堆砌材料、罗列数据,而是要进行理论分析。既要分析经济活动的成效,也要分析影响经济效益的原因;既要总结经验,又要揭示矛盾。分析过程中还要注意突出重点,分清主次,避免论述过于分散,反而削弱了分析报告的价值。提出建议部分则应就上文阐述的实际情况和分析结论提出有针对性的、切实可行的措施和方案。

(3)结尾。经济活动分析报告的结尾一般是和前言或标题呼应的部分,对全文进行简要的总结,提出希望和要求。这部分应视情况而定,有的报告会省去结尾。

3)落款　落款应写明撰写经济活动分析报告的单位名称(或作者姓名)和成文日期,一般在正文的右下方,报告人或报告单位也可以写在标题的下方。

3. 经济活动分析报告的写作要求

1)材料充分,数据精确　数据和材料是撰写经济活动分析报告的基础,分析应在此基础上展开,如果材料数据均不能反映实际情况,则分析报告就毫无价值。因此在撰写报告前,写作者应开展具体的调研工作,为撰写报告做好充足的准备工作。

2)结构严谨,重点突出　经济活动分析报告一般内容都比较翔实,特别是综合性的报告内容庞杂,所以需要运用一定的方法,把材料和问题分成几个层次,逐一说明。在分析的同时,突出重点问题,避免平均化分散化的分析,把重点问题解释透彻、分析彻底,则报告的目的也就达到了。

3）理性分析,实事求是 撰写报告应本着理性的科学精神,坚持实事求是的态度,只有建立在科学论证的基础上,报告内容才能站得住脚。特别是报告最后得出的结论和提出的建议,应避免无根据的臆断和不负责任的猜想,应在专业背景下运用科学的分析方法提出令人信服的结论和有建设性的意见。

三、范文赏鉴

【例文】

2015 年上半年福建省经济金融运行分析报告
中国人民银行福州中心支行

注：本文请登录 www. sstp. cn 阅读。

【赏鉴】

这则经济金融运行分析报告依据的是 2015 年上半年的经济数据,内容扎实充分,层次丰富,分析比较深入,具有很强的条理性和逻辑性。但是整篇报告采用文字表述的方式,稍显单调,对于很多数字的增长变化很难有直观的感受,建议用图表的形式说明实际经济数据的情况。

四、实训提升

（1）什么是经济活动分析报告？可行性研究报告主要有哪几类？

（2）制定经济活动分析报告的具体要求是什么？应注意哪些问题？

（3）如何进行经济活动分析,具体有哪些方法？

（4）下文是 2017 年第一季度中国经济数据中的部分内容,请根据提供的数据撰写一则简单的分析报告。

一季度,全国居民消费价格同比上涨 1.4％,涨幅比上年同期回落 0.7 个百分点。其中,城市上涨 1.5％,农村上涨 1.1％。分类别看,食品烟酒价格同比下降 0.8％,衣着上涨 1.2％,居住上涨 2.4％,生活用品及服务上涨 0.6％,交通和通信上涨 2.0％,教育文化和娱乐上涨 2.5％,医疗保健上涨 5.1％,其他用品和服务上涨 3.6％。在食品烟酒价格中,粮食价格上涨 1.3％,猪肉价格上涨 0.9％,鲜菜价格下降 18.8％。3 月份,全国居民消费价格同比上涨 0.9％,涨幅比 2 月份扩大 0.1 个百分点,环比下降 0.3％。

任务二　写作毕业论文

一、案例导引

从 2011 年开始,国内多所知名高校学生毕业论文均需通过"学位论文学术不端行为检测",检测通过后才可进入答辩。这套引起大学生普遍震慑的反剽窃软件正式名称是"学位论文学术不端行为检测系统"，全国近 5 000 家期刊编辑部在使用这个系统查投稿论文，520 余所高校中，几乎所有知名高校都在使用这套系统查毕业论文。学生的毕业论文没有通过，就不能按时毕业，对求职和进一步深造都会造成不良的影响。

　　什么是毕业论文？如何才能写好毕业论文并顺利通过答辩？

二、知识点击

（一）论文的概念和特点

1. 论文的概念

　　论文又可以称为科研论文或者学术论文，是表述各个领域的科学研究成果或者论证科学研究中学术观点的论说文。论文也是对科学研究的记录和总结，是同行业中相关研究人员交流研究成果的工具。

　　论文可以按照研究的学科特点分为自然科学论文和社会科学论文，也可以按照研究对象的内容特点分为理论研究论文和应用研究论文。对在校大学生而言，论文有学年论文、毕业论文和学位论文三种，要求经过两年以上专业学习的大学生撰写，毕业论文和学位论文同时也是高校准许学生毕业或授予学生学位的主要凭据。

2. 论文的特点

　　论文是表述研究成果或进行科学研究的文章，因此论文和科学研究有着许多相似的特点，论文直接反映出研究者的科研水平、研究风格和治学精神。一般而言，论文有以下几个基本特点。

　　1）独创性　　这是论文最重要的特点，是由论文的性质决定的。科学研究的本质是探索和创新，所以最重视创造性，论文的写作最忌重复和因袭，因为论文的价值在于独创和发现，在于不断继承前人的研究成果并有所突破。论文的创造性不仅体现在开创新的理论学说或提出某个新颖的观点，还体现在选取一个陌生的研究视角、使用不雷同他人的研究方法或者引证一个新近发现的材料，这些都可以是论文创造性的来源。

　　但必须指出的是，在论文写作过程中，抄袭和剽窃是常见的、极其严重的错误，在学术规范非常严格的国家，一经发现，会对抄袭的相关人员进行严肃处理。美国现代语言联合会发布的《论文作者手册》对剽窃（或抄袭）定义如下："剽窃是指在你的写作中使用他人的观点或表述而没有恰当地注明出处……这包括逐字复述、复制他人的写作，或使用不属于你自己的观点而没有给出恰当的引用。"可见，对论文而言，剽窃有两种：一种是剽窃观点，用了他人的观点而不注明，让人误以为是你自己的观点；一种是剽窃文字，照抄别人的文字表述而没有注明出处且用引号，让人误以为是你自己的表述。当然，由于论文注重观点的原创性，剽窃观点要比剽窃文字性质严重。普及性的文章却有所不同，因为并不注重观点的原创性，所以并不要求对来自别人的观点——注明，普通的文章只看重文字表述是否有抄袭。

　　论文的独创性是论文的生命，同时也关乎学术道德和良知。在校的大学生第一次接触论文，更应该从一开始就严守学术研究的规范。论文不可能不对前人的研究有所借鉴，但剽窃（或抄袭）却是性质严重的学术失范，不能不明确两者的界限。

　　不同的学科领域都有其特殊性，高校学生要对某个专业问题有创新发现确实难度很大，因此毕业论文更多的是一种专业训练。独创性毕竟是论文的价值所在，在毕业论文的写作过程中要尽力避免徒有其表的"创新"，初次写论文可能暂时达不到创新的标准，但不应丧失力求创新的意识。

2）科学性　没有科学依据的论文本身就不具备学术或应用价值。具体来说，论文的科学性体现在：论文的论点或观点必须真实反映客观存在的事实或事物的本质规律，不能主观想象或臆造；论文的论据或材料必须是真实存在的客观事实或经过严格论证的数据，不得进行篡改或捏造；论文的论证和推理过程必须符合逻辑，经得起推敲，否则得出的最后结论不具备说服力。

科学性对论文来讲至关重要，无论什么专业的学术论文、毕业论文，科学性都是写作论文必须要遵循的基本原则。胡适先生谈到自己的治学方法和治学经验时曾说："科学的方法，说来其实很简单，只不过'尊重事实，尊重证据'。在应用上，科学的方法只不过'大胆的假设，小心的求证'。"（见胡适《治学的方法与材料》）"大胆的假设，小心的求证"，前者是鼓励创新，后者则是学术研究和专业探索必须坚守的底线。怎样才能在写作论文中贯彻科学的精神呢？用胡适先生的话来说就是"有几分证据，说几分话。有一分证据只可说一分话。有三分证据，然后可说三分话"。文史尚且如此，遑论其他学科。

3）专业性　论文是对某一专业领域问题进行科学研究的载体，所以具有很强的专业性。一般而言，学术论文或科技论文的读者不可能是普通大众，而是从事该领域研究工作的人员或是该专业的学生，其专业壁垒比较明晰，跨学科专业阅读论文的现象并不多见。而且，既然现代的学术研究分化越来越精细，不同学科的论文其内容、研究方法和手段乃至论文结构都有明显的区别，这也是专业化学习和研究的必然结果。写一篇哲学和社会科学类专业论文大多以文字的论述为主，有时候也会配合一些图文资料作为例证材料。若是要写自然科学类的论文，单纯的文字论述就显得不足，往往要在论证过程中配以大量的数理公式、图表和模型设计等内容，加以证明论文的结论。

4）理论性　科学研究是在占有大量材料的基础上运用科学方法进行分析论证并得出结论的过程，而论文是对这一过程的文字表述，因此论文含有大量的概念和判断，并以此构成一个较为完整的推理体系，所以撰写论文需要严密逻辑思维，分析材料时要抓住材料间的内在关联，通过科学的方法上升到理性认识高度。论文一般很少有生动可感的形象和丰富激荡的情感，而是诉诸客观和理性，强调严谨和周密。论文不以情动人，而是以理服人。

在撰写论文的时候，句子的组织固然要符合一般的语法要求，同时也应在文章段落的组织中注意逻辑性。论点、论据是否能够匹配，论述过程是否可以严谨地推导出最终的结论，这不仅仅关系到文句的逻辑关系，也直接影响论文的结论是否经得起推敲和验证。

因此，作为人类理性成果的学术论文，除了论点和论据要符合研究实际情况，尊重客观事实，论证过程也必须符合逻辑思维的一般规律，这也是论文理论性的重要体现。

（二）毕业论文的意义和作用

毕业论文是论文的一种，是高等院校的学生在毕业前，按规定在专业教师的指导下，综合运用已学的知识和理论，解决某一具体问题或对其进行规范表述的学术论文。毕业论文体现学生在大学阶段学习成果，也是对大学学习的总结。一篇毕业论文能够反映学生积累的学科知识、思维能力、研究风格和方法运用等综合能力和素质。

1. 毕业论文的意义

毕业论文是大多数大学生平生第一次撰写的论文，是未来研究者学术生命的起点，应该认真对待。我国对毕业论文也相当重视，2004 年发布的《教育部办公厅关于加强普通高等学校毕业设计（论文）工作的通知》，要求加强普通高等学校毕业论文的选题、指导、中期检查、评阅、答辩等环节的指导工作，制定明确的规范和标准。全国各高校都出台了相应的惩罚措施，如上海交通大学要求学生在学位论文封面签署诚信申明，一旦被发现论文作假，校方将追回已授出的学位。校研究生院将聘请2～3位校外专家对被投诉的论文作鉴定，情况属实者按规定处分，对已发表论文并造成不良影响者，给予取消学位或终止学业处分，并勒令其退学。

2. 毕业论文的作用

1）能力锻炼　毕业论文属于学术论文，其特点、要求和一般的学术论文相似，但有其特殊作用，最重要的一点就是对学生知识应用能力的综合考查。毕业论文不但能培养学生运用知识能力、查阅参考资料并检索专业文献的能力、分析处理数据资料的能力，而且考查学生语言表达和规范表述的能力。

2）培养科学精神　毕业论文有助于培养学生科学精神和科学工作的素质。撰写论文最重要的是规范和严谨，对格式的要求，对论题剖析和阐发、论文的论证过程，乃至语词的选择和使用都体现着同样的科学精神和要求。科学精神和严谨治学风格的养成对大学生将来的工作和深造学习都有举足轻重的意义。

（三）毕业论文的结构和写作

1. 毕业论文的结构

毕业论文的结构和通用学术论文的格式有所区别，按照本书末附录Ⅱ《科学技术报告、学位论文和学术论文的编写格式》要求，毕业论文大体包括前置部分、主体部分、附录和结尾部分。

1）前置部分

（1）封面、封二。这是论文的外表面，提供应有的信息并起到保护作用。封面上一般还应标明题名和责任者姓名，包括作者和论文导师的姓名，以及单位全称。

（2）题名页。题名页是毕业论文著录的依据，除了和封面的内容应保持一致外，还应根据不同学校的要求注明责任者的具体信息，如职务、学位、单位名称等。

（3）序言或前言。序言一般是作者或他人对本论文基本特征的简介，如说明研究工作缘起、背景、主旨、目的、意义、编写体例，以及资助、支持、协作经过等；也可以评述和对相关问题研究阐发。这些内容也可以在正文引言中说明。

（4）摘要。摘要也可称为提要，一般在作者署名的下一行顶格标识，是报告、论文的内容不加注释和评论的简短陈述，一般应说明研究工作目的、实验方法、结果和最终结论等，而重点是结果和结论。论文摘要是全文内容的提炼和概括。篇幅不宜过长，一般在300字左右。摘要应具有独立性和自含性，即不阅读论文的全文就能获得必要的信息，供读者确定有无必要阅读全文。

（5）关键词。也可称为主题词，是为了文献标引规范而从论文中选取出来用以表示全文主题内容信息的单词或术语。一般学术论文的关键词为3～8个，如有可能，尽量用《汉语主题词表》等词表提供的规范词。关键词应以显著的字符另起一行，排在摘要的左下方。

（6）目录或目次页。目次页由报告、论文的篇、章、条、附录、题录等的序号、名称和页码组成，另页排在序之后。

（7）插图和附录清单。论文中如图表较多，可以分别列出清单置于目次页之后。图的清单应有序号、图题和页码。表的清单应有序号、表题和页码,应视论文情况而定,非毕业论文的必需部分。

(8) 符号、标志、缩略语、首字母缩写、单位、术语、名词等。其注释说明汇集表,应视论文情况而定,非毕业论文的必需部分。

2) 主体部分

(1) 引言。引言(或绪论)简要说明研究工作的目的、范围、相关领域的前人工作基础、填补的知识空白、理论基础、研究设想、研究方法、实验设计、预期结果和意义等诸多方面内容。引言应言简意赅,不要与摘要雷同,也不要成为摘要的解释说明。一般教科书中有的知识,在引言中不必赘述。比较短的论文可以只用小段文字起着引言的效用。

(2) 正文。正文是核心部分,占论文的主要篇幅,可以包括调查对象、实验和观测方法、仪器设备、材料原料、实验和观测结果、计算方法、编程原理、数据资料、经过加工整理的图表、形成的论点和导出的结论等。

由于研究工作涉及的学科、选题、研究方法、工作进程、结果表达方式等有很大的差异,对正文内容不能做统一的规定。但是,必须实事求是,客观切实,准确完备,合乎逻辑,层次分明,简练可读。

(3) 结论。结论是最终的、总体的结论。结论应该准确、完整、明确、精练。如果不可能导出应有的结论,也可以没有结论而进行必要的讨论。结论部分中可以提出建议、研究设想、仪器设备改进意见、尚待解决的问题等。毕业论文的结论一般自成一章。

(4) 致谢。在正文结束后对提供过帮助和指导的个人或单位致以感谢,一般有以下几类:各类基金或资助、支持的组织或个人;协助完成研究工作和提供便利条件的组织或个人;在研究工作中提出建议和提供帮助的人;给予转载和引用权的资料、图片、文献、研究思想和设想的所有者;其他需感谢的组织或个人。

(5) 参考文献表。对参考资料应列表显示在文末,这既是对他人学术成果的尊重,也是提供资料线索,便于读者为了解该课题或研究领域的情况而查阅资料。

3) 附录部分　附录是报告、论文主体的补充项目,应视论文情况而设,并不是必需的。一般以下几方面的材料可以编入附录中:

(1) 为了整篇报告、论文材料的完整,但编入正文又有损于编排的条理和逻辑性,这一类材料包括比正文更为详尽的信息、对研究方法和技术更深入的叙述等;

(2) 由于篇幅过大或取材于复制品而不便于编入正文的材料;

(3) 不便于编入正文的罕见珍贵资料;

(4) 对一般读者并非必要阅读,但对本专业同行有参考价值的资料;

(5) 某些重要的原始数据、数学推导、计算程序、框图、结构图、注释、统计表、计算机打印输出件等。

4) 结尾部分

(1) 可供参考的文献题录(视论文情况而设,非必需)。

(2) 索引(视论文情况而设,非必需)。

(3) 封三、封底。

2. 毕业论文的写作过程

毕业论文的写作流程和一般学术论文的写作过程相似,但要求有所不同。大学生一般在最后一学年的上学期开始选择论文指导教师并着手选题,在下学期进行论文的撰写和修改工作,通过最后的毕业答辩方可顺利毕业。

1) 选题　高校学生毕业论文的选题来源一般有两类:一是学生根据自己的学习、研究或实习实训过程中的发现而引发对某个问题的研究兴趣,经过指导教师的点拨形成论题;二是论文指导教师参考某个课题项目或是根据教师自身的专业研究而提出相应的论题供学生挑选。

选题应该最先确定,在论文准备过程中根据相关的参考资料可逐步修饰和完善,也可以在构思和收集资料过程中放弃最初的选题而另择其他题目,但论文一旦开始撰写就不宜对论题做幅度较大的改动,否则会延后论文最后的成文时间,影响最后的答辩。

2) 准备　准备过程主要是参考资料的搜集。一般的途径有:

(1) 直接调查。直接调查是获得第一手数据资料的重要途径。调查的形式有很多种,如直接的观察统计、发放问卷、个别访谈等。调查材料反映的是客观实际的数据和真实情况,具有很高的参考意义和价值。

(2) 查阅图书馆或数据库文献资料。这是通过已经发表的论文或专著查阅相关资料的重要手段,也是获得二手基础资料的主要来源。高校的图书馆系统一般会提供期刊或论文数据库的镜像链接,这是最便捷高效的搜索资料的手段。也可以利用《书目》《索引》等工具书来搜集完整的参考文献资料题名或内容等信息。

如果搜集的资料比较完整充分,可着手对材料进行分类整理,便于在撰写时加以利用或引证,同时在整理过程中应逐步提炼出论文的主要论点。

3) 提纲　材料和观点都齐备的情况下,应着手列一个完整的论文提纲。提纲是论文的基本框架,帮助厘清论文分论点层次和写作重点,便于提纲挈领地把握论文主干,为正式撰写做准备。一般的论文提纲结构如下:

(1) 论题或中心论点。

(2) 绪论(论题的提出)。

(3) 本论(论证过程的具体展开):

一级分论点一(论点、主要论据)

二级分论点一(论点、主要论据)

二级分论点二(论点、主要论据)

一级分论点二(论点、主要论据)

二级分论点一(论点、主要论据)

二级分论点二(论点、主要论据)

一级分论点三(论点、主要论据)

二级分论点一(论点、主要论据)

二级分论点二(论点、主要论据)

(4) 结论(论证的最终结果)。

(5) 主要参考文献和书目。

提纲完成后应在教师的指导下进一步修正完善,直至最后各个部分结构和前后关系符合逻辑要求,假如依照不成熟的提纲进行论文撰写,则事倍功半,容易在最后的修改阶段进行规模较大的删改甚至全篇推倒重写。因此为避免论文最后阶段不必要的麻烦,在提纲阶段就应尽善尽美,以减少定稿前的修改幅度。

4) 撰写　撰写论文应注意以下几个问题:

(1) 论文整体性和论点与材料间、各分论点间的过渡。论文是一系列概念和判断组成的推理体系,也是观点和材料有机的结合。所以在把众多材料整合凝结成一篇论文时需要注意层次和文句的过渡。特别是同序列的几个分论点的论述应注意用一些层进、并列的连词或具有层进、并列意义的过渡句,以此作为各个要点的黏合剂,使文章更具有整体感。

撰写论文时应注意格式的规范完整,可以在正文完成后再进行摘要、关键词和引言等内容的撰写,但不要忽略这些内容的重要性,从而影响论文的整体质量。

(2) 引文的规范。撰写论文不可能不引用材料,但引用应注意规范,否则会影响他人对论文作者学术水平和学术道德的评价。引文要仔细核对原文,确保内容征引无误,而且精当合理,长篇累牍的引文反而会影响论文正文的整体结构。引文按照引用方法可分为直接引用和间接引用:直接引用是把材料直接放在文章中并加引号标明内容;间接引用是对引文在原意不变基础上进行概括简述,不必加引号。不管是直接引用还是间接引用都应该标注文献出处。在论文中,引文按形式可分为段中引文和换行引文,前者是指引文和其他材料或作者的论述语句合为一个自然段,适用于征引篇幅短小的材料;后者是指引文内容单独成段,适用于征引篇幅较长的材料,嵌在作者的论说语句中显得更为醒目。换行引文的内容通常在正文段落的基础上再悬挂缩进两个字符。

(3) 注释的规范。注释是对正文中引用的某些学术观点或文字材料出处的说明,也可以是对某个学术问题或语词的解释或引申。注释一般有三种方式:一是夹注,也可称为段中注,在正文中直接在需要注释的地方加一个括号,在括号中注明内容即可;二是脚注,也可称为页下注,在需要注释的地方用数字符号标注,注释内容依次放置在页面底端;三是尾注,方法和脚注相似,但把注释内容放置在全文的末尾。

注释是否规范是毕业论文整体规范性的重要体现,规范的毕业论文常用脚注和尾注两种注解方式,如果学校没有对毕业论文的注解方式详加要求,建议采用脚注方式,便于在本页查阅注释内容。如果一篇毕业论文从头至尾没有一个注释,作者应该审视该论文的引文出处说明是否完整。

(4) 图表的规范使用。在毕业论文中,有时为了简捷地说明问题,经常用图表辅助说明。图表能够把语言文字在很短的篇幅中难以表述清楚的内容简要、具体和明朗地呈现出来。

图表的类型有很多。图主要包括曲线图、圆比例图、示意图、流程图、形象图和记录图谱。曲线图是以坐标的形式标明事物的变化和变化的原因;圆比例图是用来显示各种数字比例关系的统计图;示意图适合用来对事物进行量的比较;流程图是把较为复杂的理论体系和逻辑过程用图示简明、清晰地表示出来;形象图是把文字要表现的内容用图像的形式直接表示。

阅读文字相对图表来说比较费力,图或表的表现力比文字强,有时候在论文中一张图或一个表胜过好几段文字。所以在论文中使用图表会有文字无法达到的效果。

图表也有缺点,文字表述一般要比图表更为严谨,若只有图表,读者很难完整地了解论义表述的意思,因此,论文中应当有相应的文字对图表进行解释。在图表出现前,要交代作者插入图表的背景、目的,在图表后面,要对图表证明了作者的什么观点进行解释。

5) 修改　修改是毕业论文在定稿前的最后阶段。毕业论文修改时间的长短要依据前几个阶段的完成情况和质量,毕业论文的修改时间不超过一个月,因此大规模修改的可能性不大,但论文如果出现严重的论述偏差或论点错误,必须进行部分内容的重新撰写。修改包括结构的修正、材料的补充和增删以及文字表述的修饰和勘误等内容。

学生毕业论文修改应注意修正错别字,特别是标题、摘要、关键词和目录中的文字错误,这些内容往往直接影响读者对毕业论文的直观感受。

(四) 毕业论文的答辩

1. 毕业论文答辩的流程

1) 提交论文　学生一般在论文答辩会前半个月提交论文终稿,提交的毕业论文一般一式三份,供指导老师和其他答辩老师审阅。终稿经过指导老师审定后,指导教师会撰写意见,其他答辩老师仔细研读毕业论文后,初步拟出需要学生回答的问题。

2) 自述论文　在答辩会上,学生用 10 分钟左右的时间概述论文的选题,介绍论文的主要论点、论据以及该论题的研究价值和意义。很多高校还要求学生在陈述过程中配合 PPT 演示文稿。但应注意的是,自述不要照本宣科地朗读,应根据事先整理的材料适当讲解。

3) 回答提问　自述部分结束后是答辩老师的提问环节。几位答辩老师的提问一般不超过五个问题。答辩老师提出问题后,要求学生当场回答,学生一般没有准备时间。答辩老师可以一次提出三个问题,学生在听清楚问题后按顺序逐一做出回答。答辩老师也可以每次提一个问题,学生回答完毕后再提其他问题。

4) 考评　学生回答完所有问题后退场,答辩委员会的老师根据论文质量和答辩情况,集体商定该学生的毕业论文通过与否,并拟定成绩。

2. 学生在答辩中应注意的问题

1) 准备充分,可适当模拟答辩过程　答辩开始有 10 分钟左右的自我陈述阶段,答辩人可以制作完 PPT 演示文稿后模拟答辩场景进行练习,保证陈述的流畅并控制好时间。这对整个答辩过程的顺利完成有很大的帮助。另外也应认真研读自己的论文,对涉及的专业问题进行充分的准备。

事先的准备也应针对毕业论文中可能会引起他人关注的问题,对可能引发答辩老师兴趣的问题或常见的答辩问题稍作温习。一般可以从以下几方面着手:为什么选择这个论题?在写作论文前是否有相关的研究经历?论文的立论依据是什么?毕业论文的意义和目的是什么?全文的基本框架、基本结构是如何安排的?全文的各部分之间逻辑关系如何?在研究本课题的过程中,是否发现一些不同于该论文的见解,对此有何看法?论文虽未论及,但与其较密切相关的问题还有哪些?论文中有哪些问题论述得不够透彻,并没有完全解决?

在答辩前对这些问题应有充分的考虑,必要时则应整理成发言提纲,在答辩时使用。

2) 携带必要的资料　答辩人参加答辩会时应携带论文的底稿和主要参考资料。答辩老师提出问题后,虽然要求当场作答,但在回答过程中,通常允许学生翻看自己的论文和有关参考资料,稍微翻阅论文和参考资料可以避免因一时慌乱而记不起论文内容的尴尬,有助于减缓紧张情绪。

3) 树立自信心　树立信心、消除紧张心理很重要,因为过度的紧张会使答辩人回答不出实际并无多少难度的问题,而这些问题在平时很可能是答辩人可以轻松应对的。所以只有充满自信,沉着冷静,才会在答辩会上有良好的表现。

4）听清问题后经过思考再作回答　答辩老师在提问时，答辩人应认真聆听，条件许可的话可以稍加记录。仔细思考半分钟后再回答。如果没有听清问题可以请提问老师再说一遍。如果对问题中有些概念不太理解，可以请提问老师做些解释，这样能避免答非所问，影响答辩质量。

答辩过程中老师的问题一般主要集中在以下几方面：辨别论文真伪，检查是否为答辩人独立撰写的问题；测试答辩人掌握知识深度和广度的问题；论文中没有叙述清楚，但对于本课题来讲尤为重要的问题；关于论文中出现的错误观点的问题；课题有关背景和发展现状的问题；课题的前景和发展问题；有关论文中独特的创造性观点的问题；与课题相关的基本理论和基础知识的问题；与课题相关的扩展性问题等。

5）回答问题要简明扼要，层次分明　答辩人在回答问题时应充满自信，语言流畅，吐字清晰，切忌犹豫。回答问题应抓住要害，简明扼要，切忌无谓的引申。回答问题要有条理，层次分明。

6）对一时无法回答的问题，不要强辩　答辩人对一些问题如果没有把握，可以审慎地试着回答，回答如果不完全，答辩老师会给予适当引导和启发；如果该问题没有在论文中阐发，答辩人应该实事求是地说明，切忌强词夺理或狡辩。个别问题不能顺利作答是答辩会上常见现象，答辩人对此无须太过紧张。

7）答辩过程应注意礼仪　在整个答辩过程中，答辩人应该尊重答辩委员会的老师，言行举止应有相应的礼仪规范。答辩结束后，无论答辩情况如何，都要从容、有礼貌地退场。

三、范文赏鉴

【例文1】

目　　录

【赏鉴】

　　这是一篇题为《电子商务中诚信问题分析》的毕业论文的目录模板。目录不仅是论文主要组成部分，也是论文主要内容结构的体现，从章节设置中就可以大略知道论文的主要思路。一般情况下，目录都是以具体撰写前的内容提纲为雏形的，目录虽然是论文完成后制作的，可是在撰写前就应该有大致的内容结构。这份目录结构完备：摘要（包括英文摘要）明确；引言独立成一章（例文已标注为第一章内容）；正文分三级章节结构，每个包含次级标题的章节都相对完整;结论独立成一章;致谢和参考文献俱全。毕业论文的主要部分都在例文目录中体现出来,格式规范,值得借鉴。

【例文 2】

复旦大学某毕业论文后记(致谢词部分节选)

本论文的选题来源于陈××老师课上的启发和自己的学术兴趣。钱钟书是我比较喜欢的一位作家兼学者型的文人,最早接触他的小说《围城》和批评专著《谈艺录》是在大学,那时的我完全被《围城》的幽默和《谈艺录》的典雅行文所吸引。而如今回头重新关注钱钟书,跟听陈老师的课很有关系。听了老师那么多课,我对知识分子问题十分感兴趣,也希望自己能做这个方面的论题……

这篇论文从拟定题目、撰写开题报告到后来的实际写作,整个过程漫长而艰辛,所遇到的大小问题不胜枚举,每一个细枝末节的完善都离不开陈老师点点滴滴的指教,老师也从搜集资料、启发思路以及写作技巧各个方面帮我出谋划策。虽然说博士应该具备独立完成学位论文的能力,但是在实际的论文写作中还是会遇到很多"死胡同"和难以跳脱的困境,所以老师手把手的教导极有必要。很幸运的是陈老师就是这样,总是在我每一次遭遇"死胡同"时及时地给予指点迷津。事实上,跟着陈老师三年,我也看得见老师的繁忙和劳累,应该说他比别人更忙更累。面对着我们大家的一遍又一遍的论文修改稿,他总是不厌其烦地审阅、修改,从观点、材料到文字细节,要知道每一本论文都是 20 万字以上的。这样的指导,需要怎样的劳神费心啊。

我常常会想起自己来复旦的不易和幸运,对于老师的知遇之恩,真的是终生难忘。从入师门到现在,似乎一晃三年就过去了。这三年比任何时候都更紧张和充实,老师也给予了莫大的关爱和扶助。三年之中,几乎每学期陈老师都会给研究生开课,而且不止一门,涉及中国现代文学(如巴金、胡风等作家)研究、中国当代文学(如莫言、余华、阎连科、严歌苓等作家)研究、中外文学关系研究、比较文学研究、世界文学研究。并且,老师不仅授课,还亲授自己的治学方法和心得,组织研究生课上讨论和课后研究,并积极引荐国内外专家、学者和作家来复旦中文系。所以可以说复旦三年使我受益匪浅,学术视野和学术素养都有非常大的增益。

感谢我的父母家人给予我的极大帮助和支持,无论是在物质上还是精神上都能及时帮我排忧解难,使我得以安心治学。

这篇论文的写作中也曾得到王××、张××、杨××、邵××、梁××、严×、戴××、唐××和刘××等诸位老师的指导,尤其杨××老师在论文学术规范方面给予的指教极为必要,在此一并致谢。

论文在资料搜集过程中,曾经得到南京大学师姐郭××、师妹陈×的帮助,其外还有北京大学外国语学院、中国社会科学院文学所、南京大学中文系和外语系、上海外国语大学英语系等多位未曾谋面的同学帮助复印和邮寄图书资料,也在此一并致谢。

最后,感谢我的同门高×、吴×、张×,同学艾×、张××、盖××、朱×等,当我在论文写作和修改过程中表现出畏难情绪时,他们给予了我及时的开导和劝慰,使我深受鼓励。

【赏鉴】

这是一篇复旦大学中文系毕业论文的后记部分节选。后记部分主要是叙述论文的写作过程中令人印象深刻的片段、完成论文中的感想和体会，向自己的老师、同学、亲友以及其他帮助过自己的人致以谢意。不同的学校对毕业论文的格式规定不尽相同：有的是在毕业论文的前置部分写一篇前言，结尾写一篇致谢词；有的是把前言中对论文写作的介绍和说明与致谢词合二为一，在毕业论文末尾写一篇后记即可。如果是后一种情况，则致谢词虽然并不单独列出，却是后记的重要组成部分。

这篇毕业论文后记的致谢词部分写得颇为出色，主要有这几个特点：①语言朴素，感情真挚。毕业论文的致谢词内容大多大同小异，有的连语句不乏雷同处，能把致谢词写出真情实感的殊为不易。例文最大的特点就是情真意切，对导师的感激之情溢于言表，而且也不借助诗词或华丽的辞藻，在平易的叙述中注入了自己真挚的感情，读来尤为动人。同时对论文写作中提供帮助的其他老师、同学和亲友，作者从各个角度一一表达了自己的谢意，又显得灵动而不呆板。②内容充实，言之有物。要把致谢词写出真情实感、写出新意，除了直接的表达，最好结合自己在写作论文中的切实的感受和具体的经历，从中提炼出一两个有典型意义的事例或片段重点描述。如例文，先进行具体叙述，在叙述中融入对导师的感激之情，最后对相关人员致谢，这样的安排显得水到渠成，有具体的内容做基础，致谢就有的放矢。文章也显得蕴藉深厚，言之有物。

四、实训提升

（1）请阅读以下材料，谈谈你对毕业论文科学性的理解。

著名历史学家顾颉刚："经过了长期的考虑，始感到学的范围原比人生的范围大得多，如果我们要求真知，我们便不能不离开了人生的约束而前进。所以在应用上虽是该作有用与无用的区别，但在学问上则只当问真不真，不当问用不用。学问固然可以应用，但应用只是学问的自然的结果，而不是着手做学问时的目的。"（见《古史辨》第一册，25页）

美国耶鲁大学前校长小贝诺·C.施密德特（Benno C. Schmidt Jr.）："知识像我们周围的宇宙及我们内心世界一样，多层次多棱面，而且绚丽缤纷。我们有千万条理由尊重知识，但我们用人文科学去教育人们，渴求知识的感人价值在于我们坚信知识是工具，是力量，最重要的是它本身有价值。我们渴求知识，坚持青年必须用文明人的好奇心去接受知识，根本无须回答它是否对公共事业有用，是否切合实际，是否具备社会价值等问题。"（其在1987年耶鲁大学迎新典礼上的讲话）

（2）在毕业论文答辩前，应从哪些方面着手准备？

（3）毕业论文在引用材料的时候应进行规范注释，常见的注释方法一般有几种？如果毕业论文的注释没有具体要求，你更倾向用哪一种？请简述理由。

（4）按照一般的格式要求，完成毕业论文的主体内容后应写一篇致谢词，请根据自己的实际情况撰写一篇500字左右的致谢词。

项目十　　申论写作

【知识目标】

1. 了解申论的内涵及由来、申论考试的目的和特征。

2. 了解申论考试的焦点问题、命题趋势及申论考试的整体结构和重点环节。

【能力目标】

1. 能根据给定材料进行整体把握，提炼中心思想。

2. 能迅速阅读材料，掌握材料大意，同时能够快速形成解题思路。

一、案例导引

1994 年，原人事部正式建立了公务员考试录用制度，并组织了首届中央国家行政机关公务员录用招考。从报名人数来看，国考"热"始于 2003 年，2002 年国考报名人数为 6 万余人，2003 年猛增到 12 万余人。报名人数从破 10 万到破 100 万只用了 6 年时间，2009 年国考报名人数首次突破 100 万，一直到 2017 年招录，国考报名人数连续 9 年都在百万以上。这其中，2010 年国考报名人数攀升至 144.3 万，随后，经历了两年的小幅下降之后，2013 年报考人数又首次突破了 150 万。2014 年度国考报名人数达 152 万人的峰值之后，2015 年和 2016 年国考的报名人数分别下降至 140.9 万和 139.46 万，2017 年 148.63 万人通过审查亦处在国考报名人数的历史高位。如何看待国考"热"，以及申论在国考中的地位和作用？

二、知识点击

（一）申论的概念和特点

1. 申论的概念

"申论"顾名思义，自然是申说、议论的意思。"申"即引申、申述，如"申明理由""三令五申"等，都用的是这个意思。"论"为议论、论证。所谓"申论"就是指对某个问题或某些现象阐述自己的观点、见解，并结合所给的材料进行合理的论证。从 2000 年开始，申论已经成为公务员录用考试的一门基本科目。这是对考生综合分析能力的考查，也是国家公务员在日常工作中经常涉及的内容。

我国古代的科举考试中，要求就给定题目论证某项政策或对策，撰写论文，称之为"策论"。申论与策论和传统的作文有些类似，比如它们都要求考生表现出优秀的分析判断能力，出众的文字表达能力，提出的方案要切实可行。但又有很多不同之处，从一定程度上说，申论比一般作文难度要大一些。申论考试的内容、方法及测评要素，涵盖了作文和策论两种考试的基本方面。它不是仅凭主观好恶选材，随心所欲、畅所欲言的个性评论，而是要求准确把握住一定的客观事实即所给定的资料，做出必要的说明、申述，并在此基础上发表准确的见解，提出有效的措施，而后加以论证。作文只能在一定程度上反映应试者的写作水平，而无法全面体现考生的综合素质，尤其是解决实际问题的能力。申论考试则不同，它要比策论更加灵活多变，不仅仅对应试者的阅读理解能力和语言文字能力进行考查，而更侧重考查应试者发现问题和解决问题的能力，具有较强的综合性和针对性，适应了当今公务员实际工作的需要。

在公务员考试大纲中规定，申论"主要通过考生对给定材料的分析、概括、提炼、加工，考查考生解决实际问题的能力，以及阅读理解能力、综合分析能力、提出和解决问题能力和文字表达能力"。从大纲及历年真题来看，申论考试为考生提供一系列反映特定实际问题的文字材料，要求考生仔细阅读这些材料，概括出它们反映的主要问题，并提出解决此问题的实际方案，最后再对自己的观点进行较详细的阐述与论证。

2. 申论的特点

申论考试的目的在于为国家选拔优秀的公务员人才。作为国家公务人员，一定要有很好的整理政务信息、形成对策思路、起草机关文稿等实际工作能力。申论测试就是模拟公务员日常工作的一种能力测试，它具有高度的综合性、实战性，要求考生对给定信息和给定情景进行写作测验的通才测评，考核了考生的阅读理解、综合分析、概括材料、提出问题、解决问题、文字表达的能力，同时还可以起到选拔人才和考查考生实际工作能力的双重作用。具体而言，其特点表现在如下五个方面：

1）测试的国际标准性　选拔公务员的申论测试，一开始就借鉴了一些发达国家的先进经验，不仅注重对应试人员能力和素质的考查，而且也注重对应试人员将要从事的行政机关工作和岗位职责所需要的能力素质的考查。在科目设置、考试形式上都是按国际标准设计的，在内容上体现了中国特色。西方一些实行公务员制度时间较长的国家的公务员考试，是分类分等、定时定期进行的，人员的选拔录用与职位紧密结合，采用不同的试卷，以满足不同岗位、不同职位对人员的不同需求。我国也将逐步在公共科目试卷中，体现中央国家机关和垂直管理系统在用人上的不同要求，逐步做到分类、分等、定期考试。

2）测试形式灵活多样　申论测试除了所给出的材料部分外，其答卷由三部分组成：一是概括部分，二是方案部分，三是议论部分。就文体而言，概括部分可能是记叙文、说明文、议论文、应用文中的某一种形式，也可能综合了多种文体形式；方案部分，则是应用文写作；第三部分自然是议论文写作。从这个意义上来说，申论测试既考查了普通文体的写作能力，也考查了公文写作能力，测试形式非常灵活、实用。

3）测试背景资料广泛　申论测试十分注重对考生的分析、判断、解决问题的能力等综合素质的测试。为反映这一要求，申论所给定背景资料涵盖了政治、经济、法律、教育等诸多方面的内容，涉及范围极其广泛，且表述比较准确，一般不会出现偏差。申论的背景资料所反映的问题大部分已有定论，也有一些问题尚无定论或存在争议，需要考生自己去理解、分析和判断，并做出结论。

4）测试目的针对性强　申论测试考查的目标是明确的，针对性很强，即主要考查考生阅读、分析、概括、解决问题的能力。这些能力主要通过对背景资料的分析、概括、论述体现出来，从所提出的方案对策是否具有针对性和可行性体现出来。从这一角度看，考查的目标与测试的命题是密切相关的有机整体，目标具有针对性，试题也具有针对性；试题为测试的目标服务，目标则是试题设计的指导思想。

5）测试答案的不确定性　申论测试没有也不可能有一个确切、固定、唯一的标准答案。

从资料背景来看,都是有关当前政治、经济、法律、教育等的社会问题,有的已有定论,有的尚未定论,完全要考生自己来解决。从这个角度来看,无论是提出对策或是进行论证,都不会有一个确切、固定、唯一的标准答案。以对策部分为例,这部分是要提出解决问题的办法,这个办法要具有针对性和可行性。但是针对性和可行性是相对的,在不同地区以及发展中的不同阶段,解决问题的办法就可能不一样,更何况有的目前还没有一个确切的合理的方案,因此哪一种更为合理、针对性与可行性更强,要对若干方案比较论证后方能确定。又比如论证部分,抓住什么问题、从什么角度论证、采取什么方法与结构,要适合自己的特长,因而也绝不会有一个具体唯一的标准。因此申论的评定,也只能是综合的、全面的、等级式的,不可能有确切的、唯一的标准。正因为申论测试没有确定的答案,这给了考生得以发挥的空间,不同的考生完全可以较充分地展示各自不同的能力和水平,同时也有利于选拔者挑选到满意的人才。

（二）申论考试的基本环节

1）审读、理解给定的背景材料　这是申论考试的基础性环节。这个环节虽然不用文字在答卷上直接反映,却是完成其他三个环节的前提条件。而且在时序上居于首位,不容置后。因为只有认真地读懂全部给定材料,才能把握材料所反映事件的性质,才能准确地概括出给定材料所反映的主要问题,完成第二个环节的要求;也才能针对主要问题,就给定材料所涉及的范围和条件,提出切实可行的解决问题的对策和方案,完成第三个环节的要求。最后,还要充分利用给定材料,抓住主要问题,全面阐明、论述考生对给定材料所反映的主要问题的看法以及解决问题的方案,完成第四个环节的要求。

2）概括内容　这是承上启下的重要环节。一方面它是阅读环节的小结,另一方面,又关系到提出的对策是否具有针对性,进行的论证是否有扎实的立论基础。概括内容的关键,在于准确把握给定材料。有的材料较为复杂,问题纷杂,彼此交错;有的材料问题比较集中。前者,要分析出主要症结所在;后者,要具体问题具体分析。但不管哪一类材料,都要进行归纳、整理及分析、比较,阐明给定材料所反映的主要问题或者主要观点、内容等。否则,解决问题就难以把握分寸、尺度。

3）提出对策　这是申论的关键环节,是针对前面概括出的问题而言的。前面概括出几个方面或几个层次的问题,本部分就提出几个方面或几个层次的对策方案。这部分重点考查考生思维的开阔程度、探索创新意识、应变能力和解决问题的能力。它给考生提供了充分发挥主观能动性的空间,考生可根据各自的知识阅历,对同一问题各抒己见、见仁见智。需要注意的是,对策部分必须结合给定材料所涉及的范围和条件,才可能提出有针对性的、切实可行的方案。

4）进行论证　它是检测考生"理论思维"的能力。这部分内容要求考生充分利用给定材料,紧扣主要问题,对自己的见解和观点进行全面的阐述和论证。从申论写作的全过程来看,前面三个环节是论证的铺垫。论证是前三个环节的理论升华,论证环节需要浓墨重彩、淋漓尽致。一是因为它所占字数最多,分值相对较高;二是这一环节能更全面、充分地展示考生的基础知识、理论水准、思维水平及文字表达等诸方面能力。

（三）申论写作的技巧

1. 概括出给定材料所反映的主要问题

1）要求　这种概括有字数限定,其弹性限度只能在10%以内,过高或过低原则上都要扣分；要求答案覆盖全文主要内容，但表述要求语句精炼，简明扼要，不冗长，不啰唆，一般不直接引用具体事例或数字；只能在给定材料中概括，不能跳出材料圈定的内容、旁征博引或随意发挥；要统观全局，高瞻远瞩，从宏观的范围来把握主要问题。

2）步骤　首先，在阅读的过程中勾划出文中的主要词句。主要词句一般不包括具体事例或数字，也不包括阐述的内容。其次，将勾划出的句子再进行分析，去除限定性的语句，只留下其主干成分。最后，用通顺的语言把留下的语句组织起来，就是全文所反映的主要问题。

3）方法　总括句＋分述句＋道理句。

（1）总括句。一句话高度概括全文主要问题。句式模型为"这是一篇关于主语＋事件1＋事件2＋事件3的文体"。其中，主语是文章涉及的主要人物的姓名或所涉主要单位名称。文体是指所给材料的文章体裁，如新闻报道、调查报告、工作总结、讲话案例等。多数时候是案例。事件1是指主语的第一个动作，也可理解为事件的第一阶段。对于个别文章只有一件核心事件，只需要事件1就够了。如"这是一篇关于纯净水广告论战的报道"。

（2）分述句。就是要把总括句里涉及的内容，分条列项地表达出来。具体方法有：

① 环节分析法。对于那些以纵式结构写的给定材料，也就是以时间阶段性为序或逻辑上的逐层深入为序的文章，可以使用这种方法。例如："这是一篇反映医药行业药价虚高情况的报道。生产厂家自己定价，中间商层层加价，医生或医院为了自身利益给病人开高价药，病人购买高价药品。"这是按照医药流通的四个环节来分析的。

② 参与方分析法。一件事情可能有几方参与。在分述句里，我们可以就各方的行为进行分述答题。例如："（这是一篇关于中国的10家苹果汁生产企业应对美方反倾销起诉取得成功的案例。）成本低廉的中国的苹果汁进入美国市场，引起美方不满，美方提出反倾销调查起诉。中方积极应诉，充分发挥有利因素，取得了诉讼胜利，保护了中方苹果汁生产企业的利益。"

③ 链式分析法。有时候，一则材料中所涉及的事件是一环扣一环的，各个事件之间有明显的关系，这时就适用链式分析法。例如："（这是一篇关于我国9家彩电企业结盟限价销售彩电的报道。）9家彩电企业深圳结盟之后，国家有关部门对此提出了质疑，专家认为价格联盟是变相垄断，消费者对此无动于衷，结盟商家内部意见也不统一，最终导致彩电限价失败。"

④ 类型分析法。如果一则材料所涉及的是不同类别的人、事、物，则可以进行分类表述。例如："（这是一篇关于我国玩具市场的调查报告。）调查表明：我国的玩具消费拥有难以估量的发展潜力。家长望子成龙心切，愿意为孩子买更多的玩具。但调查还表明，我国的成人玩具市场基本是一片空白，到目前为止，还未出现专门生产成人玩具的企业，存在着巨大的商机。玩具的开发和销售面向成人，是世界玩具生产呈现的新热点。"

⑤ 关键词分析法。对于给定的材料，有时会感到无处下笔进行概括。这时，可以将文中出现频率高的词语罗列出来，然后结合文中事实或观点把它们串联起来。

（3）道理句。道理句的基本句型结构为"它告诉（或揭示、反映）了……道理（或规律、性质）"。要求用简洁的语言表述事件对人们的启示作用。道理句要求考生对给定资料有较强的归纳分析能力，能从中引申出一定的道理来。

2. 提出解决给定资料所反映问题的方案

1）要求　有字数限定，弹性限度只能在10％以内，过高或过低原则上都要扣分；针对给定材料，提出解决方案；所思所想，都必须站在政府的角度，提出的方案要就事论事、可以执行，不能大而空，要切实可行。

2）步骤　首先，根据前面所述的方法，勾划出文中反映的主要问题；其次，寻找问题发生的环境和条件；最后，根据环境和条件，从不同角度或层面提出解决方案。

3）方法

（1）分层法。有些问题可以从观念、制度、具体行为三个层面来提出解决办法。

（2）职能分类法。可以按"企业或单位""政府""法律""个人"四方来分。通常情况都是"企业应当做些什么""政府应当做些什么""法律应当做些什么""个人应当做些什么"。

（3）核心元素分析法。抓住核心元素，提出解决方案。需要注意的是，在关于人的解决问题上，一般需要从观念和行动两个方面来提出解决方案。

（4）参与方分析法。一个事件的双方或多方，各有什么问题，分别解决什么问题。

（5）焦点问题分析法。找出矛盾斗争的焦点，解决它，就如解开斗争的死结一样。要从法律、政府、新闻的实际出发，可以从宏观、微观两个方面来思考提出解决方案。

3. 就给定资料反映的主要问题，用 1 200 字左右的篇幅，自拟标题进行论述

1）要求　以议论为主，写一篇对事物或道理进行论述的文章，有字数限制。紧扣给定材料所反映的主要问题，观点鲜明，内容充实，深入事物的核心，一针见血地指出问题的实质并旗帜鲜明地表明观点。论点要鲜明，论据要有力，论证要合逻辑。

2）步骤　首先通读全文，抓住主要问题；其次，思考资料提出的主要问题，提炼出中心论点（注意要从国家机关工作人员的角度，为国家利益着想）；第三，围绕中心论点选择能证明主题的恰当材料，在头脑中酝酿写作提纲，对全文进行谋篇布局；最后，将头脑中酝酿成熟的文章内容表述出来。注意不要随意修改，不写错别字，保持卷面清洁。

3）写作

（1）标题。标题主要有两种形式：一种是陈述式，主要包括标题揭示内容和揭示主旨两种情况。一种是设问式，能让人产生悬念，引发读者思考。

（2）正文的写作一律采用三段式：提出问题—分析问题—解决问题。

① 提出问题。要简明扼要，开门见山，一般选用资料中提供的事实材料和理论材料来提出问题。

② 分析问题。要紧密结合材料，不能东拉西扯、海阔天空地乱谈。要集中力量论述主要问题，论述时有详有略，重点内容详写，次要内容略写，但要兼顾全局和局部的关系，既要看到正面情况，又要注意次要问题。解决问题的方案要有条理、有层次，涉及相关部门的方案要体现各司其职、各尽所能、互相合作精神，分析问题要按照由此及彼、由表象到本质、由微观到宏观、由特殊到一般的方式进行。

③ 解决问题。要紧承分析问题的步骤。最好是前后对应，一个盖子对应一个杯子式地提出解决方案。解决方案既要有总体上的思路，也要列举切实可行的手段或措施，使解决方案既要照顾到全局，又要照顾到特殊情况，既要解决主要问题，又要控制次要问题，特别是杜绝新问题重新滋生。

（四）申论写作常用的思维方法

思维是人脑对外部世界客观事物间接、概括的反映。在申论考试中要想取得优异的成绩，就必须掌握正确的思维方法。

1. 辩证思维法

辩证思维又称理论思维。所谓辩证思维就是运用哲学辩证法进行思维的一种方法。这种思维方法站在一定的理论高度思考问题，能够揭示事物的本质规律，尤其在申论论文的写作中，运用辩证思维，写出的论文必然具有较高的理论性。例如有一篇针对工程质量问题所写的申论论文，就很好地运用了辩证思维方法分析了在工程建设中项目管理人做"恶人"必然给社会、给国家、给人民带来的利益，同时也能使自己成为社会主义建设事业的功臣，可谓利国、利民、利社会，同时也有利于自己；不做"恶人"，必然给国家、给社会、给人民造成不可估量的损失，同时也可能使自己成为人民的罪人。可谓害国家、害人民、害社会，同时也害自己。并由此水到渠成地推出结论，"宁做恶人，不做罪人"。显然，由于作者运用了辩证思维的方法，因而分析深刻，给人深刻的启迪。

2. 抽象思维法

抽象思维又叫逻辑思维。它以抽象的概念、判断和推理作为思维的基本形式，以分析、综合、比较、概括作为思维的基本过程。抽象思维能够揭示事物的本质特征和规律性的联系。因此抽象思维是申论考试最常用的一种思维方法。例如，申论论文《彻底抛弃"以偏概全"的错误》，这篇论文首先列举了以偏概全的种种现象，接着一一分析了这些现象的错误，然后概括出这种以偏概全的错误实质，即"以偏概全所看到的只是事物的个别或部分，而不是全部或整体；它所看到的只是树木，而不是森林。所以，必然导致严重的认识错误"。然后又分析了以偏概全的严重危害性，即"以偏概全的错误危害极大，它有可能扼杀优秀的人才，摧毁人的意志和精神，使人低沉或丧失信心，其结果必然影响社会主义建设事业"。在此基础上推出结论，即"无论是领导，还是群众都应该防范以偏概全的错误，在认识和处理事物、问题的时候，都应该坚持全面、辩证地看问题，这样才不至于走向反面，才有利于充分调动人民的积极性和各方面的有利因素，才有利于我国的社会主义建设事业"。显然，整篇文章以概念、判断和推理为基本形式，既有分析，又有综合；既有比较，又有概括。比较典型地运用了抽象思维的方法。

3. 发散思维法

发散思维是一种创造性的思维方法。发散思维是根据已有的信息，从不同的角度、不同的方向思考问题，从而寻求出多样性答案的思维方法。因此在申论考试中运用发散思维的方法，既能够充分地展开对论点的论述，又能够充分地反映考生分析问题解决问题的能力。例如，一位考生针对一些地方群众法制观念不强的问题写了一篇题为《深入开展普法教育》的论文，这篇论文首先从现实生活中法制方面所存在的问题入手，引出"深入开展普法教育"的论点，接着分别从"使公民明确普法工作的意义""组织公民认真学习法律知识""全党动员、全民动手普法""及时总结和推广普法经验"等四个方面阐明如何深入开展普法工作。由于考生运用了发散思维的方法，使得论文不仅论述全面，而且层次也十分清楚。

4. 逆向思维法

逆向思维法是指打破常规的思维模式，朝着相反的方向思考的一种思维形式。这种思维也是一种创造性的思维，它出人意料而又合乎情理，往往能取得别具一格的良好效果。例如："官员如果不严于律己，不从己做起，那么不但不可能反腐倡廉，而且必然会堕落成腐败分子。江西省原副省长胡长清共接受贿赂87次，受贿人民币高达500多万元，同时还有近百万元的贵重物品。毫无疑义，他受到了法律的制裁。可以想象，如果胡长清从周雪华第一次送礼时,就严词拒绝,那么周雪华以后也就不会再给他'送礼'了;周雪华不给他'送礼',那么他的私欲就不会恶性膨胀;如果他的私欲不恶性膨胀,他又怎会堕落成为人民的千古罪人呢? 由此可见,官员如果不严于律己,那么就会受到腐败的侵蚀,堕落成腐败分子"。

不难看出,上段论述如果按照常规思维的形式,那么一开始就会提出"官员应该严于律己,从自己做起"的论点。然而这段论述打破了这种常规思维的模式,一开始就从反面提出论点"官员如果不严于律己,那么就会成为腐败分子",这个观点不但新颖,而且发人深省。由此可见,在申论考试中,如果运用逆向思维,就完全有可能使论文写得更加深刻,更具表达效果。

(五) 切实提高申论考试的议论质量

1. 确定论点

论点是作者在文章中要发表的议论、阐述的观点和申明的主张,它是作者世界观和价值观的反映。申论文章的好坏,首先要看其论点是否正确、鲜明。

1) 确定论点的方法和步骤　想要确定论点,从阅读材料开始就要有问题意识,对材料反映的问题现状、问题原因、解决对策等都要进行整体性把握,再从不同观点中选取最深刻、最有现实意义、最有利于自己发挥的一个观点作为论点。

首先,要仔细审题。在审题过程中,要注意两个问题:一是要审明文体的类型。申论考试的文体不仅会涉及议论文,还有可能涉及如调查报告、请示、讲话稿等多种应用型文体。只有找准了文体,申论文章才能写得得心应手。但是,要注意,申论作文绝不能写成散文。二是审明限制条件。申论考试的题目有严格的条件限制。其中有对论述内容的限制,也有对答题者身份的限制,所以要仔细阅读,看清要求。要分清题目要求是分析原因还是提出对策,也要把握好自己的角色定位,应该以什么身份来分析问题。其次,对字数也有较严格的限制,要注意"不超过""不少于""左右"等字眼,这就要求考生的文字要精练、准确,不能拖沓。

2) 确定论点的原则　可概括为论点正确、思想深刻和适度新颖三个原则。

首先,要论点正确。论点正确是议论文的起码要求,因此,必须坚持正确的政治价值取向和立足于人民的政治立场。关于论点正确性的具体要求有以下几点:概念准确、论断合理、提法和分寸适当、逻辑明晰、语法以及用词造句准确;所提出的论点务必符合实事求是、切合实际、不武断、不浮夸的原则,坚持一分为二的辩证分析方法。

其次,要思想深刻。论点要有思想性,既要抓住问题本质,又要和当前社会的理论热点相结合,体现申论文章的政治特性。同时,要抓住问题的关键,能够通过纷繁复杂的现象准确揭示出事物的本质。这就要求考生必须善于把握材料的整体逻辑,准确悟透命题专家的命题初衷。

最后,要适度新颖。论点要有创见,要善于发现新的问题,解决新的矛盾,提出新的解决方案,不能人云亦云。论点尽可能新颖、深刻,能够超出他人的见解。

3) 形成论点的基本模式　即时代背景＋鲜明观点＋一般套话＋特定事实。论点是申论文章的灵魂,论点的好坏决定着申论文章的成败。

4) 突出论点的方法　前后照应、环环相扣。

(1) 将文章的论点设置为题目。从标题直接切入,鲜明、突出、简洁,让人一看到标题就明白作者的立场和观点。

（2）第二段单独成段，点明论点。第一段主要概述材料，紧接着第二段以稍微翔实的内容进一步充实总论点，丰富读者对总论点的感知。

（3）文章的分论点要紧扣总论点展开，每段开头或结尾照应总论点，分论点可以从不同角度对总论点进行阐述，使文章显得更有层次、更富有立体感。

（4）最后一段总结总论点。可以采用并列句、条件句等复句形式进行表述，重申总论点的重要性、必要性和意义。

请注意这几个照应之处最好不要单调地重复总论点，而要运用灵活的语言、句型进行多种形式的表述。

2. 丰富论据

论据是论点得以存在的基础，是用来证明论点的材料、依据，它是文章的支撑。好的论据不仅能够很好地支持论点，而且能使整个论述过程更加轻松自如，同时也能够增强文章的可信度。

1）对论据的要求

（1）论据要真实、可靠、准确。要有严肃认真的态度，不能对材料断章取义。另外在引用其他事例类论据时，一定要是实际生活中真实发生的事例，并且要进行客观准确的描述，不能任意地进行艺术加工。

（2）论据要典型。只有从事物的一般状态及其内部的必然联系出发去掌握事实，这样的事实才能胜于雄辩。所以选择论据要注意排除那些偶然的、个别的事例，而选择那些最能反映事物本质和规律的典型。

（3）论据要充分。即使是真实的论据，如果不全面，其说服力也不会强。论据要全面、充分才有说服力。尽可能地从多角度、多层面选取能够说明论点的论据。

（4）论据要新鲜。从心理学的角度来分析，新的东西总是吸引人的，对旧的论据阅卷者不会很感兴趣，自然也就影响文章的说服力。

2）论据的分类

（1）事实材料。主要包括具体的事例、概括的事实、统计数字和图表、亲身经历和感受等。

（2）理论材料。主要包括经典著作、理论文献、至理名言、民间的谚语和俗语以及科学上的公理、规律等。

3. 充分论证

论证就是在论点和论据之间建立一种必然的逻辑关系，也就是用论据来证明论点的过程。简言之，如果提出的论点是一个问题，那么试着回答这个问题的过程就是论证。

1）论证的方法

（1）例证。在论证过程中运用典型事例作为论据来说明论点的一种方法，这也是申论写作最常用的方法。要注意所选取的材料要和中心论点保持一致，有代表性、可引申，并进一步发掘材料的深意。

（2）引证。用已知和公认的道理、言论、原则作为论据来论证个别性的观点。有时也可从材料中找，或靠平时的知识积累，如引用经典言论、名言或约定俗成的成语、古谚语等。

（3）理论论证。通过分析、判断等手段剖析事理、分析问题以揭示论点和论据之间的关系。理论论证又包括假设论证、比较论证、比喻论证、归谬论证等。假设论证是在推理时，先假设一种相反或相似的情况进行论证，然后通过对假设情况的否定或肯定，来肯定所要论述的观点；这种方法非常好用，可以使文章更具说服力。比较论证是抓住事物间的联系，展开联想和对比。比喻论证是通过喻体的形象性、生动性来说明具有某种共性的本体。归谬论证是辩论时先假定某个观点是正确的，然后根据逻辑推理，指出其违背事实、与公理相悖之处。

2）论证的基本思路

（1）展开式论证。把一个简单的对策展开为具体的操作步骤，这是策论文经常使用的基本思路。例如：对患者增加财政投入、展开医疗救治。

展开论证如下：

财政投入——用于医疗救治的资金投入首先由财政先行垫支，等事件调查清楚以后由具体的肇事企业来承担责任，对于特别困难的可以由当地财政部门协调解决。医疗救治——对哪些对象进行救治，采取哪些行为进行救治，由哪些医院进行救治，需要做哪些方面的检查。

（2）说理式论证。对于特定事实的原因和必要性等问题进行必要的解释说明，这是政论文经常使用的基本思路。例如：行业协会是社会、经济发展到一定阶段的客观要求和必然产物，其基本职能是行业自律、行业服务、行业代表、行业协调。因此，它是政府、企业、市场之间联系的纽带和桥梁，一方面它引导企业走向市场，维护企业的正当权益；另一方面，它也是市场经济体制下，维护社会经济秩序的必要保证。

（六）提高申论水平的学习积累途径

要想提高申论水平，平时就要关心国家大事，熟悉国家的方针政策和一个时期以来的政策导向，提高自己的理论水平和看问题的高度与深度；积极思考，寻求解决热点、难点问题的方法和措施。常见学习积累途径如下：

1）阅读《半月谈》或其电子版　这本刊物是中宣部根据新时期加强基层思想政治工作的需要，面向广大基层读者，委托新华社主办的一本综合性、"集半月于一日"的重要党刊，其发行量和影响力一直雄踞中国时政期刊之首，被誉为"中华第一刊"。主要栏目有专题报道、政治观察、经济纵横、文化广角、信息广场、新闻热线、国际时事、国内外半月大事等。

2）阅读《理论热点面对面》　《理论热点面对面》是中宣部理论局编印、学习出版社出版的一套系列通俗理论读物。每个专题都针对人们的认识误区、思想疙瘩、实践难题来阐发事理，不回避问题，不避重就轻，不转弯抹角，着眼于解答群众在思想认识上的困惑。采用了鲜活流畅而富有哲理的语言，进行了不落俗套、不拘一格的论证说理，寓情于理，以小见大，易读易懂。直面现实、直面群众、直面困惑，是一部大众化的理论著作。

3）阅读党和政府的重要文献　五年一次的党代会和一年一度的"两会"，通常是我们党和政府在新时期下对今后的指导思想和发展方向进行深入的解读，并对事关中国国民经济和社会发展的重要思想进行详细阐述，因此，要对党代会上总书记做的报告和人代会上国务院总理做的政府工作报告进行一定的了解，提高申论考试中用语的准确度和加强对当前最受关注问题的了解。

4）定期浏览新华网、人民网和当地党报网站上的文章　这些网站的信息比较权威和丰富。新闻联播、焦点访谈等电视节目，对我们培养政治敏感性、了解社会热点和焦点、提高观察问题和分析社会问题的能力都有很大的帮助作用。

三、范文赏鉴

【例文】

改革离不开法治思维

——三论在新起点上乘势而上

《人民日报》评论员

法治，凝结着现代社会的制度向往；全面推进依法治国，意味着中国迈向现代国家的治理革命。"我们要全面推进依法治国，用法治保障人民权益、维护社会公平正义、促进国家发展。"新年钟声敲响之际，习近平总书记再次强调法治的重要性。2015 年是全面深化改革的关键之年，在新的起点上因势利导、乘势而上，法治思维至关重要、不可或缺。

改革与法治，是当今中国在时代大潮中奋勇前行的鸟之两翼、车之双轮。刚刚过去的 2014 年，改革伟业正是在法治思维统领下节节推进。从依法依规惩处"老虎""苍蝇"，到户籍改革、土地制度改革、教育领域改革等重大改革有序推进；从国务院取消和下放 700 多项行政审批事项，到上海自贸区 27 项制度创新，在法治的引领下推进改革，在法治的框架内规范改革，已经成为新一轮改革的根本要求与基本遵循。

登高揽山河，前路多曲折。中国的改革时间表运行到 2015 年，以改革破除利益藩篱的担子更重，以发展疏浚矛盾淤积的任务更繁，以转型推动经济向好的使命更艰。这既意味着突破旧气象、再创新格局，又要求在新常态下循规律而进、依法治而行。克服市场机制的盲目、促进社会建设的和谐、保障公平正义的实现，无不需要法治的力量。把改革主张转换成法治主张，用法治方式化解改革风险，才可能减少利益调配带来的社会震荡，缓解结构调整造成的转型阵痛，确保改革有秩序、不走样，走好走稳我们自己的路。

2014 年，党的十八届四中全会，为法治中国建设标定里程碑。2015 年，逐条逐项落实全面推进依法治国各项部署和措施，既是改革的重要内容，也是改革的根本保障。在研究改革方案措施时，如何及时提出立法需求和建议？ 在需要先行先试时，如何按照法定程序做出授权？ 在法律法规不适应改革要求时，如何及时修改和废止？ 把全面推进依法治国的改革举措，纳入改革任务总台账，一体部署、一体落实、一体督办，对于改革的系统性、整体性和协同性，是一个考验。

改革于法有据、遇事一断于法，这种建立在法治基础之上的共识，不仅是治理的制度保障，也是发展的价值根基。对于各级干部，少些"权大于法"的膨胀，多些"守法为常"的慎重，学会用法治思维和法治方式做好各项工作，才能塑造政治生活的全新生态；对于广大公民，少些"法徒空文"的疑惑，多些"信法为真"的坚定，把法治当作共同的行为规范，才能实现社会生活的和谐有序。联结社会共同体，巩固核心价值观，在"看不见"的层面，法治同样可为改革的压舱石、发展的推进器。

"凡属重大改革都要于法有据"，"确保在法治轨道上推进改革"，发挥好法治保障与规范、引领与推动的作用，才能让改革航船行得更稳、走得更远。这是法治的路径，更是改革的路径。

（摘自《人民日报》2015 年 1 月 6 日 01 版）

【赏鉴】

这篇评论员文章，从立意到语言风格，都堪称范例。

从高度看,本文立意高,主题高,着眼于改革发展大局,重点突出改革中的法治思维,体现出很高的政治高度。

从深度看,本文并不是空话套话的堆砌,而是具有鲜明和独到的思想,把全面深化改革和依法治国结合起来论述,指出改革与法治是当今中国在时代大潮中奋勇前行的鸟之两翼、车之双轮,强调在法治的引领下推进改革,在法治的框架内规范改革,体现了内在的思想深刻性。

从广度看,本文视野开阔,看待和分析问题不拘于就事论事,而是以回顾过去和展望未来的形式,论及反腐败打"老虎""苍蝇"、户籍改革、土地制度改革、教育领域改革、取消和下放行政审批事项、上海自贸区制度创新等改革,既有空间的发散,又有时间上的发散,对法治思维的重要性进行了深刻阐述。

从力度看,本文从主题出发,从宏观上提出了对策指引,就是把改革主张转换成法治主张,用法治方式化解改革风险,从而减少利益调配带来的社会震荡,缓解结构调整造成的转型阵痛;发挥好法治保障与规范、引领与推动的作用,才能让改革航船行得更稳、走得更远。

最后点睛指出这是法治的路径,更是改革路径。此外,本文语言精练、准确,其中对热点事件的精当概括、评述等,都值得认真学习。

四、实训提升

仔细研究申论试卷,按照试卷要求认真作答。

2017 年国家录用公务员考试《申论》真题卷(省级)

注:本文请登录 www. sstp. cn 阅读。

附录Ⅰ　党政机关公文处理工作条例

第一章　总　则

第一条　为了适应中国共产党机关和国家行政机关（以下简称党政机关）工作需要，推进党政机关公文处理工作科学化、制度化、规范化，制定本条例。

第二条　本条例适用于各级党政机关公文处理工作。

第三条　党政机关公文是党政机关实施领导、履行职能、处理公务的具有特定效力和规范体式的文书，是传达贯彻党和国家的方针政策，公布法规和规章，指导、布置和商洽工作，请示和答复问题，报告、通报和交流情况等的重要工具。

第四条　公文处理工作是指公文拟制、办理、管理等一系列相互关联、衔接有序的工作。

第五条　公文处理工作应当坚持实事求是、准确规范、精简高效、安全保密的原则。

第六条　各级党政机关应当高度重视公文处理工作，加强组织领导，强化队伍建设，设立文秘部门或者由专人负责公文处理工作。

第七条　各级党政机关办公厅（室）主管本机关的公文处理工作，并对下级机关的公文处理工作进行业务指导和督促检查。

第二章　公文种类

第八条　公文种类主要有：

（一）决议。适用于会议讨论通过的重大决策事项。

（二）决定。适用于对重要事项做出决策和部署、奖惩有关单位和人员、变更或者撤销下级机关不适当的决定事项。

（三）命令（令）。适用于公布行政法规和规章、宣布施行重大强制性措施、批准授予和晋升衔级、嘉奖有关单位和人员。

（四）公报。适用于公布重要决定或者重大事项。

（五）公告。适用于向国内外宣布重要事项或者法定事项。

（六）通告。适用于在一定范围内公布应当遵守或者周知的事项。

（七）意见。适用于对重要问题提出见解和处理办法。

（八）通知。适用于发布、传达要求下级机关执行和有关单位周知或者执行的事项，批转、转发公文。

（九）通报。适用于表彰先进、批评错误、传达重要精神和告知重要情况。

（十）报告。适用于向上级机关汇报工作、反映情况，回复上级机关的询问。

（十一）请示。适用于向上级机关请求指示、批准。

（十二）批复。适用于答复下级机关请示事项。

（十三）议案。适用于各级人民政府按照法律程序向同级人民代表大会或者人民代表大会常务委员会提请审议事项。

（十四）函。适用于不相隶属机关之间商洽工作、询问和答复问题、请求批准和答复审批事项。

（十五）纪要。适用于记载会议主要情况和议定事项。

第三章　公文格式

第九条　公文一般由份号、密级和保密期限、紧急程度、发文机关标志、发文字号、签发人、标题、主送机关、正文、附件说明、发文机关署名、成文日期、印章、附注、附件、抄送机关、印发机关和印发日期、页码等组成。

（一）份号。公文印制份数的顺序号。涉密公文应当标注份号。

（二）密级和保密期限。公文的秘密等级和保密的期限。涉密公文应当根据涉密程度分别标注"绝密""机密""秘密"和保密期限。

（三）紧急程度。公义送达和小理的时限要求。根据紧急程度，紧急公文应当分别标注"特急""加急"，电报应当分别标注"特提""特急""加急""平急"。

（四）发文机关标志。由发文机关全称或者规范化简称加"文件"二字组成，也可以使用发文机关全称或者规范化简称。联合行文时，发文机关标志可以并用联合发文机关名称，也可以单独用主办机关名称。

（五）发文字号。由发文机关代字、年份、发文顺序号组成。联合行文时，使用主办机关的发文字号。

（六）签发人。上行文应当标注签发人姓名。

（七）标题。由发文机关名称、事由和文种组成。

（八）主送机关。公文的主要受理机关，应当使用机关全称、规范化简称或者同类型机关统称。

（九）正文。公文的主体，用来表述公文的内容。

（十）附件说明。公文附件的顺序号和名称。

（十一）发文机关署名。署发文机关全称或者规范化简称。

（十二）成文日期。署会议通过或者发文机关负责人签发的日期。联合行文时，署最后签发机关负责人签发的日期。

（十三）印章。公文中有发文机关署名的，应当加盖发文机关印章，并与署名机关相符。有特定发文机关标志的普发性公文和电报可以不加盖印章。

（十四）附注。公文印发传达范围等需要说明的事项。

（十五）附件。公文正文的说明、补充或者参考资料。

（十六）抄送机关。除主送机关外需要执行或者知晓公文内容的其他机关，应当使用机关全称、规范化简称或者同类型机关统称。

（十七）印发机关和印发日期。公文的送印机关和送印日期。

（十八）页码。公文页数顺序号。

第十条　公文的版式按照《党政机关公文格式》国家标准执行。

第十一条　公文使用的汉字、数字、外文字符、计量单位和标点符号等，按照有关国家标准和规定执行。民族自治地方的公文，可以并用汉字和当地通用的少数民族文字。

第十二条　公文用纸幅面采用国际标准 A4 型。特殊形式的公文用纸幅面，根据实际需要确定。

第四章　行文规则

第十三条　行文应当确有必要，讲求实效，注重针对性和可操作性。

第十四条　行文关系根据隶属关系和职权范围确定。一般不得越级行文，特殊情况需要越级行文的，应当同时抄送被越过的机关。

第十五条　向上级机关行文，应当遵循以下规则：

（一）原则上主送一个上级机关，根据需要同时抄送相关上级机关和同级机关，不抄送下级机关。

（二）党委、政府的部门向上级主管部门请示、报告重大事项，应当经本级党委、政府同意或者授权；属于部门职权范围内的事项应当直接报送上级主管部门。

（三）下级机关的请示事项，如需以本机关名义向上级机关请示，应当提出倾向性意见后上报，不得原文转报上级机关。

（四）请示应当一文一事。不得在报告等非请示性公文中夹带请示事项。

（五）除上级机关负责人直接交办事项外，不得以本机关名义向上级机关负责人报送公文，不得以本机关负责人名义向上级机关报送公文。

（六）受双重领导的机关向一个上级机关行文，必要时抄送另一个上级机关。

第十六条　向下级机关行文，应当遵循以下规则：

（一）主送受理机关，根据需要抄送相关机关。重要行文应当同时抄送发文机关的直接上级机关。

（二）党委、政府的办公厅（室）根据本级党委、政府授权，可以向下级党委、政府行文，其他部门和单位不得向下级党委、政府发布指令性公文或者在公文中向下级党委、政府提出指令性要求。需经政府审批的具体事项，经政府同意后可以由政府职能部门行文，文中须注明已经政府同意。

（三）党委、政府的部门在各自职权范围内可以向下级党委、政府的相关部门行文。

（四）涉及多个部门职权范围内的事务，部门之间未协商一致的，不得向下行文；擅自行文的，上级机关应当责令其纠正或者撤销。

（五）上级机关向受双重领导的下级机关行文，必要时抄送该下级机关的另一个上级机关。

第十七条　同级党政机关、党政机关与其他同级机关必要时可以联合行文。属于党委、政府各自职权范围内的工作，不得联合行文。

党委、政府的部门依据职权可以相互行文。

部门内设机构除办公厅（室）外不得对外正式行文。

第五章　公文拟制

第十八条　公文拟制包括公文的起草、审核、签发等程序。

第十九条　公文起草应当做到：

（一）符合党的理论路线方针政策和国家法律法规，完整准确体现发文机关意图，并同现行有关公文相衔接。

（二）一切从实际出发，分析问题实事求是，所提政策措施和办法切实可行。

（三）内容简洁，主题突出，观点鲜明，结构严谨，表述准确，文字精练。

（四）文种正确，格式规范。

（五）深入调查研究，充分进行论证，广泛听取意见。

（六）公文涉及其他地区或者部门职权范围内的事项，起草单位必须征求相关地区或者部门意见，力求达成一致。

（七）机关负责人应当主持、指导重要公文起草工作。

第二十条　公文文稿签发前，应当由发文机关办公厅（室）进行审核。审核的重点是：

（一）行文理由是否充分，行文依据是否准确。

（二）内容是否符合党的理论路线方针政策和国家法律法规；是否完整准确体现发文机关意图；是否同现行有关公文相衔接；所提政策措施和办法是否切实可行。

（三）涉及有关地区或者部门职权范围内的事项是否经过充分协商并达成一致意见。

（四）文种是否正确，格式是否规范；人名、地名、时间、数字、段落顺序、引文等是否准确；文字、数字、计量单位和标点符号等用法是否规范。

（五）其他内容是否符合公文起草的有关要求。

需要发文机关审议的重要公文文稿，审议前由发文机关办公厅（室）进行初核。

第二十一条　经审核不宜发文的公文文稿，应当退回起草单位并说明理由；符合发文条件但内容需作进一步研究和修改的，由起草单位修改后重新报送。

第二十二条　公文应当经本机关负责人审批签发。重要公文和上行文由机关主要负责人签发。党委、政府的办公厅（室）根据党委、政府授权制发的公文，由受权机关主要负责人签发或者按照有关规定签发。签发人签发公文，应当签署意见、姓名和完整日期；圈阅或者签名的，视为同意。联合发文由所有联署机关的负责人会签。

第六章　公文办理

第二十三条　公文办理包括收文办理、发文办理和整理归档。

第二十四条　收文办理主要程序是：

（一）签收。对收到的公文应当逐件清点，核对无误后签字或者盖章，并注明签收时间。

（二）登记。对公文的主要信息和办理情况应当详细记载。

（三）初审。对收到的公文应当进行初审。初审的重点是：是否应当由本机关办理，是否符合行文规则，文种、格式是否符合要求，涉及其他地区或者部门职权范围内的事项是否已经协商、会签，是否符合公文起草的其他要求。经初审不符合规定的公文，应当及时退回来文单位并说明理由。

（四）承办。阅知性公文应当根据公文内容、要求和工作需要确定范围后分送。批办性公文应当提出拟办意见报本机关负责人批示或者转有关部门办理；需要两个以上部门办理的，应当明确主办部门。紧急公文应当明确办理时限。承办部门对交办的公文应当及时办理，有明确办理时限要求的应当在规定时限内办理完毕。

（五）传阅。根据领导批示和工作需要将公文及时送传阅对象阅知或者批示。办理公文传阅应当随时掌握公文去向，不得漏传、误传、延误。

（六）催办。及时了解掌握公文的办理进展情况，督促承办部门按期办结。紧急公文或者重要公文应当由专人负责催办。

（七）答复。公文的办理结果应当及时答复来文单位，并根据需要告知相关单位。

第二十五条　发文办理主要程序是：

（一）复核。已经发文机关负责人签批的公文，印发前应当对公文的审批手续、内容、文种、格式等进行复核；需作实质性修改的，应当报原签批人复审。

（二）登记。对复核后的公文，应当确定发文字号、分送范围和印制份数并详细记载。

（三）印制。公文印制必须确保质量和时效。涉密公文应当在符合保密要求的场所印制。

（四）核发。公文印制完毕，应当对公文的文字、格式和印刷质量进行检查后分发。

第二十六条　涉密公文应当通过机要交通、邮政机要通信、城市机要文件交换站或者收发件机关机要收发人员进行传递，通过密码电报或者符合国家保密规定的计算机信息系统进行传输。

第二十七条　需要归档的公文及有关材料，应当根据有关档案法律法规以及机关档案管理规定，及时收集齐全、整理归档。两个以上机关联合办理的公文，原件由主办机关归档，相关机关保存复制件。机关负责人兼任其他机关职务的，在履行所兼职务过程中形成的公文，由其兼职机关归档。

第七章　公文管理

第二十八条　各级党政机关应当建立健全本机关公文管理制度，确保管理严格规范，充分发挥公文效用。

第二十九条　党政机关公文由文秘部门或者专人统一管理。设立党委（党组）的县级以上单位应当建立机要保密室和机要阅文室，并按照有关保密规定配备工作人员和必要的安全保密设施设备。

第三十条　公文确定密级前，应当按照拟定的密级先行采取保密措施。确定密级后，应当按照所定密级严格管理。绝密级公文应当由专人管理。

公文的密级需要变更或者解除的，由原确定密级的机关或者其上级机关决定。

第三十一条　公文的印发传达范围应当按照发文机关的要求执行；需要变更的，应当经发文机关批准。

涉密公文公开发布前应当履行解密程序。公开发布的时间、形式和渠道，由发文机关确定。

经批准公开发布的公文，同发文机关正式印发的公文具有同等效力。

第三十二条　复制、汇编机密级、秘密级公文，应当符合有关规定并经本机关负责人批准。绝密级公文一般不得复制、汇编，确有工作需要的，应当经发文机关或者其上级机关批准。复制、汇编的公文视同原件管理。

复制件应当加盖复制机关戳记。翻印件应当注明翻印的机关名称、日期。汇编本的密级按照编入公文的最高密级标注。

第三十三条　公文的撤销和废止，由发文机关、上级机关或者权力机关根据职权范围和有关法律法规决定。公文被撤销的，视为自始无效；公文被废止的，视为自废止之日起失效。

第三十四条　涉密公文应当按照发文机关的要求和有关规定进行清退或者销毁。

第三十五条　不具备归档和保存价值的公文，经批准后可以销毁。销毁涉密公文必须严格按照有关规定履行审批登记手续，确保不丢失、不漏销。个人不得私自销毁、留存涉密公文。

第三十六条　机关合并时，全部公文应当随之合并管理；机关撤销时，需要归档的公文经整理后按照有关规定移交档案管理部门。

工作人员离岗离职时，所在机关应当督促其将暂存、借用的公文按照有关规定移交、清退。

第三十七条　新设立的机关应当向本级党委、政府的办公厅（室）提出发文立户申请。经审查符合条件的，列为发文单位，机关合并或者撤销时，相应进行调整。

第八章　附　则

第三十八条　党政机关公文含电子公文。电子公文处理工作的具体办法另行制定。

第三十九条　法规、规章方面的公文，依照有关规定处理。外事方面的公文，依照外事主管部门的有关规定处理。

第四十条　其他机关和单位的公文处理工作，可以参照本条例执行。

第四十一条　本条例由中共中央办公厅、国务院办公厅负责解释。

第四十二条　本条例自 2012 年 7 月 1 日起施行。1996 年 5 月 3 日中共中央办公厅发布的《中国共产党机关公文处理条例》和 2000 年 8 月 24 日国务院发布的《国家行政机关公文处理办法》停止执行。

附录 II　科学技术报告、学位论文和学术论文的编写格式（GB 7713 - 87）

1　引言

1.1　制定本标准的目的是为了统一技术报告、学位论文和学术论文（以下简称报告、论文）的撰写和编辑的格式，便利信息系统的收集、存储、处理、加工、检索、利用、交流、传播。

1.2　本标准适用于报告、论文的编写格式，包括形式构成和题录著录，及其撰写、编辑、印刷、出版等。

本标准所指报告、论文可以是手稿，包括手抄本和打字本及其复制品；也可以是印刷本，包括发表在期刊或会议录上的论文及其预印本、抽印本和变异本；作为书中一部分或独立成书的专著；缩微复制品和其他形式。

1.3　本标准全部或部分适用于其他科技文件，如年报、便览、备忘录等，也适用于技术档案。

2　定义

2.1　科学技术报告

科学技术报告是描述一项科学技术研究的结果或进展或一项技术研制试验和评价的结果；或是论述某项科学技术问题的现状和发展的文件。科学技术报告是为了呈送科学技术工作主管机构或科学基金会等组织或主持研究的人等。科学技术报告中一般应该提供系统的或按工作进程的充分信息，可以包括正反两方面的结果和经验，以便有关人员和读者判断和评价，以及对报告中的结论和建议提出修正意见。

2.2　学位论文

学位论文是表明作者从事科学研究取得创造性的结果或有了新的见解，并以此为内容撰写而成、作为提出申请授予相应的学位时评审用的学术论文。学士论文应能表明作者确已较好地掌握了本门学科的基础理论、专门知识和基本技能，并具有从事科学研究工作或担负专门技术工作的初步能力。硕士论文应能表明作者确已在本门学科上掌握了坚实的基础理论和系统的专门知识，并对所研究课题有新的见解，有从事科学研究工作或独立担负专门技术工作的能力。博士论文应能表明作者确已在本门学科上掌握了坚实宽广的基础理论和系统深入的专门知识，并具有独立从事科学研究工作的能力，在科学或专门技术上做出了创造性的成果。

2.3　学术论文

学术论文是某一学术课题在实验性、理论性或观测性上具有新的科学研究成果或创新见解和知识的科学记录；或是某种已知原理应用于实际中取得新进展的科学，用以提供学术会议上宣读、交流或讨论；或在学术刊物上发表；或作其他用途的书面文件。学术论文应提供新的科技信息，其内容应有所发现、有所发明、有所创造、有所前进，而不是重复、模仿、抄袭前人的工作。

3　编写要求

报告、论文的中文稿必须用白色稿纸单面缮写或打字；外文稿必须用打字。可以用不褪色的复制本。报告、论文宜用 A4(210mm×297mm)标准大小的白纸，应便于阅读、复制和拍摄缩微制品。报告、论文在书写、打字或印刷时，要求纸的四周留足空白边缘，以便装订、复制和读者批注。每一面的上方(天头)和左侧(订口)应分别留边 25mm 以上，下方(地脚)和右侧(切口)应分别留边 20mm 以上。

4　编写格式

4.1　报告、论文章、条的编号参照国家标准 GB1.1《标准化工作导则标准编写的基本规定》第 8 章"标准条文的编排"的有关规定，采用阿拉伯数字分级编号。

4.2　报告、论文的构成(略)

5　前置部分

5.1　封面

5.1.1　封面是报告、论文的外表面，提供应有的信息，并起保护作用。封面不是必不可少的。学术论文如作为期刊、书或其他出版物的一部分，无需封面；如作为预印本、抽印本等单行本时，可以有封面。

5.1.2　封面上可包括下列内容：

a. 分类号　在左上角注明分类号，便于信息交换和处理。一般应注明《图书资料分类法》的类号，同时应尽可能注明《国际十进分类法 UDC》的类号。

b. 本单位编号　一般标注在右上角。学术论文无必要。

c. 密级　视报告、论文的内容，按国家规定的保密条例，在右上角注明密级。如系公开发行，不注密级。

d. 题名和副题名或分册题名　用大号字标注于明显地位。

e. 卷、分册、篇的序号和名称　如系全一册，无需此项。

f. 版本　如草案、初稿、修订版、……。如系初版，无需此项。

g. 责任者姓名　责任者包括报告、论文的作者、学位论文的导师、评阅人、答辩委员会主席以及学位授予单位等。必要时可注明个人责任者的职务、职称、学位、所在单位名称及地址；如责任者系单位、团体或小组，应写明全称和地址。在封面和题名页上或学术论文的正文前署名的个人作者，只限于那些对于选定研究课题和制定研究方案、直接参加全部或主要部分研究工作并做出主要贡献，以及参加撰写论文并能对内容负责的人，按其贡献大小排列名次。至于参加部分工作的合作者、按研究计划分工负责具体小项的工作者、某一项测试的承担者，以及接受委托进行分析检验和观察的辅助人员等，均不列入。这些人可以作为参加工作的人员——列入致谢部分，或排于脚注。如责任者姓名有必要附注汉语拼音时，必须遵照国家规定，即姓在名前，名连成一词，不加连字符，不缩写。

h. 申请学位级别　应按《中华人民共和国学位条例暂行实施办法》所规定的名称进行标注。

i. 专业名称　系指学位论文作者主修专业的名称。

j. 工作完成日期　包括报告、论文提交日期，学位论文的答辩日期，学位的授予日期，出版部门收到日期（必要时）。

k. 出版项　出版地及出版者名称，出版年、月、日（必要时）。

5.1.3　报告和论文的封面格式参见附录 A。

5.2　封二

报告的封二可标注送发方式，包括免费赠送或价购，以及送发单位和个人；版权规定；其他应注明事项。

5.3　题名页

题名页是对报告、论文进行著录的依据。学术论文无需题名页。题名页置于封二和衬页之后，成为另页的右页。报告、论文如分装两册以上，每一分册均应各有其题名页。在题名页上注明分册名称和序号。题名页除 5.1 规定封面应有的内容并取得一致外，还应包括下列各项：单位名称和地址，在封面上未列出的责任者职务、职称、学位、单位名称和地址，参加部分工作的合作者姓名。

5.4　变异本

报告、论文有时适应某种需要，除正式的全文正本以外，要求有某种变异本，如节本、摘录本、为送请评审用的详细摘要本、为摘取所需内容的改写本等。变异本的封面上必须标明"节本、摘录本或改写本"字样，其余应注明项目，参见 5.1 的规定执行。

5.5　题名

5.5.1　题名是以最恰当、最简明的词语反映报告、论文中最重要的特定内容的逻辑组合。题名所用每一词语必须考虑到有助于选定关键词和编制题录、索引等二次文献可以提供检索的特定实用信息。题名应该避免使用不常见的缩略词、首字母缩写字、字符、代号和公式等。题名一般不宜超过 20 字。报告、论文用作国际交流，应有外文（多用英文）题名。外文题名一般不宜超过 10 个实词。

5.5.2　下列情况可以有副题名：题名语意未尽，用副题名补充说明报告论文中的特定内容；报告、论文分册出版，或是一系列工作分几篇报道，或是分阶段的研究结果，各用不同副题名区别其特定内容；其他有必要用副题名作为引申或说明者。

5.5.3　题名在整本报告、论文中不同地方出现时，应完全相同，但眉题可以节略。

5.6　序或前言

序并非必要。报告、论文的序，一般是作者或他人对本篇基本特征的简介，如说明研究工作缘起、背景、主旨、目的、意义、编写体例，以及资助、支持、协作经过等；也可以评述和对相关问题研究阐发。这些内容也可以在正文引言中说明。

5.7　摘要

5.7.1　摘要是报告、论文的内容不加注释和评论的简短陈述。

5.7.2　报告、论文一般均应有摘要，为了国际交流，还应有外文（多用英文）摘要。

5.7.3　摘要应具有独立性和自含性，即不阅读报告、论文的全文，就能获得必要的信息。摘要中有数据、有结论，是一篇完整的短文，可以独立使用，可以引用，可以用于工艺推广。摘要的内容应包含与报告、论文同等量的主要信息，供读者确定有无必要阅读全文，也供文摘等二次文献采用。摘要一般应说明研究工作目的、实验方法、结果和最终结论等，而重点是结果和结论。

5.7.4　中文摘要一般不宜超过 200～300 字；外文摘要不宜超过 250 个实词。如遇特殊需要字数可以略多。

5.7.5　除了实在无变通办法可用以外，摘要中不用图、表、化学结构式、非公知公用的符号和术语。

5.7.6　报告、论文的摘要可以用另页置于题名页之后，学术论文的摘要一般置于题名和作者之后、正文之前。

5.7.7　学位论文为了评审，学术论文为了参加学术会议，可按要求写成变异本式的摘要，不受字数规定的限制。

5.8　关键词

关键词是为了文献标引工作，从报告、论文中选取出来，用以表示全文主题内容信息款目的单词或术语。每篇报告、论文选取 3～8 个词作为关键词，以显著的字符另起一行，排在摘要的左下方。如有可能，尽量用《汉语主题词表》等词表提供的规范词。为了国际交流，应标注与中文对应的英文关键词。

5.9　目次页

长篇报告、论文可以有目次页，短文无需目次页。目次页由报告、论文的篇、章、条、附录、题录等的序号、名称和页码组成，另页排在序之后。整套报告、论文分卷编制时，每一分卷均应有全部报告、论文内容的目次页。

5.10　插图和附表清单

报告、论文中如图表较多，可以分别列出清单置于目次页之后。图的清单应有序号、图题和页码。表的清单应有序号、表题和页码。

5.11　符号、标志、缩略词、首字母缩写、计量单位、名词、术语等的注释表

符号、标志、缩略词、首字母缩写、计量单位、名词、术语等的注释说明汇集表，应置于图表清单之后。

6　主体部分

6.1　格式

主体部分的编写格式可由作者自定，但一般由引言（或绪论）开始，以结论或讨论结束。主体部分必须由另页右页开始。每一篇（或部分）必须另页起。如报告、论文印成书刊等出版物，则按书刊编排格式的规定。全部报告、论文的每一章、条的格式和版面安排，要求整齐划一，层次清楚。

6.2　序号

6.2.1　如报告、论文在一个总题下装为两卷（或分册）以上，或分为两篇（或部分）以上，各卷或篇应有序号。可以写成：第一卷、第二分册；第一篇、第二部分等。用外文撰写的报告、论文，其卷（分册）和篇（部分）的序号，用罗马数字编码。

6.2.2　报告、论文中的图、表、附注……参考文献、公式、算式等，一律用阿拉伯数字分别依序连续编排序号。序号可以就全篇报告、论文统一按出现先后顺序编码，对长篇报告、论文也可以分章依序编码。其标注形式应便于互相区别，可以分别为：图 1、图 2.1；表 2、表 3.2；附注 1)；文献[4]；式(5)、式(3.5)等。

6.2.3　报告、论文一律用阿拉伯数字连续编页码。页码由书写、打字或印刷的首页开始，作为第 1 页，并为右页另页。封面、封二、封三和封底不编入页码。可以将题名页、序、目次页等前置部分单独编排页码。页码必须标注在每页的相同位置，便于识别。力求不出空白页，如有，仍应以右页作为单页页码。如在一个总题下装成两册以上，应连续编页码。如各册有其副题名，则可分别独立编页码。

6.2.4　报告、论文的附录依序用大写正体 A，B，C，…编序号，如：附录 A。附录中的图、表、式、参考文献等另行编序号，与正文分开，也一律用阿拉伯数字编码，但在数码前冠以附录序码，如：图 A1；表 B2；式(B3)；文献〔A5〕等。

6.3　引言（或绪论）

引言（或绪论）简要说明研究工作的目的、范围、相关领域的前人工作和知识空白、理论基础和分析、研究设想、研究方法和实验设计、预期结果和意义等。应言简意赅，不要与摘要雷同，不要成为摘要的注释。一般教科书中有的知识，在引言中不必赘述。比较短的论文可以只用小段文字起着引言的效用。学位论文为了需要反映出作者确已掌握了坚实的基础理论和系统的专门知识，具有开阔的视野，对研究方案做了充分论证，因此，有关历史回顾和前人工作的综合评述，以及理论分析等，可以单独成章，用足够的文字叙述。

6.4　正文

报告、论文的正文是核心部分，占主要篇幅，可以包括：调查对象、实验和观测方法、仪器设备、材料原料、实验和观测结果、计算方法和编程原理、数据资料、经过加工整理的图表、形成的论点和导出的结论等。由于研究工作涉及的学科、选题、研究方法、工作进程、结果表达方式等有很大的差异，对正文内容不能做统一的规定。但是，必须实事求是，客观真切，准确完备，合乎逻辑，层次分明，简练可读。

6.4.1　图

图包括曲线图、构造图、示意图、图解、框图、流程图、记录图、布置图、地图、照片、图版等。图应具有"自明性"，即只看图、图题和图例，不阅读正文，就可理解图意。图应编排序号（见 6.2.2）。

每一图应有简短确切的题名，连同图号置于图下。必要时，应将图上的符号、标记、代码，以及实验条件等，用最简练的文字，横排于图题下方，作为图例说明。曲线图的纵横坐标必须标注"量、标准规定符号、单位"。此三者只有在不必要标明（如无量纲等）的情况下方可省略。坐标上标注的量的符号和缩略词必须与正文中一致。照片图要求主题和主要显示部分的轮廓鲜明，便于制版。如用放大缩小的复制品，必须清晰，反差适中。照片上应该有表示目的物尺寸的标度。

6.4.2　表

表的编排，一般是内容和测试项目由左至右横读，数据依序竖排。表应有自明性。表应编排序号(见 6.2.2)。每一表应有简短确切的题名,连同表号置于表上。必要时,应将表中的符号、标记、代码,以及需要说明事项,以最简练的文字,横排于表题下,作为表注,也可以附注于表下。附注序号的编排,见 6.2.2。表内附注的序号宜用小号阿拉伯数字并加圆括号置于被标注对象的右上角,如:×××1),不宜用星号"＊",以免与数学上共轭和物质转移的符号相混。表的各栏均应标明"量或测试项目、标准规定符号、单位"。只有在无必要标注的情况下方可省略。表中的缩略词和符号,必须与正文中一致。表内同一栏的数字必须上下对齐。表内不宜用"同上""同左"和类似词,一律填入具体数字或文字。表内"空白"代表未测或无此项,"–"或"…"(因"–"可能与代表阴性反应相混)代表未发现,"0"代表实测结果确为零。如数据已绘成曲线图,可不再列表。

6.4.3　数学、物理和化学式

正文中的公式、算式或方程式等应编排序号(见 6.2.2),序号标注于该式所在行(当有续行时,应标注于最后一行)的最右边。较长的式,另行居中横排。如式必须转行时,只能在 ＋,－,×,÷,<,>处转行。上下式尽可能在等号"＝"处对齐。示例(略)。

小数点用"."表示。大于 999 的整数和多于三位数的小数,一律用半个阿拉伯数字符的小间隔分开,不用千位撇。对于纯小数应将 0 列于小数点之前。示例:

应该写成 94 652.023 567;0.314 325

不应写成 94,652.023,567;.314,325

应注意区别各种字符,如:拉丁文、希腊文、俄文、德文花体、草体;罗马数字和阿拉伯数字;字符的正斜体、黑白体、大小写、上下角标(特别是多层次,如"三踏步")、上下偏差等。示例:

I,1,l, i;C,c;K,k,к;O,0,o,(°);S,s,5;Z,z,2;B,β;W,w,ω。

6.4.4　计量单位

报告、论文必须采用 1984 年 2 月 27 日国务院发布的《中华人民共和国法定计量单位》,并遵照《中华人民共和国法定计量单位使用方法》执行。使用各种量、单位和符号,必须遵循附录 B 所列国家标准的规定执行。单位名称和符号的书写方式一律采用国际通用符号。

6.4.5　符号和缩略词

符号和缩略词应遵照国家标准(见附录 B)的有关规定执行。如无标准可循,可采纳本学科或本专业的权威性机构或学术团体所公布的规定;也可以采用全国自然科学名词审定委员会编印的各学科词汇的用词。如不得不引用某些不是公知公用的且又不易为同行读者所理解的,或系作者自定的符号、记号、缩略词、首字母缩写字等时,均应在第一次出现时一一加以说明,给以明确的定义。

6.5　结论

报告、论文的结论是最终的、总体的结论,不是正文中各段小结的简单重复。结论应该准确、完整、明确、精练。如果不可能导出应有的结论,也可以没有结论而进行必要的讨论。可以在结论或讨论中提出建议、研究设想、仪器设备改进意见、尚待解决的问题等。

6.6　致谢

可以在正文后对下列方面致谢:国家科学基金、资助研究工作的奖学金基金、合同单位、资助或支持的企业、组织或个人;协助完成研究工作和提供便利条件的组织或个人;在研究工作中提出建议和提供帮助的人;给予转载和引用权的资料、图片、文献、研究思想和设想的所有者;其他应感谢的组织或个人。

6.7　参考文献表

按照国标《文后参考文献著录规则》的规定执行。

7　附录

附录是作为报告、论文主体的补充项目，并不是必需的。

7.1　下列内容可以作为附录编于报告、论文后，也可以另编成册：

a. 为了整篇报告、论文材料的完整，但编入正文又有损于编排的条理和逻辑性，这一类材料包括比正文更为详尽的信息、研究方法和技术更深入的叙述，建议可以阅读的参考文献题录，对了解正文内容有用的补充信息等；

b. 由于篇幅过大或取材于复制品而不便于编入正文的材料；

c. 不便于编入正文的罕见珍贵资料；

d. 对一般读者并非必要阅读，但对本专业同行有参考价值的资料；

e. 某些重要的原始数据、数学推导、计算程序、框图、结构图、注释、统计表、计算机打印输出件等。

7.2　附录与正文连续编页码。每一附录的各种序号的编排见 4.2 和 6.2.4。

7.3　每一附录均另页起。如报告、论文分装几册，凡属于某一册的附录应置于各该册正文之后。

8　结尾部分（必要时）

为了将报告、论文迅速存储入计算机，可以提供有关的输入数据。可以编排分类索引、著者索引、关键词索引等。

附录（略）

附录Ⅲ　校对符号及其用法

（摘自 GB/T 14706—93）

1. 校对符号及用法示例

编号	符号形态	符号作用	符号在文中和页边用法示例	说　明
一、字符的改动				
1		改正		改正的字符较多，圈起来有困难时，可用线在页边画清改正的范围 必须更换的损、坏、污字也用改正符号画出
2		删除		
3		增补		增补的字符较多，圈起来有困难时，可用线在页边画清增补的范围

（续表）

编号	符号形态	符号作用	符号在文中和页边用法示例	说　明
4		改正上下角	$16 = 4^2$ H_2SO_4 尼古拉·费欣 $0.25 + 0.25 = 0.5$ 举例：$2 \times 3 = 6$ $X : Y = 1 : 2$	
			二、字符方向位置的移动	
5		转正	字符颠倒要转正。	
6		对调	认真经验总结。 认真经验结总。	用于相邻的字词 用于隔开的字词
7		接排	要重视校对工作， 提高出版物质量。	
8		另起段	完成了任务。明年……	
9		转移	校对工作，提高出 版物质量要重视。 "。以上引文均见中文新版《 列宁全集》。 编者　年　月 …… 各位编委：	用于行间附近的 转移 用于相邻行首末衔 接字符的推移 用于相邻页首末衔 接行段的推移
10	或	上下移	序号　名　称　数量 01　显微镜　2	字符上移到缺口左 右水平线处 字符下移到箭头所 指的短线处

（续表）

编号	符号形态	符号作用	符号在文中和页边用法示例	说　明
11	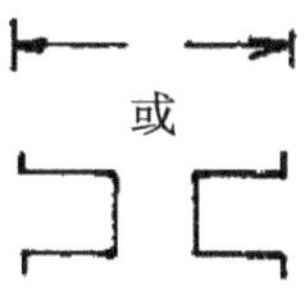 或	左右移	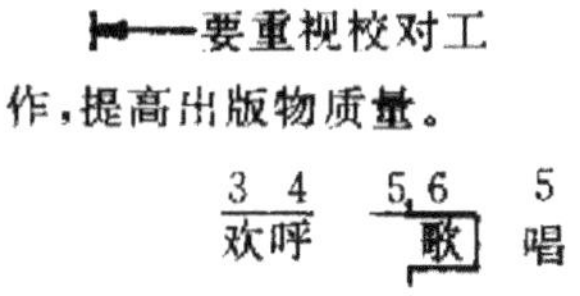 要重视校对工作，提高出版物质量。　3 4 5,6 5 欢呼　歌唱	字符左移到箭头所指的短线处　字符左移到缺口上下垂直线处　符号画得太小时，要在页边重标
12	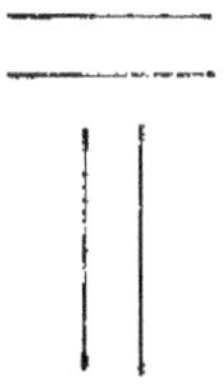	排齐	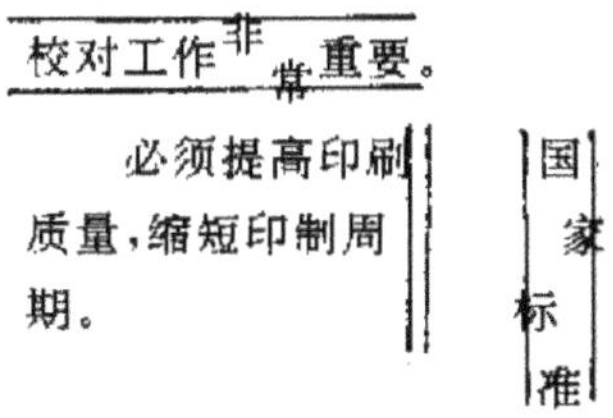 校对工作非常重要。　必须提高印刷质量，缩短印制周期。　国家标准	
13	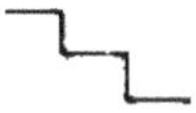	排阶梯形	RH₂	
14	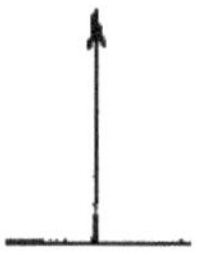	正图	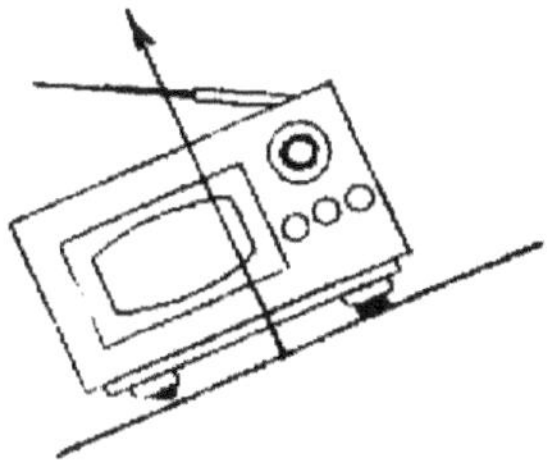	符号横线表示水平位置，竖线表示垂直位置，箭头表示上方
三、字符间空距的改动				
15	V >	加大空距	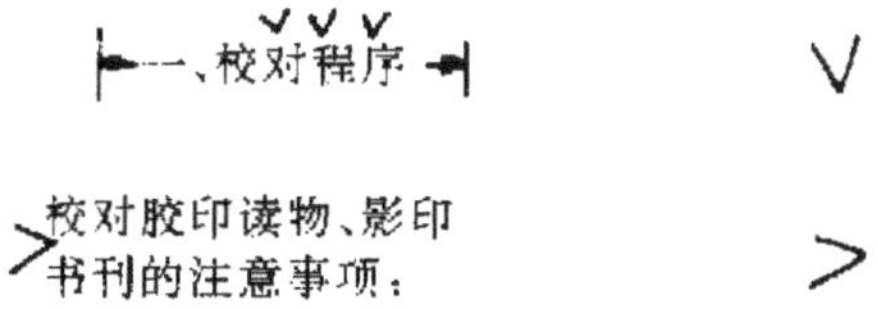 一、校对程序　校对胶印读物、影印书刊的注意事项：	表示在一定范围内适当加大空距　横式文字画在字头和行头之间
16	∧ <	减小空距	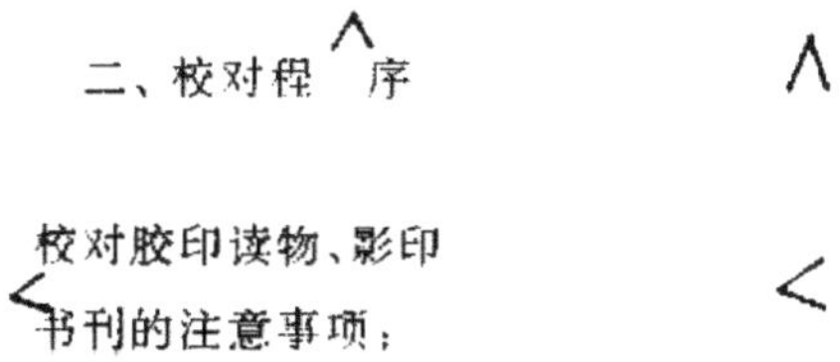 二、校对程序　校对胶印读物、影印书刊的注意事项：	表示不空或在一定范围内适当减小空距　横式文字画在字头和行头之间

(续表)

编号	符号形态	符号作用	符号在文中和页边用法示例	说　明
17	♯	空 1 字距 空 1/2 字距 空 1/3 字距 空 1/4 字距	第一章校对职责和方法 1. 责任校对	多个空距相同的，可用引线连出，只标示一个符号
18	Y	分开	Good morning!	用于外文
四、其他				
19	△	保留	认真搞好校对工作。	除在原删除的字符下画△外，并在原删除符号上画两竖线
20	○ =	代替	○色的程度不同，从淡○色到深○色具有多种层次，如天○色、湖○色、海○色、宝○色…… ○＝蓝	同页内有两个或多个相同的字符需要改正的，可用符号代替，并在页边注明
21	○○○	说明	改黑体 第一章　校对的职责	说明或指令性文字不要圈起来，在其字下面圈，表示不作为改正的文字。如说明文字较多时，可在首末各三字下画圈

2. 使用要求

（1）校对校样，必须用色笔（墨水笔、圆珠笔等）书写校对符号和示意改正的字符，但是不能用灰色铅笔书写。

（2）校样上改正的字符要书写清楚。校改外文，要用印刷体。

（3）校样中的校对引线要从行间画出。墨色相同的校对引线不可交叉。

3. 校对符号应用实例

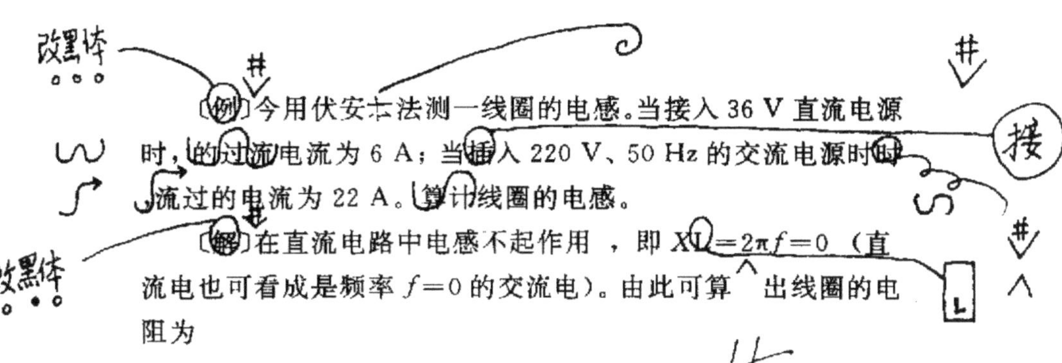

[例]今用伏安法测一线圈的电感。当接入 36 V 直流电源时，的过流电流为 6 A；当插入 220 V、50 Hz 的交流电源时，流过的电流为 22 A。算计线圈的电感。

[解]在直流电路中电感不起作用 ，即 $X_L = 2\pi f = 0$（直流电也可看成是频率 $f=0$ 的交流电）。由此可算出线圈的电阻为

$$R = \frac{U}{I} = \frac{36}{6} = 6\,\Omega$$

接在交流电源上，线圈的阻抗为

$$Z = \frac{U}{I} = \frac{220}{22} = 10\,\Omega$$

线圈的感抗为 $X_L = \sqrt{Z^2 - R^2} = \sqrt{10^2 - 6^2} = 8\,\Omega$

故线圈的电感为

$$L = \frac{X_L}{2\pi f} = \frac{8}{2\pi \times 50} = 0.025\,H = 25\,mH$$

第七节　电容电路

电容器接在直流电源上，如图 3-13 甲所示，电路呈断路状态。若把它接在交流电源上，情况就不一样。电容器板上的电荷与其两端电压的关系为 $q = c_u$。当电压 u 升高时，极板上

参考文献

[1] 李喜民. 应用文写作. 重庆：重庆大学出版社,2010.

[2] 陈非文,等. 党政公文写作与范例大全. 北京：中国言实出版社,2017.

[3] 张保忠,陈玉洁,等. 公文写作规范指南. 北京：经济科学出版社,2012.

[4] 王培红,程金枝. 应用文写作. 长春：东北师范大学出版社,2009.

[5] 袁雪良,刘静,等. 新编应用文写作实用教程. 北京：北京邮电大学出版社,2012.

[6] 李福学,管惟琦. 市场营销策划实务. 大连：大连理工大学出版,2007.

[7] 李展,李喜民,等. 旅游应用文写作. 北京：中国人民大学出版社,2016.